骨科医生让你
上班更轻松

我真的坐不住了

孙悦礼——著

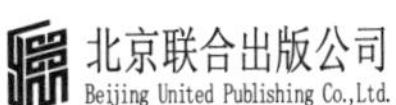

图书在版编目（CIP）数据

我真的坐不住了：骨科医生让你上班更轻松 / 孙悦礼著. — 北京：北京联合出版公司，2020.9
ISBN 978－7－5596－4464－0

Ⅰ.①我… Ⅱ.①孙… Ⅲ.①骨疾病—防治—普及读物 Ⅳ.① R68-49

中国版本图书馆 CIP 数据核字（2020）第 138468 号

我真的坐不住了：骨科医生让你上班更轻松

作　　者：孙悦礼
出 品 人：赵红仕
责任编辑：徐　樟
策　　划：知　乎
特约监制：张　娴
策划编辑：孙莹莹　魏　丹　雷清清
营销编辑：李亚洁
责任校对：于立滨
封面设计：弘果文化传媒
内文排版：麦莫瑞

北京联合出版公司出版
（北京市西城区德外大街 83 号楼 9 层　100088）
北京联合天畅文化传播公司发行
三河市兴博印务有限公司印刷　新华书店经销
字数 236 千字　880 毫米 ×1230 毫米　1/32　10.5 印张
2020 年 9 月第 1 版　2020 年 9 月第 1 次印刷
ISBN 978－7－5596－4464－0
定价：58.00 元

授人以渔，薪火相传

一本关于常见慢性筋骨病的科普新作即将出版，日前书稿传递于我，因而我有幸在新书面世前披览其内容，阅后十分兴奋，亦颇有收获。

随着我国人口老龄化进程的加快，平均期望寿命不断上升，颈椎病、腰椎病和膝骨关节炎，逐渐成为临床最常见的骨退行性病变。加之现代文明生活习惯带来的弊端，这类疾病的发病日益年轻化。群体如此庞大的病症，应是不容小觑的公共卫生难题，是政府、社会和医学界都必须认真对待的课题。

正是为了回应这些发问和社会需求，孙悦礼博士写下了这本《我真的坐不住了》。这是一部科普作品，分别围绕颈椎、腰椎和膝关节，分为“不了解病症”“不懂得保护”和“不清楚方法”三部分，用生动的语言、形象的手绘、实用的经验，进行了深入浅出的描述。读者可以轻松地洞悉作者所展示的专业医学知识，不仅避免了常见的网络碎片化信息的堆积，也防止了学究式枯燥乏味的理论探究，可谓条分缕析、全面且不烦琐。图文并茂的字里行间，流淌着对专业的热忱和对知识的敬畏，从石氏伤科的老一辈人传到青年一代，薪火相传，历久弥新。传播方式有创新，严谨务实、精益求精的态度是永恒的。

当前国家正推进“健康中国”战略实施，健康传播先行，我们的目标是人人享有健康，这就需要人人参与健康行动。“知识就是力量”，让大众普遍掌握或了解有关健康的知识十分必要。这不能仅仅停留在碎片化的网络传播，应该尽可能有一个系统完整的科普，帮助提升公民健康科学的素养。古人有云：“上工治未病。”我们不仅要授人以“鱼”，更应该授人以“渔”，让更多的人在自我健康养护中发挥主观能动性。

作者孙悦礼是上海中医药大学脊柱病研究所的医学博士，曾赴美国纽约州立大学石溪分校深造两年，学习生物医学工程，善于衷中参西，有较深的中西医学知识涵养，又勤于笔耕。在让骨科知识既严谨客观又生动有趣一途，孙悦礼通过这本书做出了有益的探索和尝试。

我们谨向作者点赞，深信本书的出版不仅可以为广大读者呈现一份可喜的读物，也为青年学者参与科普写作提供一则有益的启示，期待今后有更多优秀的医学科普作品陆续出版。

施杞

2020.4.25

施杞教授简介

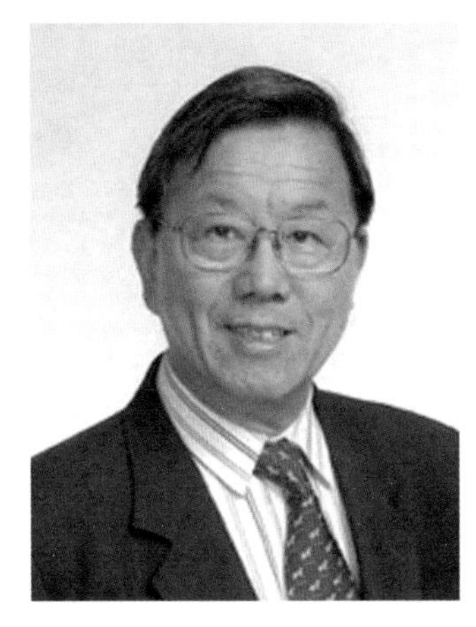

目前兼任上海市政协委员、中国中医药学会副会长、中国中医骨伤科学会会长、上海市中医药学会会长、上海市中西医结合学会副会长、上海市科委中医药专业委员会主任、世界中医骨伤科联合会执行主席、国家科学技术委员会评审委员、国家中医药管理局专家咨询委员会委员、国家中医药管理局科技评审委员，全国中医药临床医学学位教育指导委员会委员，中国药典委员会委员、上海市新药评审委员会副主任、“九五”国家中医药科技攻关专家委员会委员等。1993年获国务院有突出贡献专家证书，享受国务院政府特殊津贴，1995年评选为“上海市名中医”，1996年评为第二批全国名老中医学术经验继承班导师。被美国普林斯顿大学、新加坡中医学院、日本关西针灸大学、欧洲中医学院等8个国外院校聘为客座教授。曾拜全国著名老中医石筱山、石幼山教授为师，系统地学习研究中医骨伤科理论和石氏伤科经验，并兼收并蓄，吸收魏指薪、王子平等沪上名家的伤科特长，成为中医骨伤科的新一代学科带头人。

目　录

CONTENTS

第 1 章　颈痛篇

不了解病症

不懂得保护

不清楚方法

第2章 腰痛篇

不了解病症

不懂得保护

不清楚方法

第 3 章 膝关节痛篇

不了解病症

不懂得保护

不清楚方法

第1章

颈痛篇

说起颈椎病，很多人都理所当然地认为这是一个中老年人身上的慢性骨科疾病。随着社会发展，人们生活工作节奏不断加快，颈椎病正从一种老年病转变为一种常见的职业病，很多年轻白领和长期伏案人员成了颈椎病的高发人群。

我们都知道颈部是头部到躯干的唯一连接通道，脊柱作为躯干的支架，椎体依靠椎间盘以及大量的韧带、肌群维系，在各种复杂活动中保持灵活和稳定。而在这个狭小的通道中，密集穿梭着神经、血管和脊髓，当它们的正常运作被颈椎的疾患干扰后，就会发生各不相同的问题，虽然大部分人将其视为“颈椎病”。

因此，对于颈椎病的预防和治疗，最重要的是查明原因。本章将围绕颈椎复杂精细的结构，带大家重新认识“颈椎病”。

不了解病症

“大夫，你摸摸看我脖子后面，是不是有一点突出来呀，平时转头的时候就在咔嗒咔嗒响，这个严重吗？”

“大夫，我前阵子落枕，做了按摩后，脖子就一直很僵，低头看一小会儿手机就开始不舒服，怎么办啊？”

“大夫，我上周做的体检，报告说我的颈椎轻度增生，曲度变直，这是怎么回事呢？”

颈椎病专科门诊开张以来，这些问题堪称病人咨询的前三名，而这类情况恰恰是颈椎病早期的报警信号。

“颈椎曲度变直”，无伤大雅却又扰人心神

许多年轻人都是典型的“颈椎曲度变直”患者。忙碌的工作节奏让人养成了把所有事情都安排得井井有条的习惯，但也把人困在了办公桌椅前的“一亩三分地”。职场人肩颈没个小毛病都不好意思说自己在兢兢业业地工作，白天伏案盯屏幕，路上低头玩手机，回家沙发上各种瘫，长时间下来，脖子僵硬酸痛都算是小事儿了，严重点还会头晕眼花，四肢麻木。或许都忘记了有个健康的肩颈是什么样的体验了吧。

虽说那些肩颈不适、头晕眼花的症状常被我们忽略，但定期做体检后，看到报告单上的“增生”“萎缩”“变性”这些字眼，会实实在在地让我们担惊受怕。信息泛滥的时代，人们更习惯获取文字化的信息，却总是忽略切身的感受，而大部分恐慌和担心，都来自对自己身体的不

了解。

那么，颈椎曲度为什么会变直呢?

颈椎曲度变直最常见的原因是颈部韧带松弛硬化。可能是经常坐车打瞌睡时候的“摇头晃脑”减弱了韧带弹性，也可能是长期坐着低头看手机让颈部韧带提前老化：与之相伴的是，你的脖子会在转动时非常频繁地发出声响。

颈椎变直

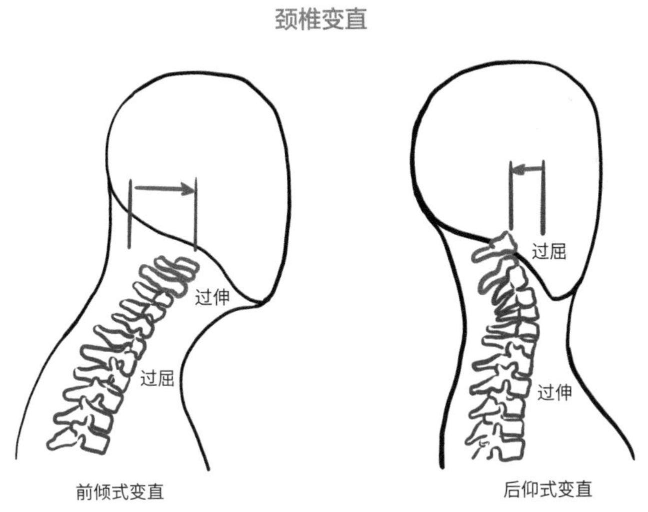

根据颈椎变直的原因，可以将其分成前倾式和后仰式两类。

前倾过度的颈椎变直，上颈段之间互相贴得很紧，容易造成椎间关节紊乱，压迫周围神经引起头痛的症状；下颈段因为前侧过度屈曲导致后侧距离被拉大，造成颈椎后侧韧带牵拉过度，破坏下颈段的稳定性。

后仰过度的颈椎变直恰好与之相反，上颈段后侧韧带被拉开，头部转动时稳定性会受到影响；而下颈段之间会贴得很紧，椎间关节紊乱，压迫穿行其中的神经，会引起肩背部和上肢的麻木。

脖子转动时"咔咔"作响是怎么回事？

常常和颈部曲度相伴发生的，是活动头部时颈部发出的"咔咔"响声，这个弹响来自过度拉伸的颈部。当颈椎曲度变直时，相应的韧带受到牵拉，就容易变性，表现为形态上变厚、质地上变硬。当颈部活动时，这些变性的韧带相互摩擦撞击，就会发出咔嗒的声响。

当你感觉到颈部僵硬不适时，按揉颈部会摸到颈部后侧肌肉当中有个硬块隆起，颈部酸胀感日益加重，甚至无法坚持在办公桌前连续工作超过一个小时，中途抬头会发出一连串的声响，那就表示你的颈部已经需要保养了。

此时，正确的做法是，先去专业的医院拍一个颈椎X线。通过X线片可以大致看到颈椎整体曲度是否发生了改变，颈椎椎体之间的空隙是否异常，颈椎椎体的边缘是否平整。如果发现密度增高的钙化影，同时还有不同程度的曲度异常，那就意味着颈椎已经发生了退行性改变，随时会发展成颈椎病，一定要引起重视，先从纠正错误的姿势开始。

颈椎常规状态的"中立位"，应该是抬头正视前方的姿势，此时颈椎椎体通过曲度支撑、颈部的韧带和肌群在动静平衡中协同分工，最高效率地起到维持颈部稳定的功能。

而在生活中，看手机、用电脑、写字，我们常常采用低头和前倾的不良姿势，导致颈椎在非常规状态下受到不均匀的力。为了维持这种非常规姿势，韧带已被过度地拉长而失去了张力，此时这里的小肌群就会承担起任务，通过枕下肌群的牵拉，使头部能在低头状态下保持稳定。

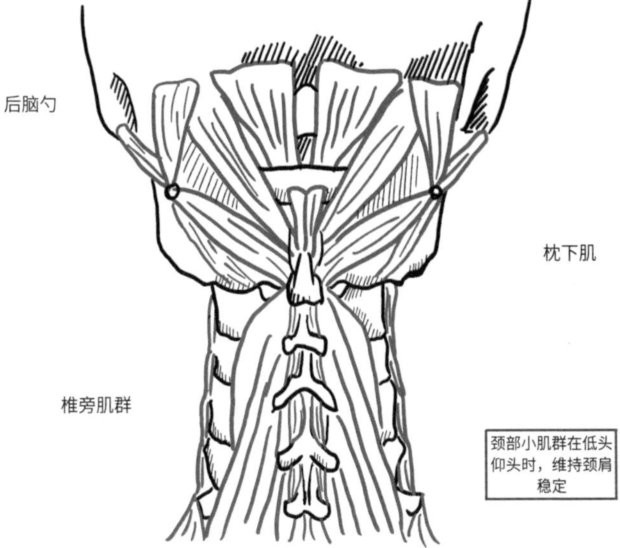
后脑勺
枕下肌
椎旁肌群
颈部小肌群在低头仰头时，维持颈肩稳定

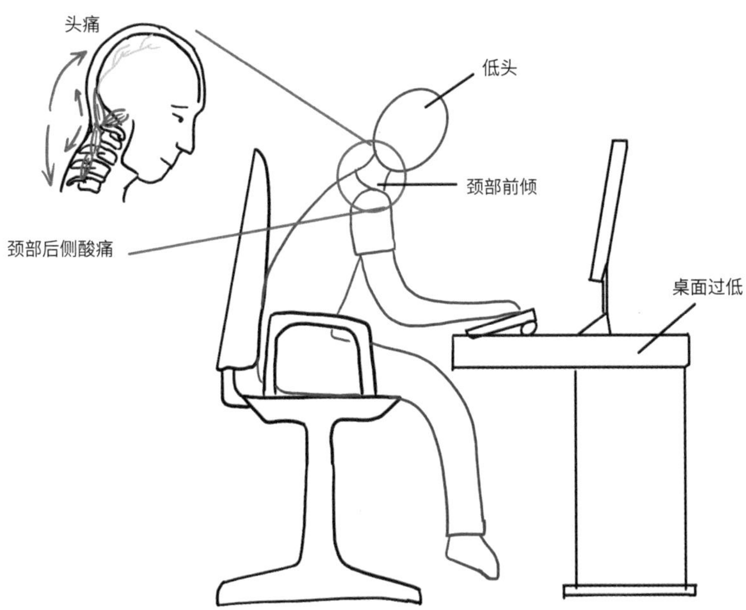
头痛
低头
颈部前倾
颈部后侧酸痛
桌面过低

然而肌肉发力所需的能量较大，因此很难长时间维持，肌肉疲劳后，颈后的酸胀感就出现了。

肌肉劳损之后颈椎开始退变

当肌肉无法提供足够的力量来支撑颈部时，为了支撑住颈椎在低头状态下的稳定，韧带会逐渐增厚变硬，椎体表面会长出“骨刺”，椎体之间的关节也会为了使互相之间的接合更结实而变形。这些局部加固破坏了原有的颈椎形态，增厚、突出、硬化等改变容易压迫到附近的神经、血管、脊髓，引起更严重的症状，由此可见这类代偿机制总是会“好心帮倒忙”。

韧带硬化和骨质增生的硬度和它们形成的时间有关。根据各区域受力大小，骨赘一般最早出现在受力集中的第五、第六颈椎，所以这些区域的韧带、椎体变性程度比较重。不巧的是，这里恰恰游走着许多非常重要的神经、血管和脊髓，受到异常骨质增生和增厚硬化的韧带的压迫和刺激，就会引起各种各样的症状。

因为颈部肌群普遍细小，力量有限，颈部很难长期依赖它们来维持平衡，时间一久，颈部后侧肌群就容易劳损僵硬，甚至发凉，病理学中称之为“痉挛”。用手摸摸自己后颈部，如果触感冰凉僵硬，转头时会有微微的刺痛声，那你就很可能已经患上颈椎病了。这种病位仅停留于颈部肌群、韧带和关节囊软组织的急性损伤颈椎病，被统称为“颈型颈椎病”。

最轻的颈椎病——颈型颈椎病

颈型颈椎病是最轻的一类颈椎病，主要表现都在肌肉层面，颈部僵硬疼痛，肩背部肌肉受到牵拉时感到疼痛，都是颈型颈椎病常见的症状表现。

因为现在的科学技术还没有办法通过影像观察到肌肉的细微拉伤和变化，所以对这类型颈椎病的诊断，主要依赖临床医生对病人的物理检查结果。根据颈部在不同方向的活动范围，就可以大致推测出颈部的哪些肌群出了问题，和颈椎的关联有多大。

低头转头时，颈部活动的姿势会把已经劳损的肌群拉得更长，疼痛会随之变得更加厉害。来门诊做检查的时候，医生往往会首先看病人颈部活动范围，急性颈型颈椎病患者的颈部活动范围几乎为零，表现出来的行为和落枕很像——为了保证头可以转到想转的方向，肩膀也会协助脖子一起活动，低头抬头也会让肩膀一起前倾后仰，时间久了就会造成肩背部肌肉痉挛。当按压肩颈交会的地方时，会出现强烈的痛感，这就表示不良的姿势已经在肌肉层面引起了一些劳损，如果不及时纠正，会带来更严重的颈椎椎体退变。

颈型颈椎病和落枕

大部分人晚上睡觉姿势不好，第二天起床后就会觉得脖子似乎哪里不对劲，转动脖子到某个角度时总会感到僵硬、刺痛，经验告诉自己："我落枕了。"

落枕，其实就是颈部局部肌群的拉伤，一般是因为颈部肌肉受到突然快速的暴力拉拽或者长时间持续的力，突然扭头或长时间异常姿势都会引起肌肉拉伤。落枕的问题，起于肌肉，也仅存在于肌肉。

因为单纯是肌肉的拉伤，所以落枕的压痛点大多不在肌肉较少的颈部正后侧（颈椎棘突），而主要集中于肌肉较丰富的区域，比较常见的是在颈后两侧与肩膀交接的区域。落枕后在这里会有压痛点，用手指轻揉压痛点，还可以感觉到条束样的肌肉拉伤和痉挛的状态。

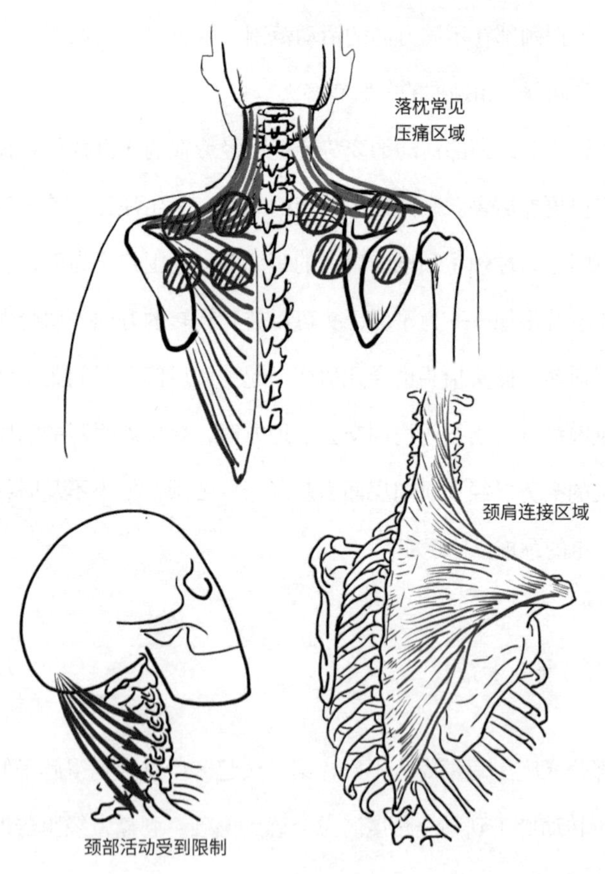

而颈型颈椎病，如前所述，不仅限于颈部肌肉问题，还包括韧带、关节囊等多种软组织的急性损伤，同时也可能存在椎间盘退化变性、颈椎椎体不稳、小关节紊乱等慢性骨退行性病变。在更加复杂的病理改变过程中，不良姿势、劳累、受凉，就像压倒骆驼的最后一根稻草一样，引发颈椎病，通过连锁反应产生一系列症状，颈后侧压痛和活动受限只是其中之一。

如果有肩颈背部酸痛、发沉等不适症状，X线片报告说明，颈椎的生理弧度已经发生了改变，这就表明除了颈部肌群出现问题以外，颈椎的椎间关节也出现不同程度的不稳和松动，此时就可以被确诊为颈型颈椎病了。根据实际发病诱因、症状体征和X线片，单纯的一过性[①]的落枕和积累已久的颈型颈椎病是很容易区分的。

我们不能放过明确的诊断，但也不能降低诊断“门槛”来过度治疗。对于落枕而言，充分的休息和热敷都有助于使被拉伤而痉挛的肌群得以放松，待疼痛感不影响活动范围时，通过循序渐进地进行拉伸，就能有效缓解这种酸胀僵硬的不适感。

为什么颈椎病会导致手麻?

椎间盘突出和椎体骨质增生都容易对附近的神经、血管带来压迫和刺激，压迫刺激到神经，会引起麻木和疼痛的症状。因为颈椎有许多节

① 指某一临床症状或体征在短时间内出现一次，往往有明显的诱因。

段，不同节段的神经所支配的身体区域也不同，加之韧带、骨刺、突出的椎间盘对神经压迫的程度有轻有重，所以颈椎病表现出的症状多种多样，病人与病人之间的差异也比较大。

当颈部神经受到刺激时，最早期出现的症状是颈部短暂不适、疼痛或者活动受到限制。随着颈椎两侧神经根受到的压力加重，除了颈部局部的症状以外，还会出现放射到上肢的疼痛、麻木，甚至出现手指抓握无力的症状。

肩颈后侧的感应网

大部分人都是先发现手指发麻，去查了颈椎，才发现已经患上颈椎病了。那么，颈椎病为什么会导致手麻呢?

肢体麻木的感觉，主要来自神经信号的传递障碍。当椎间盘向后突出压迫或者刺激神经根的时候，就会使这些神经根和周围组织出现炎症水肿，造成根管狭窄粘连，异常神经信号传递到手指，就会产生麻木的感觉。根据手臂麻木位置的不同，医生就可以反过来推测是哪一节段的颈椎结构压迫到了神经根。

比如第六颈椎附近的神经根受累时，前臂桡侧（大拇指一侧）和大拇指会出现麻木。第七颈椎附近的神经根受累时，小指、无名指会有麻木感。因为第六、第七颈椎很近，大拇指、小指、无名指的麻木通常会并存，所以会合并导致手指握力下降。而感觉神经纤维的敏感性较高，又会造成在症状上手指麻木都会较早出现。

颈肩附近的神经感应网

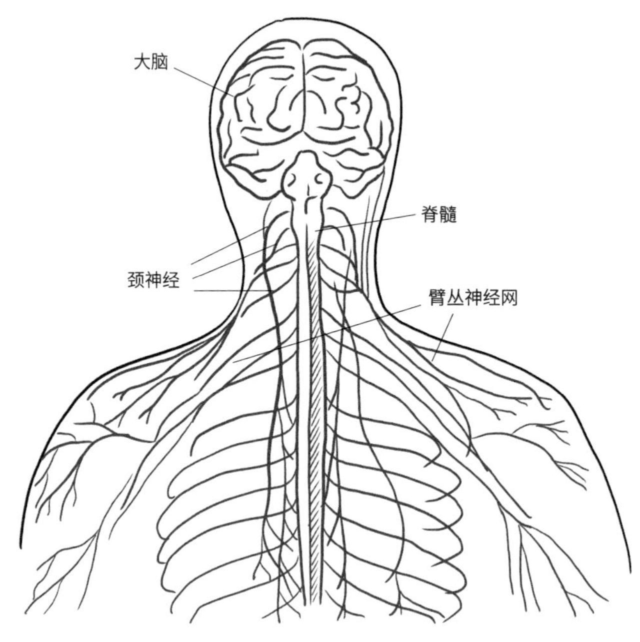

放射到手指的颈椎病——神经根型颈椎病

因神经根受压而引起局部疼痛和放射麻木感的颈椎病，被称为“神经根型颈椎病”，这是最常见的颈椎病类型。

早期的症状主要是颈痛和颈部酸胀僵硬。疼痛或麻木会沿着神经根的走行和支配区放射，因为神经根的压迫需要一定的角度和力度，所以“根性症状”的出现、缓解与病人的体位、姿势有明显关系。

当你感到手麻颈痛的时候，建议先去医院找专业医生对颈部做个系统的检查，确定神经是否受压？受压程度多大？部位在哪里？必要时，可以再拍个X线片，来排除一些更严重的颈椎滑脱、扭伤等问题。神经根型颈椎病的X线片通常会出现颈椎曲度变直，它是颈型颈椎病的进阶版，颈部肌群僵硬不适是对学生和上班族的第一次警告。如果对自己的脖子不予重视，仍然长期保持低头姿势，颈椎问题就很容易加重，发展为神经根型颈椎病。

为什么颈椎病会引起头晕头痛？

当椎动脉受到压迫或者刺激时，就有可能出现头痛、头晕、眼花等症状，这种来自颈部的眩晕被称为颈性眩晕。眩晕发作时，同样是天旋地转的感觉。眩晕程度会随着颈椎病的发展而加重，而且跟颈部姿势改

颈部和大脑的血管分布

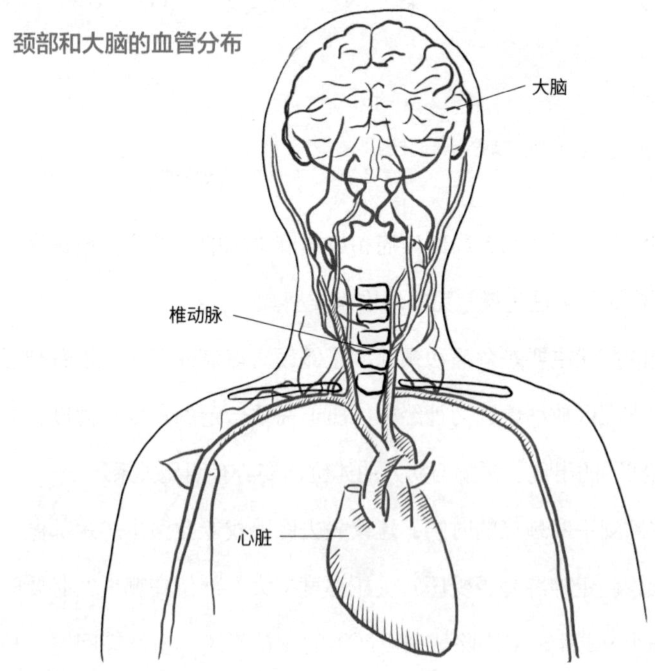

变也有着直接的关系。

正常活动时，颈椎的屈伸范围并不会影响到椎动脉的张力，更不会引起供血障碍。当颈部向一侧旋转或者侧屈的时候，就会把另一侧椎动脉拉长，使椎动脉变细、张力变大，减小了这一侧输送到大脑的血流量。正常人在侧屈头部时，主要依靠一侧椎动脉来保证大脑、脊髓、神经根的正常血液供应。

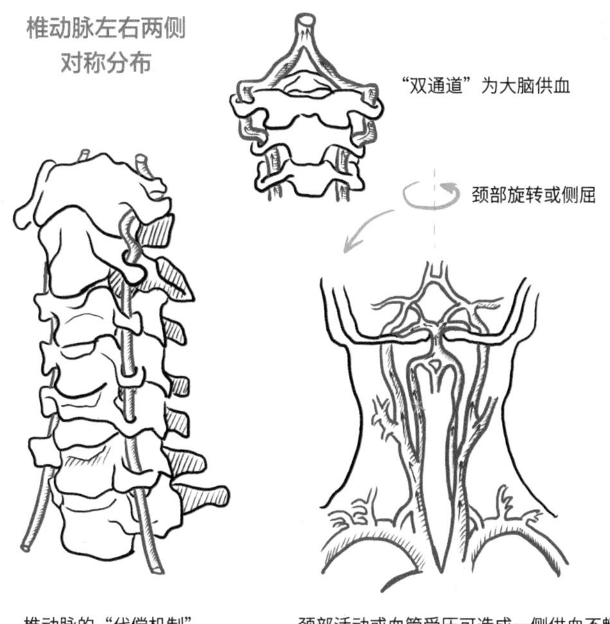

椎动脉的“代偿机制”

颈部活动或血管受压可造成一侧供血不畅，
此时可通过增加血压使另一侧单通道保证大脑血液供应

对于一侧椎动脉狭窄（来自内部堵塞或外部挤压）的病人，当另一侧椎动脉因为颈部侧屈活动过程被拉长变细后，两侧的椎动脉就都基本不能向大脑和脊髓提供足够的血液，只需要几秒钟的缺血，就会引起眩晕的症状。

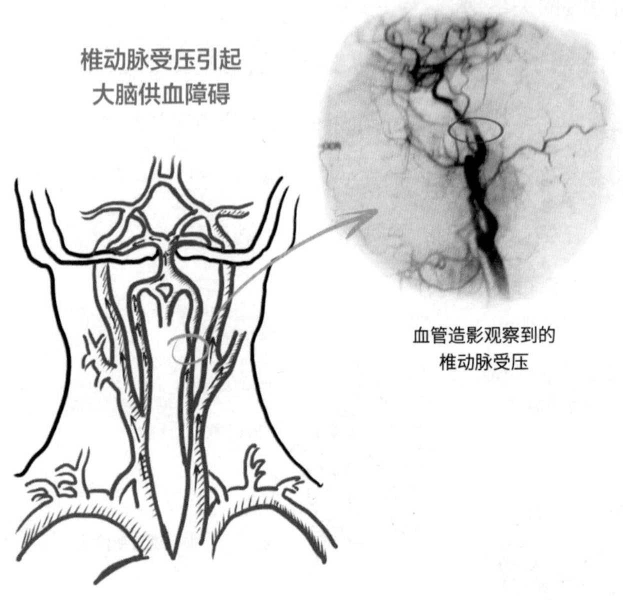

血管造影观察到的
椎动脉受压

影响大脑供血的颈椎病——椎动脉型颈椎病

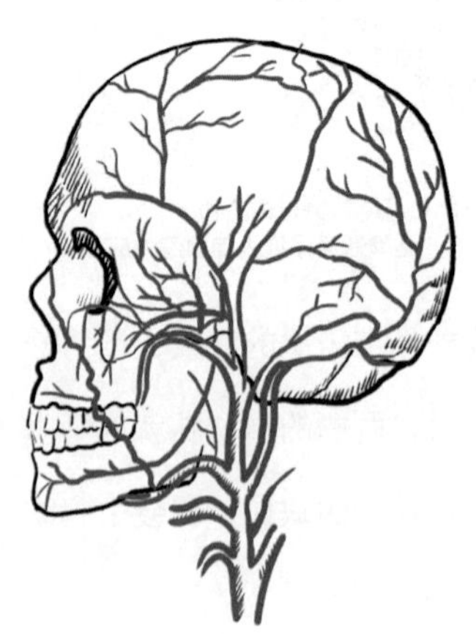

为了便于分类，国内大部分医生会采用椎动脉型颈椎病来给这类会引起头晕的颈椎病进行诊断命名。

如果用电脑久了就会出现头晕眼花的症状，随着颈部姿势纠正，血供恢复，症状就会很快缓解，那很有可能是患上椎动脉型颈椎病了。这时你需要尽早去医院确诊。通过颈动脉彩超，进一步明确头晕的症状是否来自颈部，而不是更严重的情况——来自大脑内。

压迫神经和压迫血管的区别

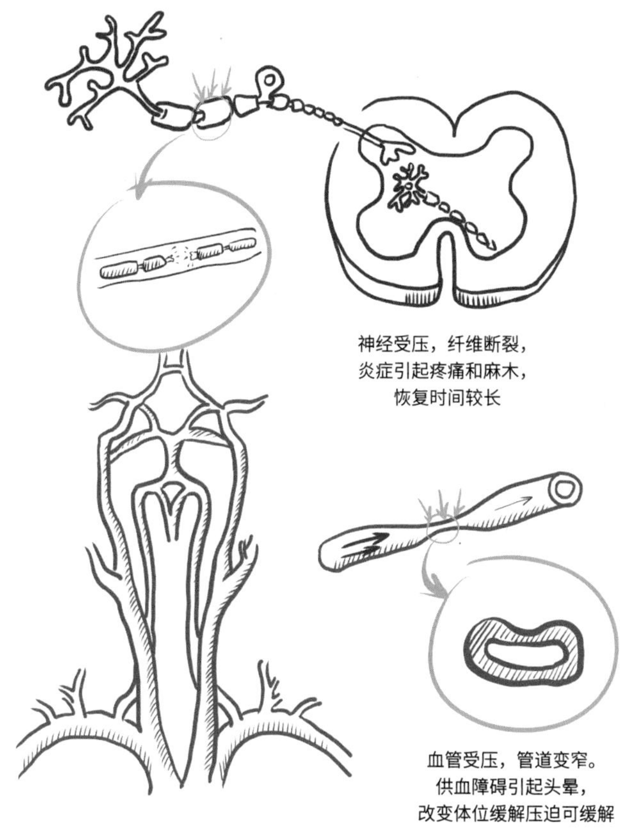

神经受压，纤维断裂，
炎症引起疼痛和麻木，
恢复时间较长

血管受压，管道变窄。
供血障碍引起头晕，
改变体位缓解压迫可缓解

在结构上，血管和神经不一样，血管是管状的，而神经是纤维集束状的，类似于水管和光纤网线的差别。当血管受到压迫或刺激后，即使被压扁了，它的形变也并非不可逆，还是有很大的空间可以进行自我调节。因此，只要积极治疗，改善椎动脉及其分支的供血，颈椎病引起的大脑缺血头晕就会比较容易缓解。

颈椎病也会影响血压和心率吗?

在临床上，虽然颈椎病引起的心律不齐时有发生、屡见不鲜，但是大部分人对这个问题仍然缺乏认识。尤其是当病人颈部症状不明显，而心血管问题比较重的时候，往往更容易发生向错误方向诊治的情况。有些学者为了对这类情况进行“特别对待”，给这类病症提出了颈心综合征这样的名称。但是大部分学者认为，颈椎的退行性病变会导致周围组织产生无菌性炎症（局部损伤吸引免疫细胞过来修复，修复过程中就会产生炎症，因为并非是外来的细菌病毒引起的，所以称之为无菌性炎症）。这些炎性物质和退行性病变带来的结构，改变压迫刺激了神经根和交感神经链，从而引发了一系列人体内的调控紊乱，心血管症状正是其中之一。

冰与火的“开关”

当颈椎病变使位于横突前方的颈交感神经受到刺激兴奋时，会使冠状动脉急剧收缩，出现冠状动脉供血不足，从而导致病人出现心前区疼痛、胸闷、气短、心悸和血压升高这些类似冠心病的症状。如果上中段颈椎发生病变，会使颈部交感神经受到刺激而兴奋，引起心动过速或心动过缓、胸闷和心悸。

颈心综合征虽然会表现为心悸、胸闷、头痛、头晕、失眠、多梦这些类似冠心病的症状，但是心脏听诊不会听到病理性杂音，心电图检查也看不到器质性改变的图形，所以只要仔细排查，颈心综合征和其他心脏病还是很容易鉴别的。

症状多变的颈椎病——交感型颈椎病

颈椎失稳很容易对颈椎周围的交感神经末梢造成刺激，引起交感神经功能紊乱。因为交感神经末梢分布在颈椎周围，和神经根不同，它们的分布多而杂、广而密。由于椎间盘退变和节段性不稳定等因素，交感神经功能紊乱的症状往往涉及多脏器。这类症状复杂、反复难愈的颈椎病被称为交感型颈椎病，它的麻烦在于，交感神经分布广泛，症状复杂多变，不像神经根型颈椎病和椎动脉型颈椎病那样，找到原因就能解决问题。交感型颈椎病是一种全身疾病，牵一发而动全身，所以医生往往只能对症处理，心律不齐就用心脏药物，血压不稳就调节血压。随着颈椎压迫刺激减少，交感症状得以缓解，再慢慢停药观察。

颈椎病也会引起瘫痪吗?

颈椎结构中，位于椎管里的脊髓是最重要的结构，大脑是中央司令部，四肢是战场前线，那么脊髓就是最重要的情报网。急性损伤引起的暴力牵扯到脊髓，就会中断大脑和四肢的联系，造成高位截瘫的后果。虽然颈椎病逐渐压迫到脊髓，并不会像运动外伤或车祸那样引起严重的后果，但是脊髓慢性受压引起的症状也不亚于“偏瘫”。

脊髓受压后，四肢会明显感到使不出力，连系纽扣、写字这些简单的精细动作，都会因手指活动不灵活而变得很难完成。胸部可能像被绷带绑住一样，走路像踩着棉花，有时候走路、站立都会不稳定，甚至大小便都会出现问题。这些都是常见的脊髓受压一段时间所表现出来的症状。当脊髓受到压迫的时候，颈部那些让人反应很强烈的疼痛不适的症状倒反而不明显了。

最重的颈椎病——脊髓型颈椎病

当困扰已久的手麻、颈痛症状在不知不觉中消失了，取而代之的是难以名状的无力感时，颈椎病就很有可能已经发展到最严重的脊髓型颈椎病了。

对照一下上述的典型症状，如果很接近，那就应该尽早就医。医生会给病人做一些神经体征检查，同时还会拍一个核磁共振（MRI）片，来观察颈椎各结构是否压迫到了脊髓，以及压迫程度有多大。

脊髓对于慢性压迫的耐受性很强，即使核磁共振上看到脊髓前后压迫得只剩下一半都不到了，患者也有可能没有症状出现，这就是脊髓型颈椎病隐匿性较高的原因之一。然而，一旦出现症状，疾病进展就会明显加快。所以及时做颈椎核磁共振确诊是最直接、最准确的检查方法。

即使脊髓型颈椎病被确诊，也不要沮丧。目前骨科对该病的治疗方法比较多，无论是采取手术治疗还是非手术治疗，只要积极治疗，都可以有效延缓脊髓变性加重的症状。

颈椎病的认识及对策

几乎所有的颈椎病患者都会有不同程度的颈椎活动功能障碍，比如低头、仰头、侧屈、旋转这些动作，总会不可避免地出现活动受限。当颈部活动到某个位置某个角度，就会痛得很明显。在这个症状基础上，因为不同结构受压，不同类型的颈椎病会反映出不一样的症状特点。

下图所反映的是，椎体不同区域病变对周围组织所造成的压迫或刺激。

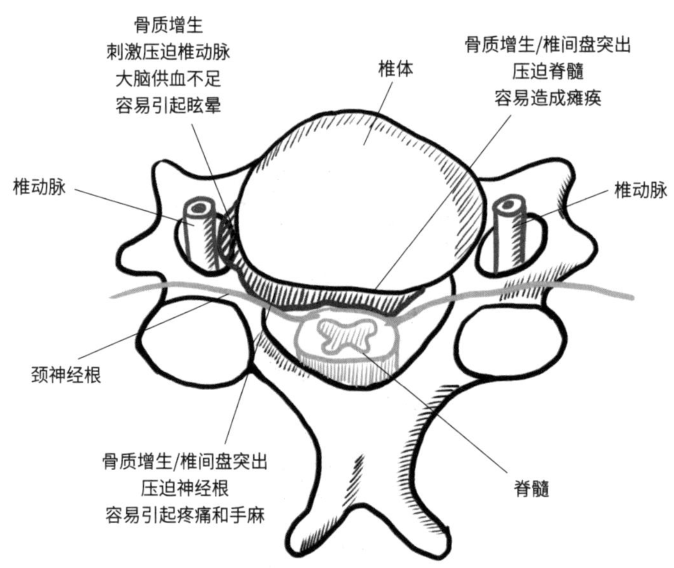

当神经根被增生的骨赘或者突出的椎间盘压迫后，早期会出现水肿渗出等炎症反应，加之椎体活动的牵拉加重了骨赘或椎间盘突出对神经根的刺激，出现的缺血性病变进一步加重了神经根的退行性病变，引起手麻、疼痛等神经症状。

脊髓的压迫可能来自前方突出的椎间盘或增生的骨赘，也可能来自后方肥厚增生的黄韧带。脊髓的病理变化取决于受压的程度和时间，压迫早期会造成血流障碍，局部组织充血水肿，压久后造成血管痉挛，血管壁增厚，会比较难恢复，症状表现为脊髓变性改变，出现感觉障碍为主的症状。

椎动脉受压时，会造成血流动力学异常，同时椎动脉周围伴行着大量的交感神经，压迫和刺激也会引起交感神经的反射症状，从而刺激椎动脉痉挛，导致供血不足。

颈椎病大家族

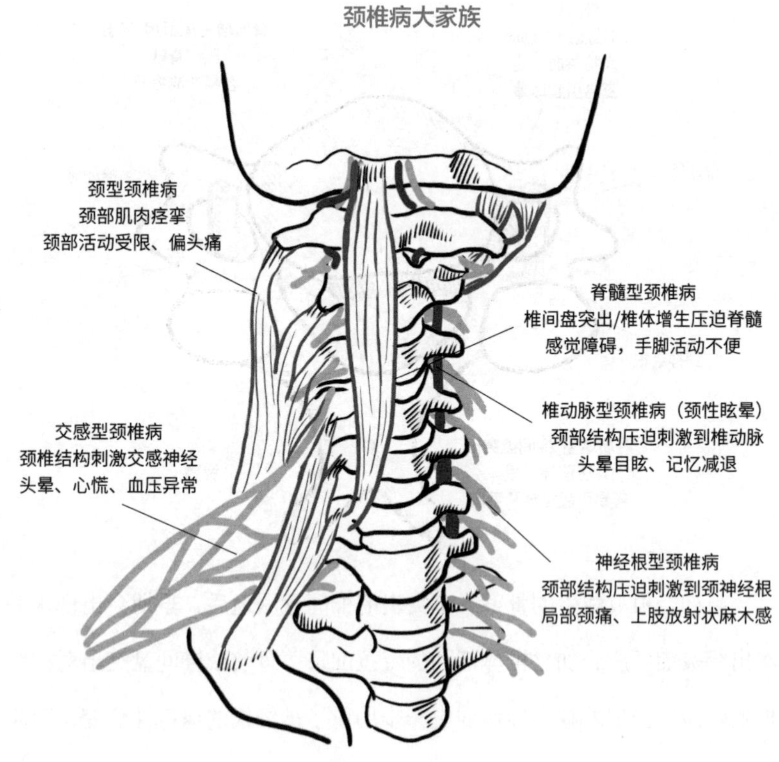

无论什么类型的颈椎病，都建议尽早就医，明确诊断，早发现早治疗。

各型颈椎病的预后效果如何?

因为不同类型的颈椎病发病原因各异、发病长短不一，因此在恢复预后方面也会不同，总体而言，颈椎病的预后效果呈现一定的规律。

对于颈椎病诊断边缘状态的颈型颈椎病，大多数此类的患者预后较好，只要注意加强防护，避免各种颈椎病的诱发因素，绝大多数问题是可以逆转回去的，症状也会得到痊愈。反之，如果持续增加造成颈椎负荷的各种诱发因素，那么就有可能使病程延长或进一步加重。

对于神经根型颈椎病，由于神经根受到压迫的程度不同，影响的部位和预后的效果也各不相同。一般而言，单纯的颈椎间盘突出的患者大多预后良好；如果突出后和周围组织形成粘连，就会很难恢复，容易形成残留症状；如果椎间盘突出的同时还伴有骨质增生的话，复杂的病情就会影响预后的情况，一般椎间盘突出不及早干预，拖延太久就会引起骨质增生、椎间关节紊乱，即使手术治疗也很难保证效果良好。

确诊的脊髓型颈椎病需要积极治疗，单纯静养或放任不管很难消除病因。大家多数认为脊髓受压范围越大的患者预后越差，压迫到脊髓中央的患者比较严重，事实上，如果因为症状明显，病人就医及时，往往很早就能控制住症状，预后反而较好。

椎动脉型颈椎病大多发生在中年以后，此时往往会伴随血管老化硬化、血管内斑块形成等合并问题，所以不仅要考虑椎动脉型颈椎病所出现的头晕眼花的症状，还要考虑到大脑供血不足和血管硬化等问题，注意全身血脂、血糖、血压的异常情况。

颈椎病为什么容易复发?

颈椎病临床治疗过程中，会碰到许多“老病人”，间隔数周、数月就要来医院一趟，因为颈椎病反复发作、症状扰人，他们的生活质量受到极大影响，在治疗过程中也是抱怨颇多。虽说在临床上没有什么病可以做到被“根治”，但颈椎病复发的频率也比较高，那么颈椎病为什么容易复发呢?

首先，从颈椎的解剖结构和生理功能看，颈椎比胸椎和腰椎的活动范围要大，活动频率也更高。颈椎的活动包括前屈后伸、左右侧屈、左右侧转、旋转等多个方向多个关节的复合运动，较高活动度的代价就是较弱的稳定性。胸椎有胸廓、腰椎有腰肌和骨盆等其他结构的协同支撑，而“自力更生”的颈椎相比较而言就很“势单力薄”了。

此外，颈椎椎体后侧关节也比胸椎和腰椎更细小，因此稳定性会差一些。高活动度和低稳定性一旦失去平衡与协调，颈部过度活动就会引起颈椎失稳，造成颈椎病复发。

其次，颈椎椎体骨质增生、椎间盘退变等静态结构病变往往是不可逆转的。当颈椎病发展到椎间孔、横突孔结构改变时，对椎动脉、颈神经的压迫和刺激就很难通过治疗解决了，每当椎间孔、横突孔中增生的“骨刺”接触到颈神经或椎动脉时，就会引起明显的症状，这也是临床上非手术治疗无法“根治” 颈椎病，使其易于复发的原因之一。

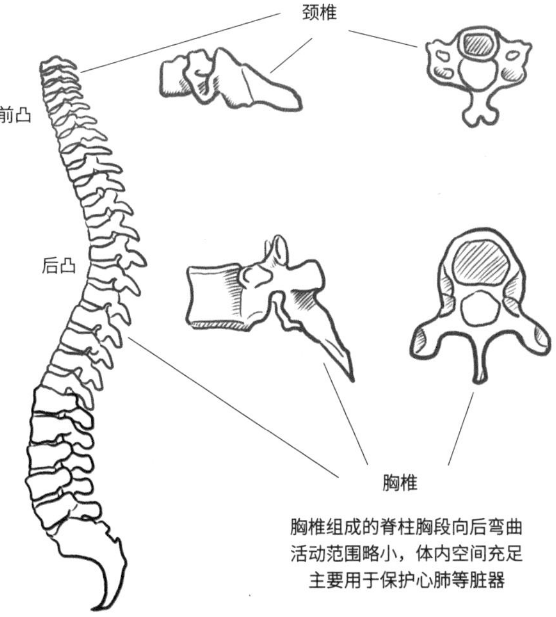

胸椎组成的脊柱胸段向后弯曲
活动范围略小，体内空间充足
主要用于保护心肺等脏器

颈椎外固定手术
力学示意图

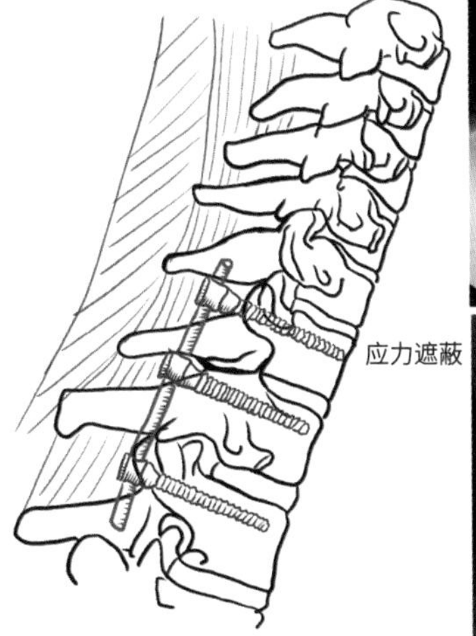

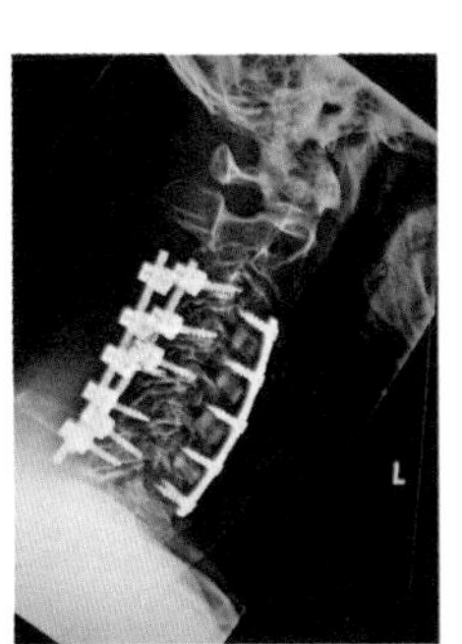

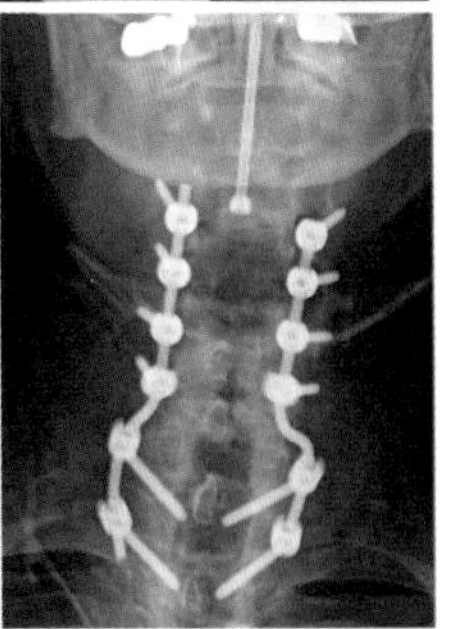

本应颈椎承受的力都由钢板钢钉承担，
时间久了会造成椎体骨量丢失，承重强度下降

其实即使是手术治疗，也同样无法防止颈椎病的复发。因为从生物力学的角度来看，一节颈椎出问题后，其余颈椎所承担的负担都会加重，时间久了其余节段也会发生退变。颈椎融合手术后，颈部所受的力会沿着外固定系统传递，这种“应力遮蔽”效应会使产生问题的椎体受到较小的外力，而使其余椎体负担更重，使其余节段椎间盘相继发生问题，产生类似的颈椎病症状继续复发。

最后，颈椎病的发生发展离不开生活方式的管理和纠正。我曾有一位年轻病人，几乎每天都要熬夜，感到颈部酸胀不适了就过来开一些止痛药，似乎比咖啡还适合通宵达旦工作。其实不良姿势和体位是引起颈椎病复发的重要诱因。如果说治疗是在救火的话，那么纠正姿势、改善不良习惯就是排除火源。如果在治疗后仍然没有改善工作环境、睡眠体位和习惯姿势，那么颈椎病的复发不可避免。

当然，为了避免颈椎病的复发，患者对颈椎病的认识和重视程度是最不容忽视的。许多年轻人理所应当地把颈椎病视作当代人的“标配”，并不在意，实际上因为繁忙的工作而忽略自己的身体，才是颈椎病复发的罪魁祸首。

即使再忙，也请记得抽出一点时间调整、休息一下。

关于颈椎病有哪些认识误区?

颈椎病认识误区之一：转动颈椎时发出声响就表示有颈椎病了。

事实上，转动脖子时颈椎所发出 “咔咔”的声响，主要是颈部的韧带和椎体骨骼发生摩擦所致，原因可能是椎体发生了骨质增生，也可能是韧带增厚，但这并不是真正意义上的颈椎病。

颈椎病认识误区之二：脖子和肩部感到酸痛就表示有颈椎病了。

大部分肩颈的酸痛主要是肌肉疲劳所致，真正的颈椎病大多还会伴随上肢放射性疼痛或麻木，甚至双脚走路会有踩棉花的感觉，因此不要把脖子和肩膀的酸痛简单地当作颈椎病来对待。

颈椎病认识误区之三：枕头低一点或者趴着睡对颈椎好，空调太冷会引起颈椎病。

目前越来越多的人已经认识到“高枕并非无忧”，因此有些人反其道而行之，选择了低枕、记忆枕，甚至直接趴着睡觉。然而，趴着睡觉肯定要把头部扭向一侧，反而会导致颈椎在睡眠时保持弯曲状态。其实枕头的选择，仰睡还是侧睡，关键在于要保持颈部正常的生理曲度。

颈椎病认识误区之四：倒走、做瑜伽、按摩有助于缓解颈椎病。

颈椎病的病因从医学角度来看，是颈椎后侧脊髓、两侧神经根或椎动脉受压，而倒走、瑜伽、按摩都对这些压迫没有直接的效果。倒走甚至还会增加不慎摔倒引发颈椎受损的风险；瑜伽的许多动作如果控制不好力度，会损伤颈椎之间的韧带；推拿按摩虽然可以缓解肩颈肌群的紧张和痉挛，恢复颈椎活动，但不恰当的发力或复位扳法会加重症状，甚至会导致瘫痪。

不懂得保护

维持颈椎的平衡，需要静态稳定系统和动态稳定系统的协调配合。

当动静平衡协调时，颈椎就呈现出完美的曲度，承载头部重量，保持头部稳定。

然而，日常生活许多不良姿势、枕头桌椅的选择以及背包的方式，都会影响动静平衡，引起肩颈不适。

本部分就从动静平衡角度，细细分析如何保护我们的颈椎。

如何保养颈部的静态稳定？

颈椎的椎体、椎间盘和椎间关节的“三柱”结构因为连接比较牢靠，常被称为颈椎的“静力平衡系统”。

在这个系统中最为关键的，不是椎体也不是椎间盘，而是椎体后侧两边的两个椎间小关节。当颈椎静力系统失去平衡时，两边的小关节发生松动和移位都会造成关节软骨的磨损。“麻雀虽小，五脏俱全”，再小的关节，受到磨损都会造成关节滑膜和关节囊的松弛和发炎，关节的炎症又会刺激到关节周围的末梢神经纤维，就会引起颈部疼痛。

为了给后方两侧椎间关节“减负”，“三柱”支撑中最大的椎间盘就要发挥作用了。位置比较靠前的椎间盘正好位于承重的重心轴线上，为了扛住更多的压力和冲击，椎间盘利用纤维环吸水的特性，将承受的载荷向不同方向均匀分布。

椎体的“三椎理论”

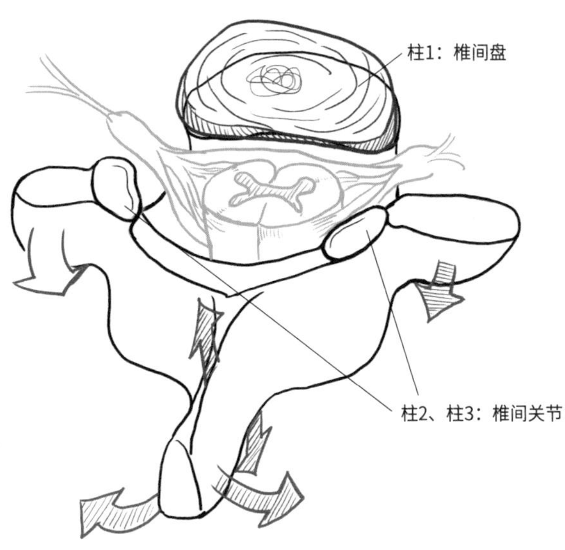

在日常生活当中，因为颈部活动方式多样，椎间盘的负荷很复杂，除了承受和抵抗挤压，它还需要有对抗弯曲和扭转的能力。相对于承受头部重量的时候，椎间盘对扭转外力的抵抗功能则比较弱，这也是椎间盘损伤的主要原因。

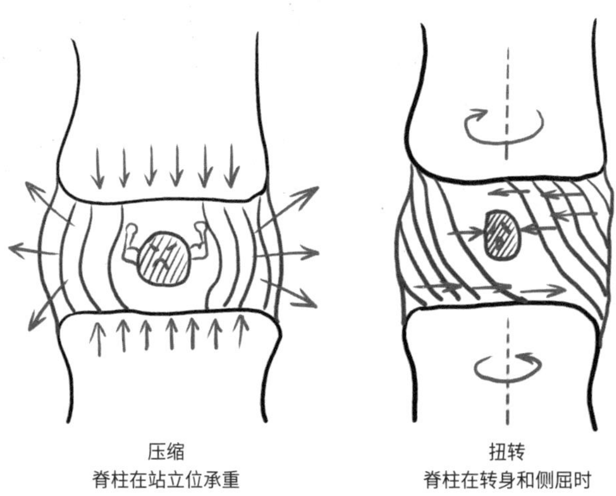

压缩
脊柱在站立位承重

扭转
脊柱在转身和侧屈时

为了让椎间盘和椎间关节组成的“三柱”承重结构更耐用，颈椎就要从整体大局出发，通过团队协作来为每一节的承重减负。这就是颈椎整体曲度在静力平衡生物力学维度里的作用。

当颈椎长时间处在不良的姿势中或者频繁受到过大的外力冲击的时候，为了保护加固自身结构，以便在未来可以扛住这些外力，颈椎就会放弃一部分灵活性来换得一些稳定性。

为了减少椎间小关节之间的磨损，在小关节周围椎体边缘就会长出来一些多余的骨质增生。它们互相连接、融合，像支架一样对松动的连接关节通过支撑来加强稳定。因为脖子很细，颈椎结构非常精密，一点点额外的增生都有可能“牵一发而动全身”。颈椎的骨质增生不仅会对颈椎周围精密组织的其他结构带来压迫、刺激和影响，而且还会破坏整个动静力平衡系统。

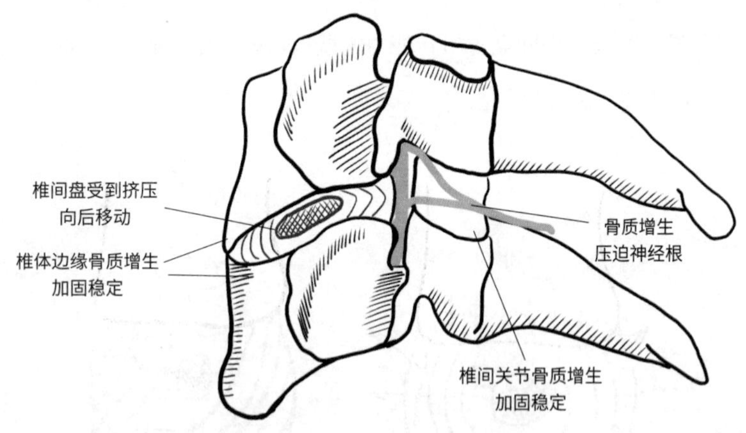

颈椎内外平衡失调比骨质增生更容易引起颈椎病变，而且颈椎骨质增生也是颈椎失稳的产物。

生理曲度的“直与弯”

了解了颈椎曲度的功能之后，我们再来聊一聊颈椎曲度为什么会变直呢?

可能是某次开车时紧急刹车引起的急性拉伤，可能是经常坐车打瞌睡时 “摇头晃脑”减弱了韧带弹性，也可能是长期坐着低头看手机让颈部韧带提前老化。

从解剖结构上来看，四肢着地的动物脊柱呈桥型，力学上起拱顶作用，更适合爬行时稳定身体，没有这样的拱桥结构才使得我们做Plank（平板支撑）变得格外困难。对于早已直立行动几百万年的人类来说，

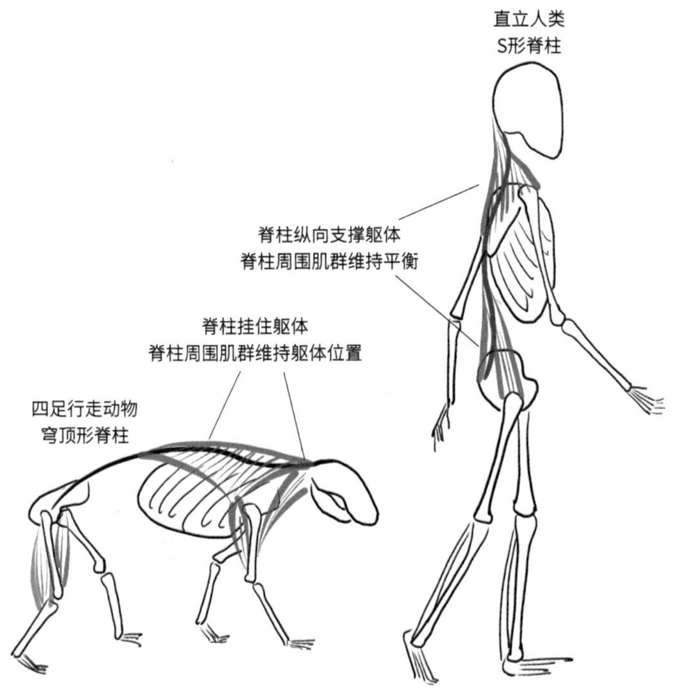

我们的脊柱已按照直立的承重进化成了S形（颈部及腰部向前弯，形成脊柱前凸，背部向后弯，形成脊柱后凸）具体进化形态差异。

其中，颈部前凸的亮点并不在于弯曲的弧线有多优美，而在于前凸的最顶点是否位于头部重心垂直直线的正下方。颈椎不仅需要支撑头部的重量，还要在各种活动中保持头部的稳定。

颈椎曲度变直是颈椎病非常关键的信号，也会给未来其他综合病症早早设下陷阱。

在学会辨认它、治疗它之前，我们更应该在生活的点点滴滴细节中去预防它。

而对于那些已经被影像报告书“宣判”曲度变直的人，我会在后面的部分接着介绍颈椎曲度变直所引起的诸多严重后果和治疗这些症状的原理。

爬行到直立的负担

人类花了千万年，好不容易适应了直立姿势，在身体上拥有了适合直立姿势的S形脊柱、更大容积的大脑和结实的下肢关节。

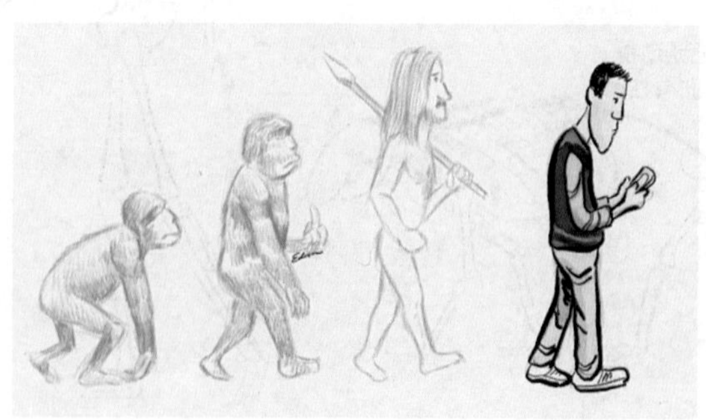

随着生活方式的转变，如今不经意间各种低头弯腰的动作，让原先的脊柱曲度根本来不及进化调整出先天的新曲度来顺应，于是这些介于爬行与直立的固定姿势只能通过后天再加工的方式让脊柱退行性改变，无意间也就加重了脊柱以外其他结构（肌肉、韧带、椎间盘）的负担。

低头伸颈这些姿势让颈椎椎体长时间处于屈曲的位置，椎体前侧靠得很近，而后侧棘突距离则被拉得很长，颈部后侧连接各节椎体的肌肉也在持续不断地、被动地被拉长。根据胡克定律——弹性组织被拉得越长，获得的拉力越大（弹性形变）；而长度被拉到可以承受的极限值，弹性组织的结构就会发生破坏，除了没法提供足够的拉力以外，还无法恢复到原来的长度（范性形变）。

肌肉拉伤劳损后，肌肉痉挛就会酸胀僵硬，炎症蓄积就会有压痛，同时相应肌群的力量也会大幅下降，无法完成维持平衡的任务。当肌肉力量减弱一段时间，椎体就会发生退变，形成新的脊柱曲度来达成新的平衡。

脊柱侧弯和曲度消失的幕后黑手

椎间盘的形状是脊柱保持生理曲度最重要的因素。在颈部和腰部两个重要的承重位置，为了保证重心能从中通过，颈椎和腰椎都有个前突的生理曲度。为了维持这个曲度，颈椎和腰椎的椎间盘前面厚而后面薄。

椎体、椎间盘、韧带组成的曲度结构称为“静力平衡”。

成年后这些结构相对成形并且足够坚硬，承重时候的支持力比较好，不太容易因为外力而产生曲度严重变化。对于青少年、儿童而言，椎间盘比较柔软，脊柱骨骼还有一部分是软骨成分，韧带弹性也比较大，具有更强的可塑性，所以在肌肉力量不足的时候，脊柱的曲度很容易发生改变，由于力学环境的改变、骨骼“用进废退”的原则，使得脊柱曲度进一步变形。

一般脊柱曲度变直、脊柱侧弯这些脊柱变形的情况，常见于长期卧床的青少年、不太锻炼的学生或者长个儿特别快的女生。

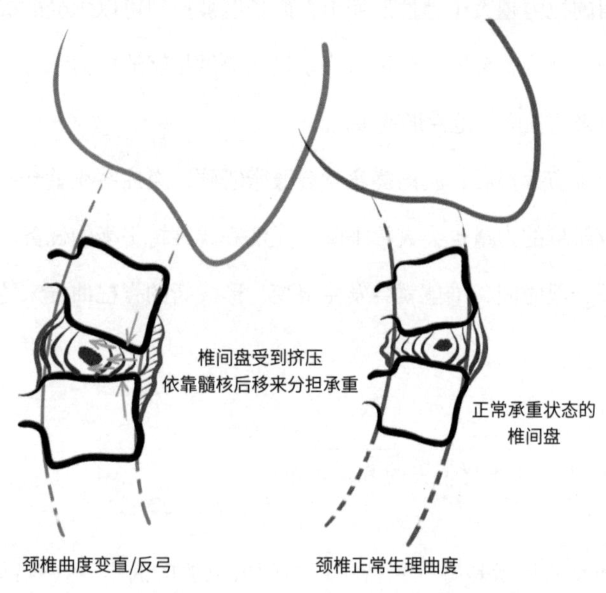

脊柱在正常前凸曲度时，椎体后侧两两相连的后纵韧带比较厚实，椎间盘髓核处在靠前的位置，可以很好地发挥承重的功能，纤维环略微外鼓吸收第一层冲击，椎间盘内的水分提供液压缓冲第二层冲击，椎体和椎间盘之间的软骨终板也能提供良好的支撑和营养输送。

而当频繁的不良姿势（低头、弯腰）作用在可塑性很好的“静力系统”时，为了顺应姿势，脊柱就会跟着低头、弯腰而保持前屈的曲度。这个时候，椎间盘前部被压得很窄，而因为应力的集中，本应在偏前位置的髓核也被慢慢地向后挤。

与此同时，因为脊柱前屈的曲度，每节椎体后侧的距离被拉开，连接在它们之间的后纵韧带也跟着被拉得很长很薄。除了营养供给变差以外，拉长的后纵韧带在后侧保护椎间盘不向后突出的功能也被削弱，不断加大椎间盘突出或脱出的风险。

三根承重支柱

S形的脊柱整体曲度只是为了“省力”，并不能“卸力”。为了承受轴向（沿着脊柱椎体中心方向）的冲击，并能顺利把力沿着脊柱一节一节传下去，而不会发生椎体与椎体之间的滑脱，还要保证椎体之间灵活的活动范围，这个要求真的非常苛刻。

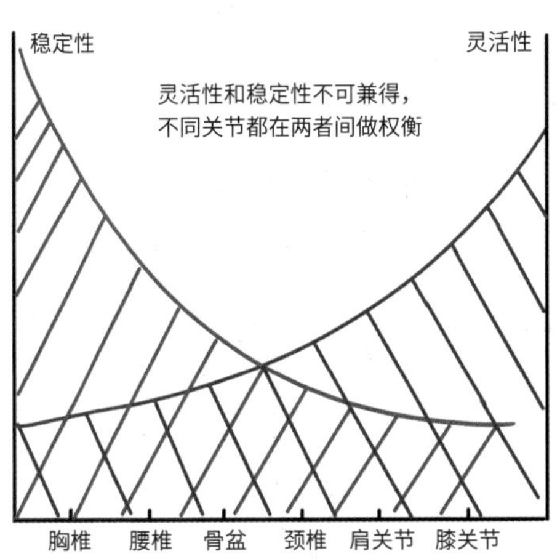

这里，我想插一句，任何骨和骨之间的骨关节功能都面临着这样的选择——如果“灵活度”和“稳定性”同时掉水里，你会先救哪一个？

对于骨关节，这两个属性一直难以两全。

“灵活性”和“稳定性”的权衡几乎适用于所有骨关节的情况，不同部位的骨关节因为活动和功能的需要，比如为了保护内脏，胸椎、腰椎和骨盆就需要更稳定的结构，牺牲一部分的活动范围；而为了让运动更加自如，膝关节、肩关节、颈椎这些部位就会有很大的活动范围，尽管有韧带、肌肉这些组织“象征性”加固，稳定性的降低也是不可避免的。

各种关节扭伤，就是“稳定区”的关节“不自量力”地挑战灵活性的后果；各种关节退变，就是“灵活性”的关节活动过大“撞够南墙”后“浪子回头”的表现。

简单介绍了关节属性之后，我们接着回到颈椎之间连接的讨论。

为了保证颈椎各节之间的相对稳定和颈部足够的活动范围，颈椎椎

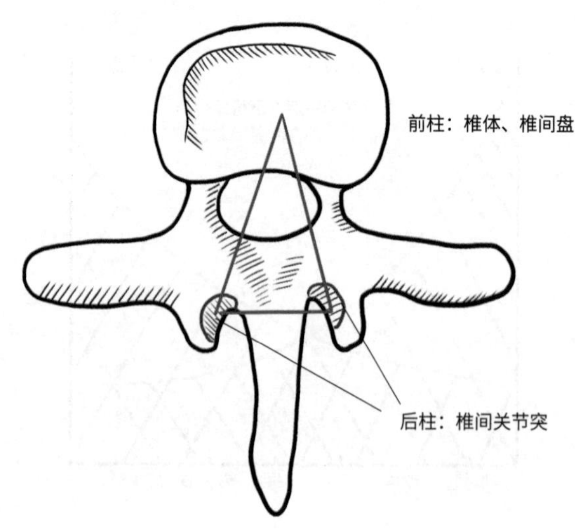

体与椎体之间通过三个“立柱”来连接和传递压力——分别是前侧椎体部位的“前柱”和两个由上、下关节突对齐形成的“后柱”。

“一个好汉三个帮”“三个手指捏田螺”“三国鼎立”，无论在社会学还是几何学上，“三”都是维持稳定的最小数量。对于颈椎灵活性与稳定性的兼顾，后侧两个关节突加上椎体部分椎间盘的“关节三联体”的结构在水平面上形成了一个“稳定三角”。

颈椎和腰椎活动范围比较

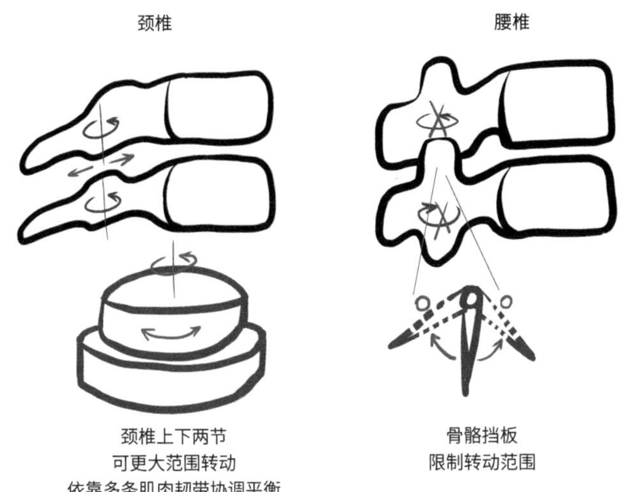

在颈椎，椎间关节彼此斜向连接，形状就像石磨一样，既可以不让各节椎体发生前后或侧方移位，增强颈椎稳定性，同时，还可以让颈部椎体之间做到充分的转动。

而在腰椎，椎间关节从近似于水平转变成竖直方向，就像限制活动范围的挡板一样，相对于颈椎的灵活性，承重负担更大的腰椎需要更高的稳定性，这样的椎间关节结构可以更好地限制腰椎椎体之间的活动，从而降低腰椎因为暴力而滑脱扭伤的风险。

因为椎间关节的结构和椎间盘本身具有极大的缓冲作用，所以椎体中大部分的应力都会集中在两侧的椎间关节，腰痛和颈痛大多表现在脊柱对应节段的两侧，椎间关节附近的骨质增生也会压迫到附近的神经根，造成手麻脚麻等神经放射症状。

如何加强颈部的动态平衡？

坚固整齐的颈椎椎体和饱满弹性的椎间盘组成了一个刚柔并济的颈椎活动单位，而穿插其间渗透在这些结构各个区域的肌肉和韧带，组成了动态平衡系统，全方位加固强化，使颈椎在承重的同时，还能保持足够的稳定。

各司其职的肌肉部队

在静力系统以外，还有三支“肌肉部队”为颈椎在稳定的基础上带来更大的活力。它们各司其职，在维稳、机动和防御等方面，三组肌群构成了完善整体的颈部动力系统。

负责维稳的椎间小肌群部队

深层肌肉的体积不大，它们无法进行大幅度运动，更适合做一些支撑性以及稳定脊柱的持续性动作。

颈部的深层肌群能够支撑头部，正是得益于这类脊柱深层肌群的运动。

兵种：长肌群、短肌群等小肌群。

驻扎区域：按功能不同，跨域颈椎椎体之间，分管节段各有不同。

职责：颈椎深层肌群在各节颈椎上多点分布而且感觉敏锐，当椎体长时间处于不稳定的倾斜位置，或者颈椎最佳曲度正在消失的时候，这些分布复杂的小肌群会在第一时间感知到，通过精密的分工协调配合，把颈椎各节段维持回正确的位置和曲度上。

弱点：颈椎深层肌群普遍细小娇嫩，它们更擅长团队作战，当需要它们独当一面时，就显得有些心有余而力不足了，遇到比较严重的失稳状况，或者与周围队友配合出现问题时，小肌群的维稳作用会受到很大影响，有时候过度疲劳甚至会造成局部拉伤，使失稳的事态更加严重。

维持颈部稳定既是精密活，又是体力活，因此颈部深层肌群中形成了分工，短肌群属于“技术流”，长肌群都是“力量型”。

短肌群有横突棘肌、半棘肌、多裂肌、回旋肌、棘间肌、横突间肌等。

短肌群因为长度都较短，所以只跨越相邻两节椎体，负责在近距离维持左右的平衡。

颈部深层的长肌群包括颈长肌和颈夹肌。

颈部深层长肌群一般跨越三节或四节椎体，负责维持更多节段椎体间的协调和平衡。

颈部深层肌群直接附着在椎体外的不同区域上，因此这些肌群的方向和角度都不尽相同。当它们中的一部分肌群按照不同的组合发生收缩时，由椎体构成的颈椎就会做出转动、侧屈、后仰和前伸等活动姿势，

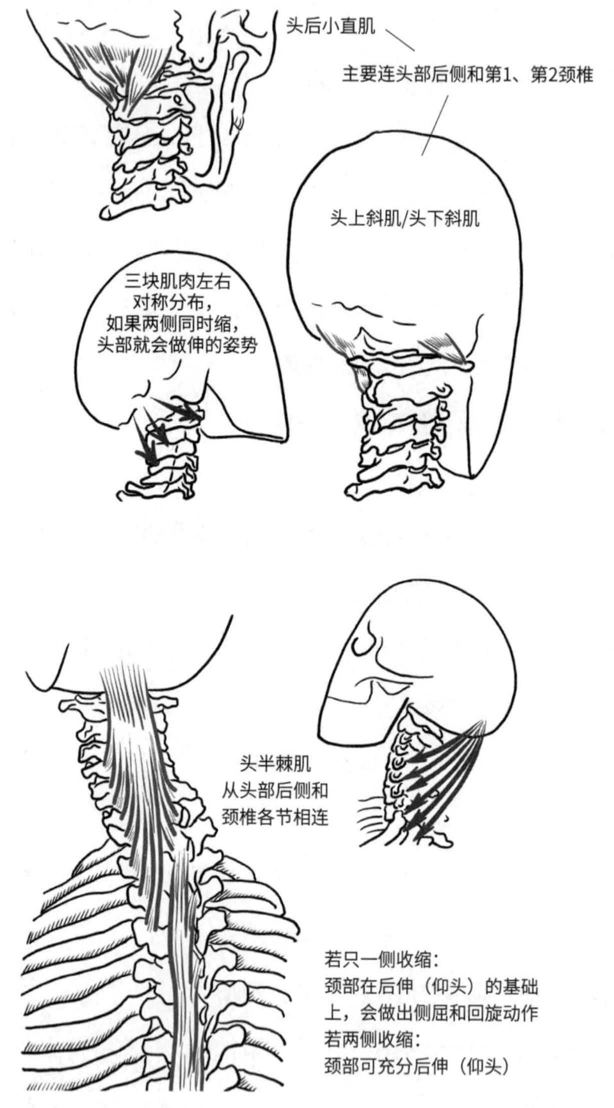

就和提线木偶的原理一样。

颈部深层肌群维持颈部稳定的分工协作关键点，在于发力的持久一致和左右肌力的对称。该层肌群所表现的单侧收缩和双侧收缩，会起到

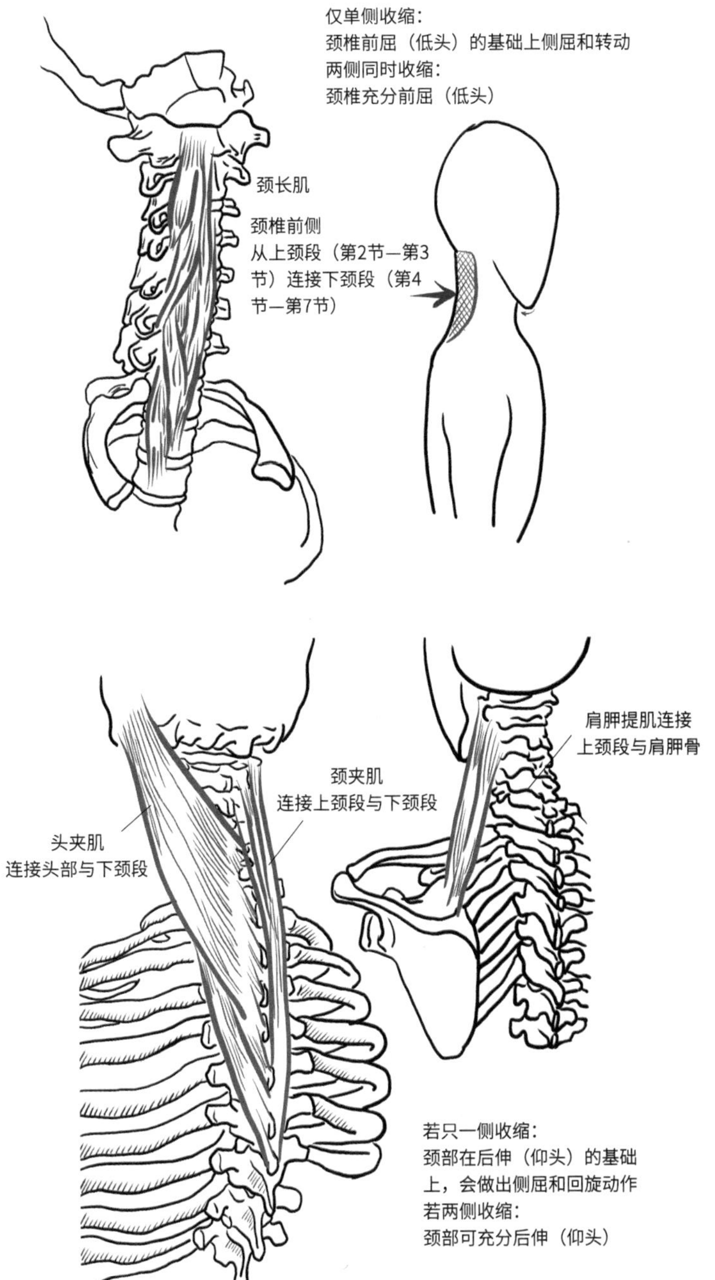
仅单侧收缩：
颈椎前屈（低头）的基础上侧屈和转动
两侧同时收缩：
颈椎充分前屈（低头）
颈长肌
颈椎前侧
从上颈段（第2节—第3
节）连接下颈段（第4
节—第7节）
肩胛提肌连接
上颈段与肩胛骨
颈夹肌
连接上颈段与下颈段
头夹肌
连接头部与下颈段
若只一侧收缩：
颈部在后伸（仰头）的基础
上，会做出侧屈和回旋动作
若两侧收缩：
颈部可充分后伸（仰头）

不同的活动姿态。

颈椎后侧的深层肌群主要负责抬头，当两侧肌群完全收缩时，颈椎各节段会被拉拽而引起后伸，从而做出抬头向后的姿势；当单侧肌群收缩而另一侧保持中立位时，颈椎在后伸的情况下，还能向肌群收缩的一侧转向，做出仰头向一侧转动的姿势。

颈椎前侧的深层肌群主要负责低头，当两侧肌群完全收缩时，颈椎各节段会被拉拽而引起前屈，从而做出低头前屈的姿势；当单侧肌群收缩而另一侧保持中立位时，颈椎在前屈的情况下，还能向肌群收缩的一侧转向，做出低头并向一侧转动的姿势。

由此可见，除了肌群发力左右对称情况会带来不同姿势以外，分布于颈椎前后的颈部深层肌群同样也依赖于肌力之间的平衡协调。

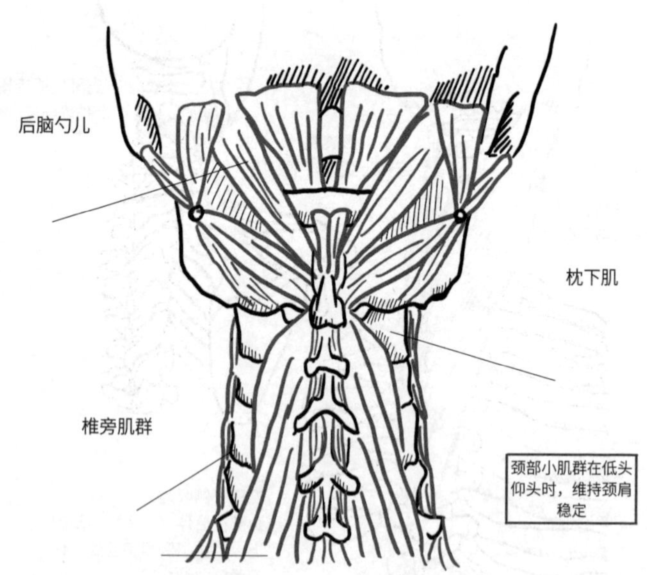

长期低头姿势发力不当，就会导致颈椎后侧肌群长期处于被拉长的状态，时间久了容易造成疲劳，从而引起肌肉痉挛。因为颈椎后侧的深层肌群大多和头骨的后下方相连，该区域分布着大量通往大脑的神经束，颈部后侧深层肌群痉挛会通过牵动头部后侧的肌肉附着点，刺激神经引起肌肉紧张性头痛，这也是颈椎病头痛的主要原因之一。

灵活机动的颈外侧肌肉部队

兵种：胸锁乳突肌、斜角肌。

驻扎区域：在颈椎前外侧，大范围横跨颈部前后。

职责：在限制活动过度的基础上，使颈椎做出更大范围的转动以及前屈后伸等综合协调活动，同时限制过度的活动范围。

弱点：因为跨越颈部范围较大，因此这些肌群普遍薄而狭长，单侧活动力量过大时容易造成拉伤。

胸锁乳突肌，顾名思义，就是从锁骨胸骨一直连接到同侧下巴外侧“乳突”的肌群。

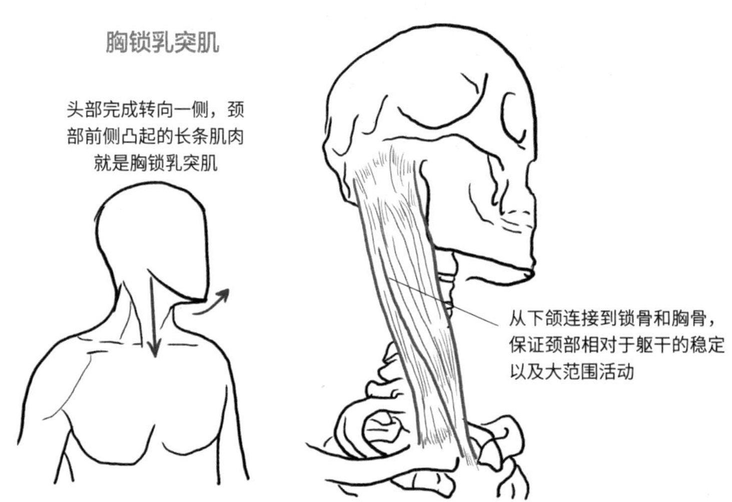

当单侧肌群收缩的时候，头部就会向这块肌肉的一侧转动。当两侧肌群同时收缩拉伸的时候，就可以做出仰头、低头的姿势。

在日常活动中，胸锁乳突肌也是非常重要的、从两侧维持头部稳定的肌群。当胸锁乳突肌过度劳损或者突然拉伤的时候，肌群痉挛会难以胜任支撑头部的重任，会出现颈部歪斜、频繁点头、颈部疼痛、活动范围受限的症状。

斜角肌群在胸锁乳突肌的里面一层，颈部的两边外侧还有三条互相纠缠的肌群作为辅助，和胸锁乳突肌一起来维持颈部前外侧的平衡。

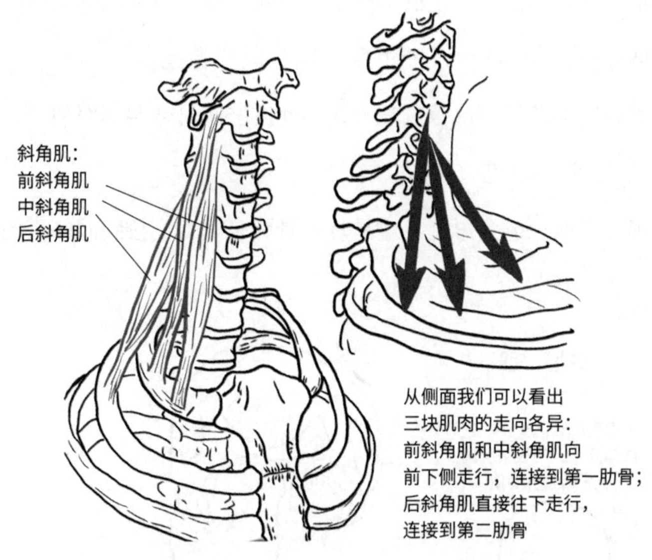

根据位置分布的排列，它们从前到后依次为前斜角肌、中斜角肌和后斜角肌。因为处在颈部外侧的深层区域，斜角肌和颈后侧的短肌群一样，穿行在颈椎附近各自复杂的神经血管之间，发力特征偏重“技术流”，力量较小但肌力持久。

斜角肌和第一根肋骨围在一起形成一个三角形的空隙，被称为“斜角肌三角”，神经和动脉从胸部出发穿过这个通道进入颈部，所以这个三角又被称为“胸廓出口”。

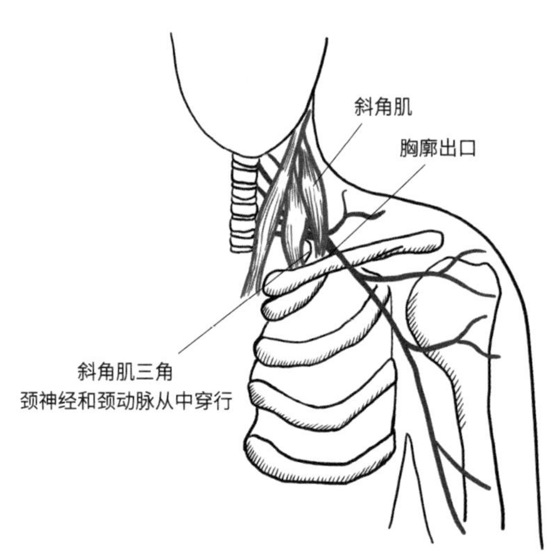

当斜角肌紧张的时候，斜角肌三角这个出口通道会被收紧，使从中穿行而过的神经血管受到牵拉刺激，从而产生一系列头晕、血压波动、颈部刺痛等症状，这被称为“斜角肌综合征”。

专注外层防御的颈后侧肌群

皮肤下层的浅层肌群，它们的体积普遍更大、更长、更宽，跨越更远的距离。因此，浅层肌群不擅长完成精细动作。因为肌群跨越距离都较大，它们拥有较大的杠杆力量，所以普遍具有较大的肌力，更适合做间歇性和力量型的动作。

兵种：斜方肌、肩胛提肌、菱形肌。

驻扎区域：颈部后侧和肩背部上方。

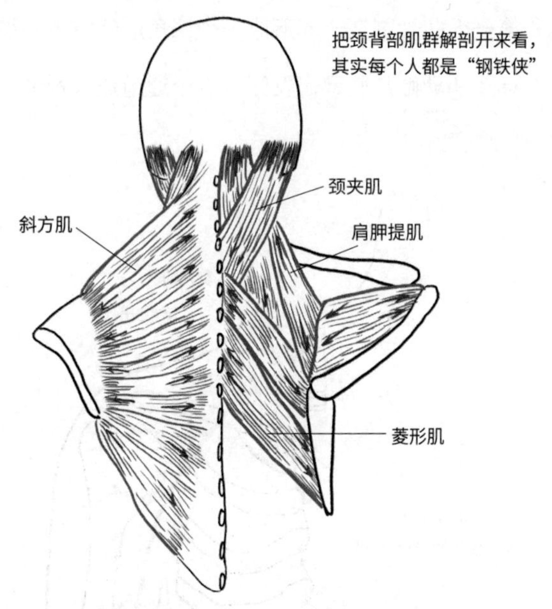

职责：保护背部，协调颈部与躯干的活动。

弱点：范围太大，张力也较大，即使相对分布在表层，这部分肌群的用力过度也还是会破坏力量较弱的深层肌群所构成的内部平衡。一般而言，颈椎附近深层肌群力量越弱，外部肌群用力过度的情况就会越加严重，从外观体态上也会更明显。

肩颈部的“防御肌群”主要分布在颈背后侧的浅层。从肌肉面积来看，斜方肌是这一层肌群的主力，当它出现问题的时候，引起的症状也是巨大的。游泳运动员特别吸引眼球的背部肌群的线条感，就是来自斜方肌。它是上背部最表层最大的一组肌肉，根据肌纤维的走向和连接的部位可以分成上中下三部分，因为整块肌肉形态是方形，而肌纤维呈斜行，所以称之为“斜方肌”。

相对于人类，四脚着地行走动物的斜方肌更加发达，这一组肌群一

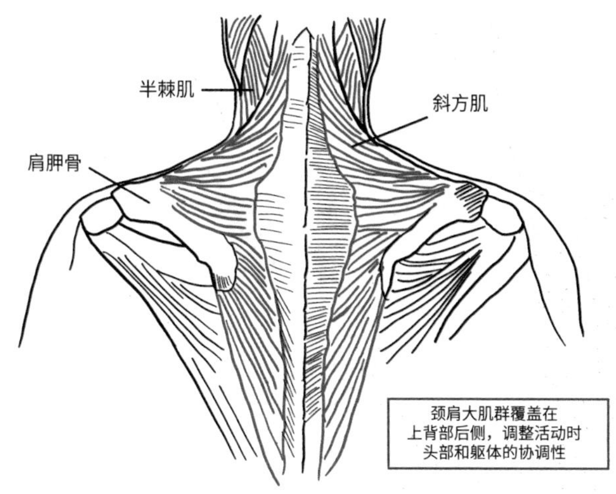

端连接在颈椎中间凸起的“棘突”上，另一端与上肢或肋骨相连。主要作用是在爬行姿态下，通过躯体牵拉颈部来支撑头部的重量，尽管直立行走的人类这部分肌群退化明显，但是游泳运动员因为姿势的需要，重新强化了这组肌群。

对于大部分人而言，颈部有了前两支部队的支撑和维稳，不需要再依靠斜方肌来做额外支撑，斜方肌的功能更多体现在协调颈部和上半身躯体的活动与利用广阔的覆盖面积来保护背部两个方面。

斜方肌上束的肌纤维受到颈部影响最大，它直接连接在项韧带之上，因为受到颈部C3、C4神经支配，当颈部这部分的神经受到压迫（最常见）时，就会造成斜方肌上束酸痛麻木甚至萎缩。

另一方面，伏案工作时头往前探或者过度低头等这些不良姿势，都会给斜方肌带来额外的承重负担，久而久之，当斜方肌使用过度出现劳损，运动中头部、颈部和背部难以维持协调，就会给深层的两支部队带来更大的维稳压力，造成长期持久的问题。

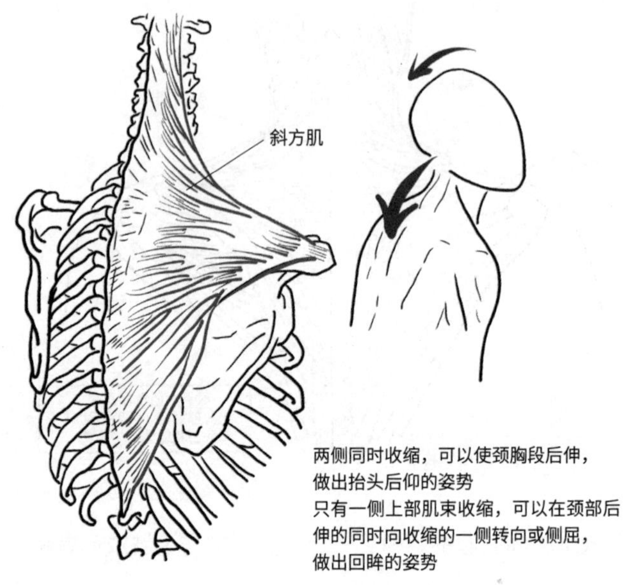

颈椎后侧分居左右的两条肩胛提肌和菱形肌，它们就在斜方肌下面，像两根弹簧一样，把第3、4节颈椎横突和肩胛骨的上半部分连接起来，而第3、4节颈椎的横突更像是一个挂栓，给肌肉一侧提供足够的固定。在肩胛提肌的边上还紧密排列着菱形肌，它们在胸椎和肩胛骨之间，当两侧的菱形肌一起收缩的时候，肩胛骨就会向中间的脊柱靠拢，微微靠拢的肩胛骨让斜方肌收缩拉伸头部的时候可以更省力，肌力可以更持久地在仰头的时候保持颈部的稳定。

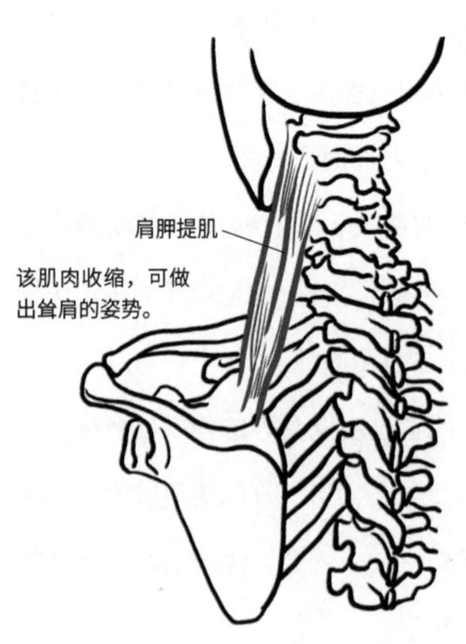

当低头伏案时间过久，让颈背部“防御部队”过度承担负重维稳的职责之后，除了斜方肌会出现疲劳以外，在深层的肩胛提肌和菱形肌也会出现不适的症状，主要表现在肩背部僵硬，按下去有条索状的硬结，同时在运动中除了颈部疼痛以外，背部还会有明显的压迫感。

不良姿势时的颈椎受力

颈部良好的姿势应该是保持颈部平直，微微收下巴，头顶稍后移。由于人们日常在生活、工作、学习中往往不注意良好姿势的保持，久而久之，逐渐形成了不良姿势，这也就成为颈椎病的诱发因素。

正常人在立正的时候，颈椎受力并不是绝对平衡和静止的，头部的微微活动，引起每一次重力线的偏移都会产生相应的弯矩，因此需要颈部各肌群随时感知平衡稳定的失衡并及时做出反馈，通过协调活动来重建平衡稳定。

当头部往前伸看电脑屏幕或者低头看手机的时候，为了维持头部的重力，各肌群会更频繁地进行协调运动。在这个位置下，光靠椎体前侧与后侧的“机动肌群” 和“维稳肌群”的发力不足以支撑长久的时间。为了保证头部不往下掉，同时颈部还能保持足够的稳定，斜方肌也来增援。斜方肌的收缩可以很大程度地“拽住”头部，为颈部的承重和维稳减负。然而，斜方肌的发力只是一时的权宜之计，人类从爬行到直立，斜方肌拽住头部的功能已经快要退化掉了，所以低头伸脖子的姿势很容易造成斜方肌的疲劳。“增援火力”下降之后，颈部两侧前侧的“机动肌群”和后侧的“维稳肌群”也顶不了太久，先后“缴械投降”。为了适应这样的姿势和外力，颈椎椎体就不得不改造一下结构，骨质增生、椎间盘突出就是这个状态下的产物。

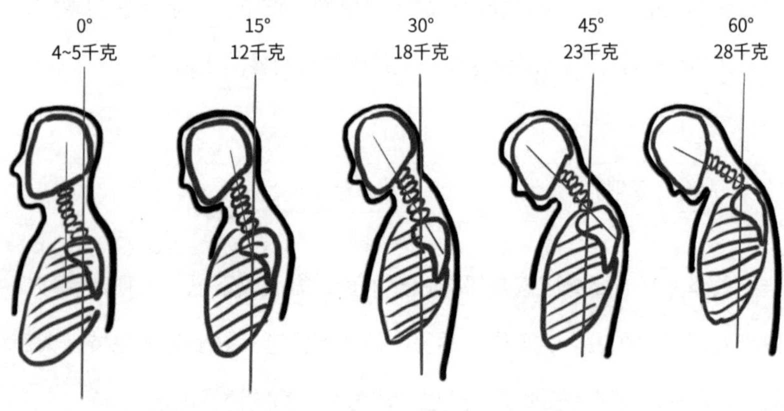

包治百病?

随着课业负担的加重，越来越多的孩子放学回家后都会跟家人抱怨肩颈背部酸痛。我们如果仔细观察他们平时背包的样子，就不难理解引起酸痛的原因了。在背很重的包时，为了维持平衡，头部到颈部就会微微前倾，以起到平衡作用。背的包越重，头部往前倾的距离就会越大。

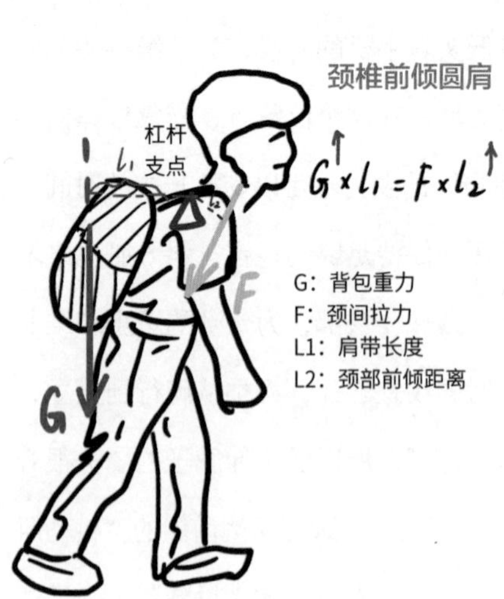

近期研究表明，六年级的

孩子每天背的书包重量在6～10千克之间，里面塞满了课本、笔记本、零食和文具等。当这个分量被脊柱发育还不健全的小朋友单肩背着的时候，书包带来的大约100牛的重力就会把小朋友一边的身体往后拉。这个时候为了让身体维持平衡，保持站立和行走的功能，脊柱侧弯就是最常见的一种“帮倒忙”性质的自我调节。

长期背负超重的书包，容易使颈椎在青春期就形成颈椎曲度变直的结构，未来会更容易发展成为颈椎病。

同时因为两边肩膀要通过肩带拉拽住过重的书包，就会用力过猛，也容易形成“圆肩”的不良体态。从侧面看去，肩膀两侧的最边缘甚至会在身体侧面重心线的前方，长此以往，会形成驼背。

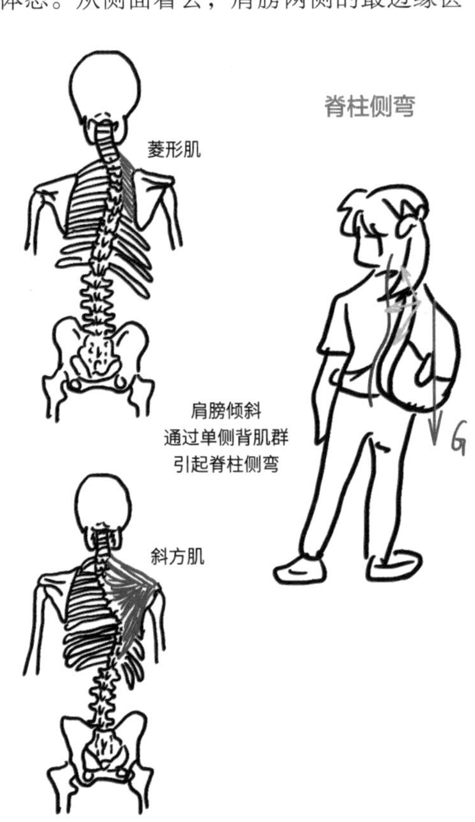

从单肩背包的体姿上，可以发现为了不让肩带滑落肩膀，脊柱会调整曲度，使肩带侧的肩部略高于另一侧，这时候背部两块大肌群已经发力不对称了，而这种肌肉发力不对称，因为平时的站姿已经变得歪斜，所以身体很难意识到。

为了矫正不良姿势，需要对着一面镜子，尽力站

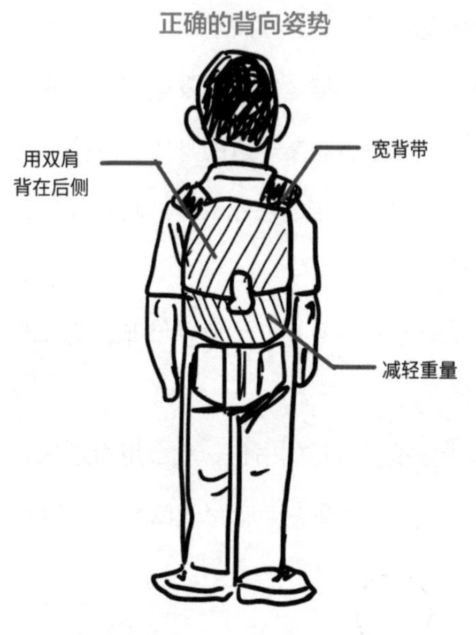

直，用身体去体会哪部分的哪一侧肌群感觉到疲劳了，那就是平时日常生活中缺乏发力的弱侧肌群，需要对它们进行专门强化。

肩膀姿势和脊柱曲度密切相关，随着脊柱发育过程中不良背包姿势形成了习惯，小朋友就会开始抱怨肩颈不适，久而久之就会发展成畸形，甚至需要通过手术来进行矫正。所以青少年脊柱侧弯，目前的对应策略仍然是早发现、早治疗、早预防。

即使姿势还没有变形很严重，也需要始终注意背包的姿势：肩带要宽、背包要轻，以及要双肩背在后面！

学生白领坐坐好

讲到颈椎病的高发人群，首先想到的就是学生、办公室白领和司机这些群体。学生和白领需要常常低头伏案学习工作，长途车司机也会长时间保持一个姿势。不良的坐姿下，颈椎长时间保持屈曲位，使得椎体之间的应力增高，而肌肉韧带因为长时间拉伸更容易劳损或拉伤，这些不好的姿势长期累积就会引起颈椎进一步损伤，最后成为颈椎病。

错误但“舒适”的坐姿会让人不知不觉持续过长时间，而正确但

“局促”的坐姿会带来更好的帮助。虽说端正的坐姿会让人感觉有些局促，但仍要确保座椅能够支撑住身体，尤其是腰部。正确的坐姿，一般分为三步完成：

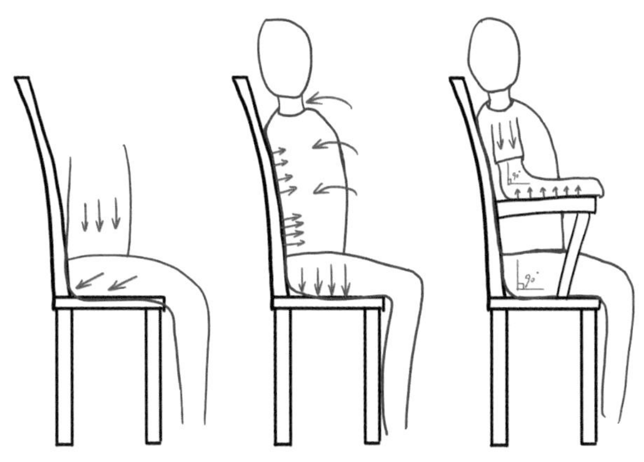

首先，让臀部完全坐在座椅的坐垫上，使腰背部碰到椅背的下部。

然后，确保后背曲线被椅背曲线或靠垫支撑住，此时骨盆和膝关节的夹角应该约为90度。

最后，调整肩部和手肘的位置，在上半身坐直的情况下，放松肩膀，使手肘在自然高度下恰好搭在扶手上或者办公桌的桌沿上。

根据这个标准的坐姿步骤来看，在办公桌边站着使用电脑似乎更容易保

站姿办公示意图

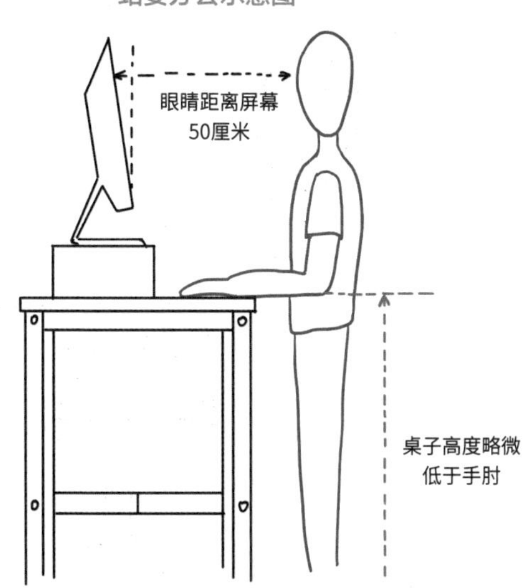

持正确的姿势。

扶着办公桌站着的时候，很少会过度前倾或后仰，因此无须考虑腰背部缺乏支撑的肌群劳损。另外，站姿时和桌子的高度差，往往可以让肩部自然而然地放松，手肘恰好扶在桌沿。因此，如果有条件，站着使用电脑会是一个不错的选择。

办公桌的人体工程学

办公桌是伏案工作中最重要的组成部分，为了减少持续工作带来肩颈疼痛的风险，需要根据身材和姿势对办公桌进行适当的调整。

桌子过高的情况下，伏案写字和使用键盘时都会不由自主地耸起肩膀，因为这样才能让前臂、手腕和手抬到合适的高度，但这样保持一段时间后，肩颈部肌群就很容易出现疲劳，开始痉挛。当肩颈部肌群变得紧绷一段时间后，这种紧张感通常会影响到头骨底部娇小的枕下肌，这也是引起头痛的主要源头，会从后脑勺儿胀痛加重放射到额头。

当桌子过低时，会被迫驼背、伸颈、低头来使用键盘和看屏幕，这

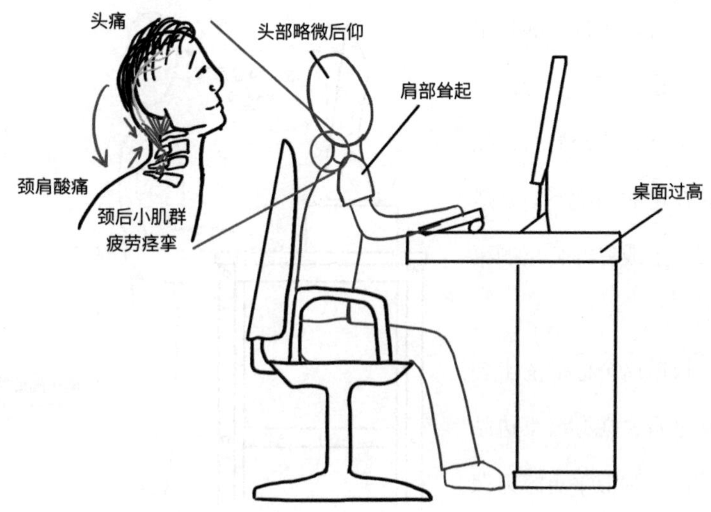

种前倾姿势会直接拉拽头骨底部的枕下肌，肌肉痉挛就会引起颈部后侧酸痛和头痛。

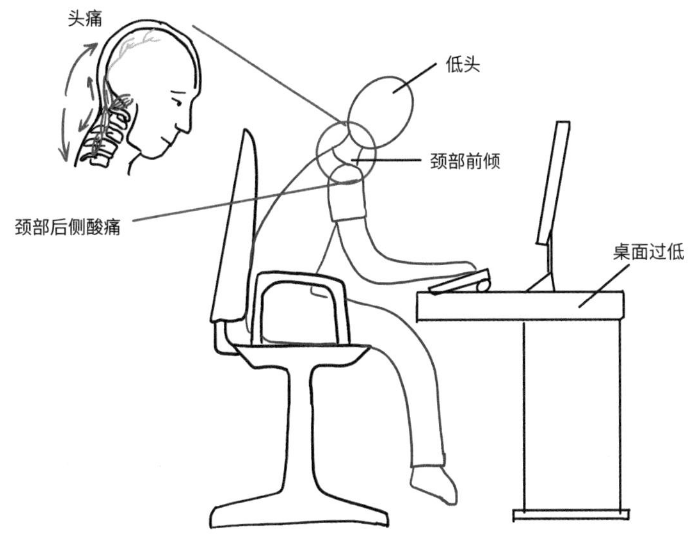

当桌面高度合适时，肩部放松，手臂自然地放在桌面上，此时，手肘弯曲形成的角度约为90度，这就说明桌子的高度正好。除了对桌子的高度有要求以外，桌面也尽量大一些，清理掉桌上过多的杂物，这样可以腾出足够的空间摆放显示器，使眼睛保持距离屏幕至少50厘米，以防眼睛疲劳时，头部不由自主地前倾凑向

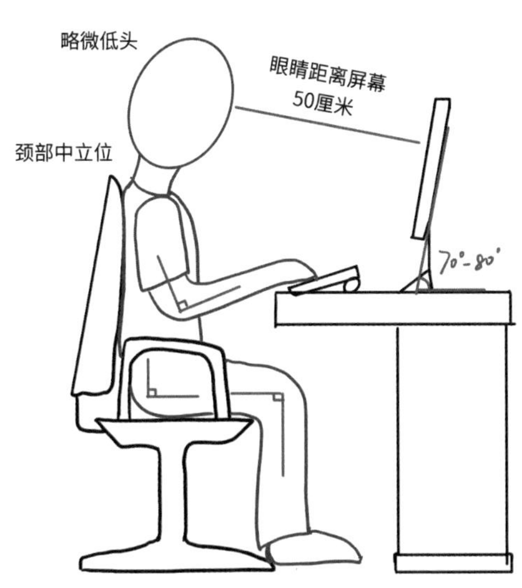

屏幕。

电脑屏幕的位置

长期使用电脑，电脑屏幕的位置也是导致肩颈疼痛的另一大原因。电脑屏幕高度应该稍低于眼睛的水平高度，这样略微低头的姿势可以让颈椎达到最佳的中立位置。

外接的电脑屏幕可以按个人需求进行调节，但是笔记本电脑的屏幕高度几乎是不可调的，长期使用笔记本电脑会比使用台式机更容易出现肩颈疲劳的症状。

对于笔记本电脑的使用者，会有一个很矛盾的状况：如果通过电脑架子把电脑垫高以获得舒适的屏幕高度，那么键盘的位置就势必会让肩膀耸起才能触及；而如果优先保证肩膀放松的自然体位使用键盘，比如把笔记本电脑放在腿上，那么屏幕的高度就会造成过度低头和前倾的姿势。

遇到这种情况，建议同时配置一个外接显示器和外接键盘，这样就能让肩部、颈部、手肘和眼睛的姿势调节都获得相当大的灵活性和舒适度，而牺牲的仅仅是笔记本电脑的便携性。

座椅的人体工程学

除了桌子、显示屏以外，合适的座椅也很重要。无论工作与否，大部分时间我们都是坐在座椅上的，市面上的座椅有成百上千种不同款式，但它们都有着共同的目标——适合正确坐姿的人体工学要点以及灵活调节的性能。

一把好的办公座椅，首先需要有一个完整的椅背来对人体背部提供完整的支撑，尤其是腰部后侧的支撑，因此许多座椅的后背都设计成贴合人体曲线的造型。如果你的座椅后背没有合适的曲线来贴合腰部，可以加一个靠垫来弥补。如果座椅后背是老式的镂空设计，那么我建议你换一把椅子。

除了有曲线的椅背以外，符合人体工程学的座椅还需要有高度合适的两侧扶手，用来支撑手肘的自然位置。手肘过高或过低都会引起肩颈背部肌群的姿势性紧张。目前市面上几乎所有办公座椅的扶手都是可以灵活调节高度的，同时也要确保椅子和桌子之间的高度是否相匹配，即使座椅扶手高度恰当，桌子高度不当也会影响坐姿。

拖延的工作习惯

办公室桌椅电脑的人体工程学细节，都是引起工作疲劳的“看得见”的外部因素，而不良的工作习惯和人体自我调节的本能是“看不见”的内部诱因。

肌群疲劳会使我们在不知不觉中发生姿势变形，比如枕下肌感到酸胀并伴随头疼时，人们会下意识地前倾和低头，通过减少这些肌群的发力来缓解疼痛，然而这种代偿的姿势调整，往往会带来更严重以及更广泛的肌肉痉挛和紧张。因此，肌肉酸痛是在向我们传达疲劳的信号，感到酸痛后应该立刻放下工作休息一下，而不要用挑战肌肉“底线”的方式来为难自己。

除此之外，我们还应当重视对工作节奏和方式的调整。虽然大家常说“Deadline（截止日期）是第一生产力”，但这样做事是很有问题的。相比循序渐进地推进项目，一气呵成的工作方式往往会耗费更大的能量，也会带来更高的出错概率。

因此，相比改变工作姿势，纠正“拖延症+抱佛脚”的工作方式更加重要。接到任务后，如果任务难度很高且工作量巨大，那就在开始前把项目分解成数个更小的、可操作的子任务，这样除了可以缓解心理压力以外，还能在“伏案持久战”中为肩颈肌群减负，顺便把“拖延症”一起治好。

老司机们好好开

如今，越来越多的人都开上了车，那些因为开车时不良坐姿带来的颈部问题也很普遍了。关于开车姿势，也有两个细节尤其需要我们注意。

大部分情况下，驾车者在开车时都有身体前倾的习惯，这种前倾姿势和探头看电脑屏幕的结果一样，都会让颈椎处于过度紧张状态，时间久了就会造成颈椎损害。同样地，如果驾驶室座椅高度距离调节不当，也会在驾车时让颈椎长时间处在错误的姿势。

刚开始在美国开车时，我非常紧张，喜欢把座椅位置调很高，开车的时候还无意识地把头往前探，一个小时下来，每次下车都会有点头晕。其实就是因为这一系列不良姿势在时间的积累下，不知不觉中加大

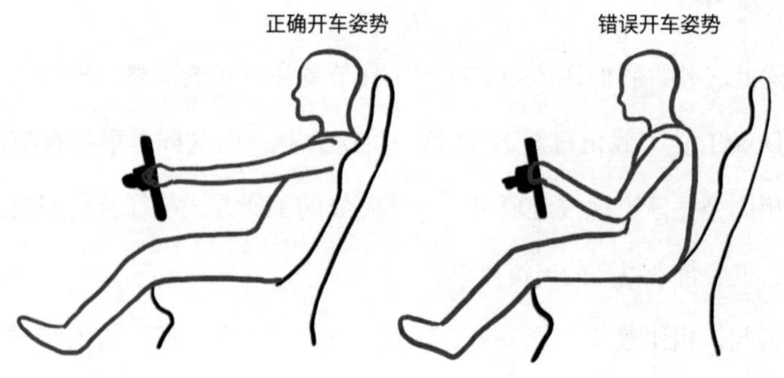

了颈椎的负荷，刺激到了我的大脑供血，因不好的开车习惯引起颈椎病也是最常见的情况。

如果说长时间开车时的劳损属于慢性病变，那么起步和刹车这两个时间节点，最容易带给我们的就是颈椎急性损伤。

在市区里开车，常常会因为遇到堵车而频繁启动和刹车，从某种角度来看，开车造成急性损伤的概率也挺大。起步和刹车这种突然加速或减速的行为对颈椎非常不友好，因为惯性，驾驶者的颈椎会随着加速或减速向相反方向甩动，就像甩鞭子一样。在临床上，我们把这种前后方向的被动运动，称为“挥鞭样动作”，这种动作最容易引起颈椎间盘、脊髓的损伤。

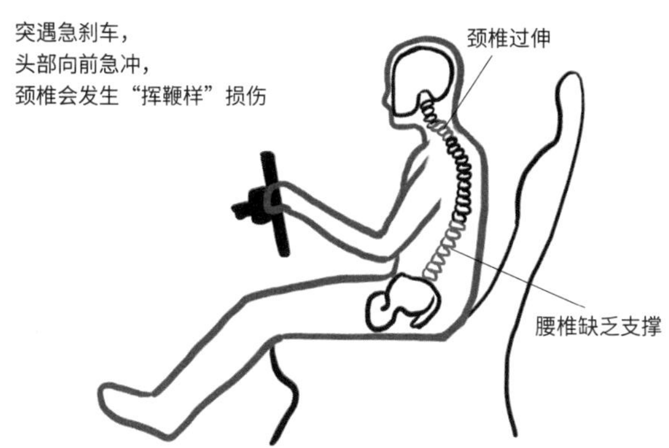

为了降低这种损伤的风险，在座椅靠背上放一个大小合适、软硬适中的靠垫，让颈椎时刻处在舒适的状态，能给颈椎带来更好的保护。

最后，和伏案工作一样，即使我们在各方面都做到了预防和保护，也要尽量避免连续开车一小时以上。

枕头和颈椎

枕头的形状和颈部的生理曲度息息相关。一个合适的枕头可以有效地防止颈椎退行性病变的发生和加重，判断枕头是否合适的一个简单方法，就是每天睡醒起床时感受一下颈部症状是缓解了还是加重了。

高枕真的无忧吗？

现在市面上的枕头大多是扁平形状，这种形状的枕头很难贴合颈椎正常的生理曲度，当后脑勺儿被垫住之后，颈部后侧因为前凸曲度会出现一个很大的“空当”，这里是颈部着凉和受力不稳的高发位置，同时肩部也会因为在睡眠中长期缺少足够的支撑而出现肌肉疲劳症状，所以长期使用这样的枕头并不能对肩颈部有放松作用。

市面上还有一些专门治疗颈部不适的枕头，这些枕头采用记忆材料塑形出贴合颈椎前凸曲度的“马鞍形”的形状，试图以此来给颈部足够的支撑。但这些枕头因为固定性太强，迫使我们在一夜的睡眠中保持一个姿势，无法自由翻身调整。像这样在睡眠中将颈椎固定在某一个相对

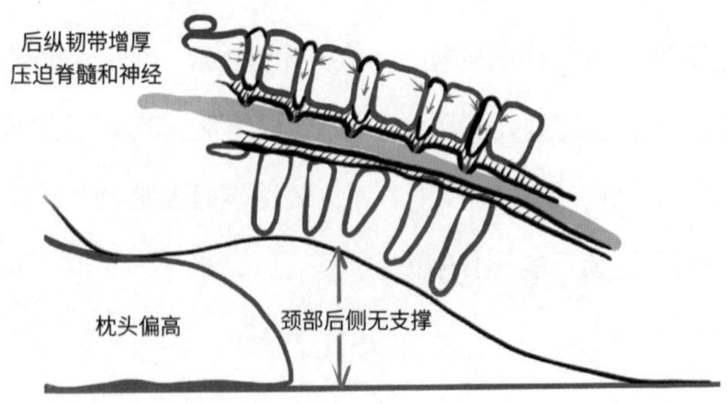

安全的位置的方法，同样对预防或治疗颈椎病没有帮助。

从医学角度来讲，高枕并非无忧。枕头过高会让头颈部过度前屈，颈椎后方肌群韧带长时间被拉得过长而缺血甚至劳损，脊髓前移而被前方的椎体压迫到。

低枕睡眠更护颈？

如果枕头过低，也会使头颈部长期处于后仰状态，致使前凸角度增大，颈部前侧肌群和前纵韧带因张力过大而出现慢性劳损，椎管因颈椎过伸牵拉而容积变小，脊髓和神经根相应变短，加之椎间盘突出、骨质增生或者韧带肥厚骨化，都有可能因为压迫而产生相应症状。

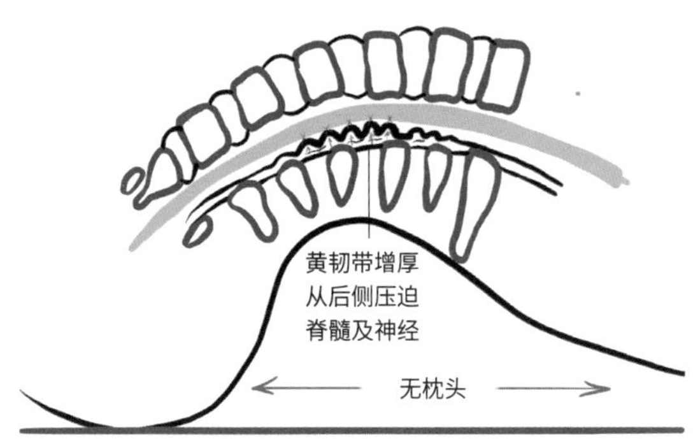

如何选择和调节枕头的高度？

无论枕头过低还是过高，都会对颈椎关节、韧带、肌群、脊髓、神经根造成不利的影响，长期作用更是会加速颈椎的退行性病变。所以需要掌握枕头支撑的原则，灵活地调整枕头的高低。在仰卧睡姿状态下，枕头需要同时支撑住头部、颈部和肩背部后侧。而对于习惯侧卧者，枕头高度应该略高于自己的肩宽为适宜。

如果已经被诊断出了颈椎病，那么枕头的选用就需要考虑更多方面了。

当颈椎病伴有明显的活动障碍的时候，有可能是颈椎间盘的突出压迫到了脊髓。这个时候枕头需要稍微低一些，睡觉的时候头部略微向后仰，可以在一定程度上缓解颈椎间盘后部对脊髓的压力和椎体后缘的张力。

当颈椎病主要表现为手臂发麻、颈部疼痛的时候，可能是椎管后方的黄韧带骨化肥厚对脊髓后方形成了压迫。这个时候枕头可以稍微高一点，睡觉的时候略微向前低头，颈椎相对屈曲的角度可以使相应节段的椎管容积增大，减少脊髓压迫程度。

颈托、颈围和颈环

目前市面上的颈椎病日常矫正治疗器械非常多，各有各的优点，它们对于固定、制动的作用各不相同，比如颈围只能限制颈椎正常活动的30%，而颈托可以限制70%的活动。颈托、颈围并非人人适用，正常人戴久了会引起颈部肌群力量减弱，颈椎病患者如果没有选对合适的颈托、颈围，就达不到有效的治疗作用，所以需要结合自己的情况，选择适合的产品。

戴钛圈可以治疗颈椎病吗?

近年来，许多年轻人都戴了一条来自日本、韩国的“法藤”，其实就是一根钛制的项圈。根据广告所述，这条钛项圈可以预防颈椎病，还可以降低血脂。从专业角度来看，钛辅助治疗颈椎病是没有任何科学依据的。而商家围绕钛项圈，试图从人体电流角度解释其治疗原理，宣称钛金属独特的电流性能可以调节紊乱的人体电流，尤其是颈部。事实是，钛项圈根本就不导电，自身也不带电，是个绝缘体，更不存在磁场，因此没有任何科学原理能说明它可以调节人体紊乱的电流。

目前，没有任何医学文献表明，钛项圈对防治颈椎病具有明确疗效。钛项圈不可能缓解肩颈部疲劳，更不可能治愈颈椎病。

颈围、颈托有什么作用?

在颈椎病患者的防治过程中，颈部固定和制动是很重要的。医生常常使用支架、颈围等体外限制颈部活动的支具，使颈椎获得一种稳定状态而达到治疗目的。

一般常用的是颈围，神经根型颈椎病或者椎动脉型颈椎病表现出比较严重的疼痛、麻木或者头晕症状的病人，或者颈部外伤后颈椎骨折、椎体滑脱等情况的病人，都需要使用颈围来固定颈部位置、维持颈椎稳定。

大部分颈椎病都和不良姿势有关，低头前屈时，椎间隙内压力增大，而后侧黄韧带松弛后，又会在抬头时引起向前压迫脊髓。因此，颈

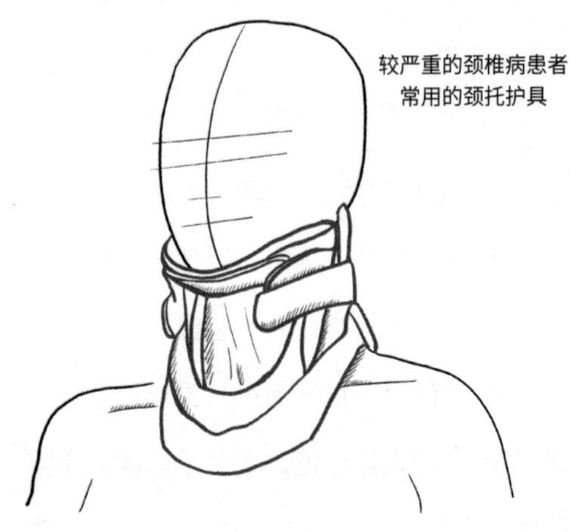

围可以使颈椎保持前后平衡的中立位，并加以固定和制动，有利于颈椎病的恢复。

对于外伤后需要手术的病人，颈围可以在手术前为手术创造条件，减轻创伤局部及邻近部位的创伤反应，限制颈部活动，避免软组织之间过度粘连。

目前市面上的颈托主要分成三类：软质型、充气型和硬质型。比起颈围，颈托的支撑力量更大一些，所以仅限于病情较重的人使用，不建

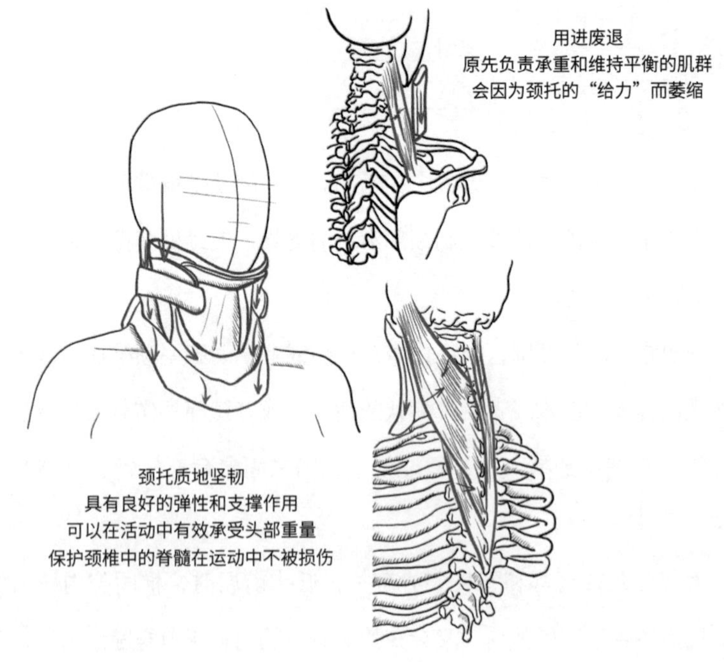

议正常人当作预防措施来佩戴。

与颈围仅能让佩戴者保持中立位不同，颈托可以根据治疗要求，让患者的头颈部保持轻度屈曲位，这种体位可以让颈椎后部小关节稍稍打开，通过增大椎间孔来缓解神经根的压力。而因为颈托的造型设计，颈托在屈曲位对于前侧的支撑力量也是足够的。

因为颈托的支撑力过大，长期佩戴会引起肩颈背部的肌肉力量下降、关节僵硬，所以无论病情有多严重，都不建议佩戴太长时间，在症状逐渐减轻后应当及时除去颈托。

一般手术病人使用时间为1～3个月。手术后需要到医院进行复查，在医生做出专业的评估后，再决定是否可以停止使用颈托。

颈椎病患者的日常注意事项

颈椎病日常注意事项和护理方法简单，只要坚持保养就好。对于颈椎病患者而言，在做户外跑步、散步、广场舞、保健操时，需要更加小心，在这部分最后就和各位分享一些颈椎病患者的日常注意事项。

颈椎病患者的脖子更怕冷？

寒冷、潮湿等刺激因素可以降低机体对疼痛的耐受力，虽然不会直接引起颈椎病，但是对于颈椎病患者而言，风寒湿会通过机体自主神经系统，导致皮肤、皮下组织、肌肉等结构内的血管舒缩功能发生问题，血管痉挛和缺血、局部组织供血不足、淋巴液回流受阻、组织水肿、代谢产物积蓄、纤维蛋白沉积、粘连等一系列变化，颈椎病患者颈部着凉后就容易出现酸胀不适、肌肉僵硬、关节活动受限、局部疼痛等症状。这些情况在骤然降温、阴雨天气更为明显。因此颈椎病患者应该格外注意保暖、避风寒，避免在潮湿阴冷的环境中工作居住。

颈椎病患者摔跤更危险

众所周知，跑步散步有利于健康，但对于颈椎病患者而言，如何在跑步散步的时候保护好颈椎更加重要，不正确的跑步方式不但对颈椎病不利，还会导致颈椎部分骨骼和肌肉受伤。

在跑步前，要做好充分的准备，从慢走到快走，同时开始甩臂，10分钟后才可以起跑，跑步后也不要立即停下来，要继续散步，以散步的方式休息片刻后才能停止。在跑步时要避免受凉，配合深呼吸、上下肢活动和全身伸展。

在跑步时，颈椎病患者要格外注意姿势，避免过度低头或抬头，双眼注视前方，这样的中立位在跑步时不会对颈椎造成伤害。同时，髋部和腰部左右扭动幅度不要过大，幅度过大带来的脊柱失稳会增加颈椎受伤的概率。跑步时尽量使后背挺直放松，虽然身体前倾会使前脚掌着地从而减少膝关节受伤，但对于颈椎病患者而言，还是建议挺直上半身的跑步，以使后背肌群得到锻炼。

颈椎病患者要更加避免脚跟着地的跑姿，或者选择一双脚后跟鞋垫有足够减震性能的跑鞋，着地时也要让膝关节顺势微微弯曲，轻快的落地可以减轻地面反冲力给骨骼造成的负担。跑步时双肩要放松，避免耸肩或者弯腰驼背，这些不良的姿势都更容易使人疲劳，尤其是肩颈部更容易僵直不适。

患颈椎病了，还能跳健身操吗?

健身操对肌群的拉伸和力量的加强具有显著的效果，在颈椎病的预防、治疗、康复过程中起着重要的作用。需要注意的是，在颈椎病发作期，各项锻炼都应该缓慢渐进地完成。脊髓型颈椎病患者、颈部活动容易出现眩晕者，以及手臂放射麻木者，如果锻炼后症状加重，就应该减少动作幅度或强度，甚至停止锻炼。

对于手术患者而言，术后未愈期应该佩戴颈托限制活动，可以做一些小范围的颈部肌力锻炼，但不建议做健美操这种颈部活动度锻炼。在X线片明确术后恢复良好后，才能开始做颈部关节活动的锻炼。

不清楚方法

颈部结构精密，神经、血管、肌肉、韧带穿行在颈椎之间，只要一个小问题，就有可能牵一发而动全身。

检查颈椎有诸多方法，从活动度到神经反射，从压痛到头晕，对照各种颈椎影像，有经验的医生会大致了解到颈椎内部发生了什么，然后有的放矢地去解决问题。

本部分就和大家分享一些常用的颈部诊疗方法，以及这些方法背后的原理。

颈部自查小贴士

颈椎病症状错综复杂，那么，当出现这些症状的时候，我们要怎么判断出自己是否得了颈椎病呢？

在拍X线片或做核磁共振这些影像学检查之前，我们可以先做一些简单的自查，帮助我们初步判断颈椎是不是出问题了。

压痛的地方就是颈椎出问题的地方吗？

颈椎病的压痛点都是有一定的分布区域，按照肌群和神经的分布，主要分为三个压痛区域。

第一个区域在上下棘突之间凹陷处有压痛，这对于医生定位颈椎病发生在哪些节段很有帮助，尤其是颈椎病早期，往往压痛点和颈椎病受

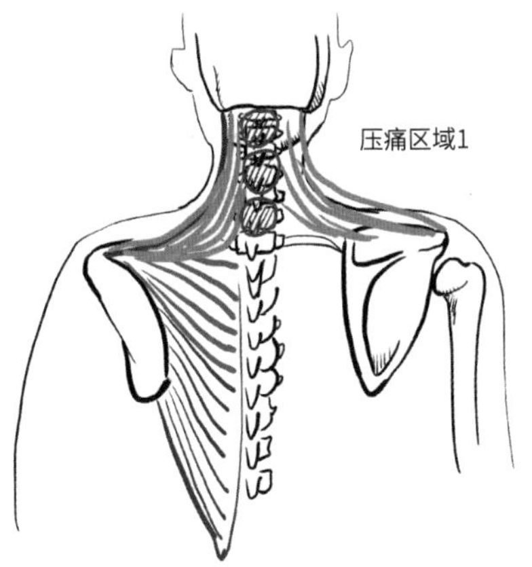

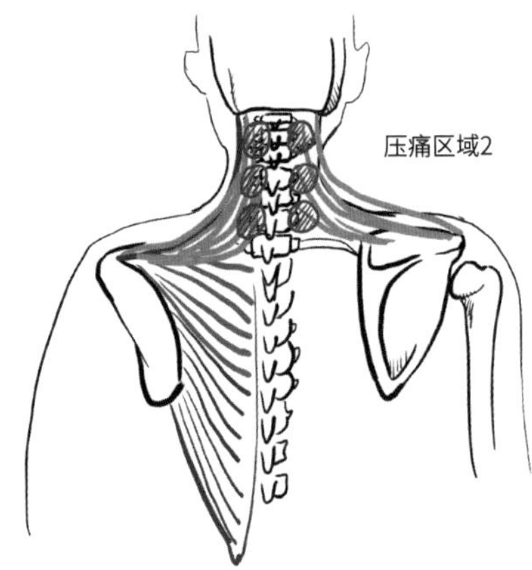

累椎节相一致。颈椎病后期因为椎间关节周围韧带钙化、骨质增生，所以压痛会变得不明显。

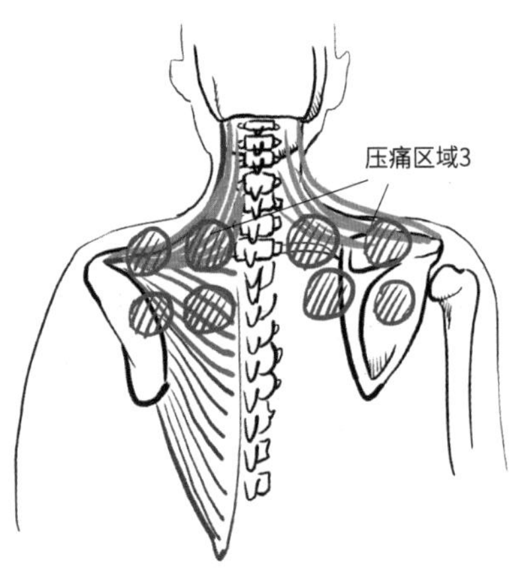

第二个区域为棘突两侧1厘米到1.5厘米有压痛。检查时沿着棘突两侧由上到下、由内到外，按顺序逐点按压。椎旁压痛点基本沿着斜方肌，当颈部深层肌群无法支撑颈部稳定的时候，斜方肌群就会参与进来，而当这些肌群疲劳之后，就很容易被压痛。

第三个区域为背后肩部和颈后侧的交界区域和锁骨上窝和颈部前侧的交界区域，当这片区域被压痛的话，就表示肩部和斜方肌群都或多或少受到了影响。临床上我们还可以把它称为“肩颈综合征”，需要和肩关节问题带来的疼痛区别开来。

脖子可以转到哪里才到位？

通过让颈部做前屈、后伸、旋转和侧屈的活动，我们可以采用量角器来量化这些具体活动的范围，然后根据正常的活动范围来判断颈部是不是有活动受限。一般颈部在前后抬头低头可以做屈伸的活动，活动范围都在45°左右，而颈部在两侧的侧屈也差不多是45°左右。通过对着镜子做这个检查，可以更量化地了解颈椎活动出现受限的程度。

颈部活动范围测量

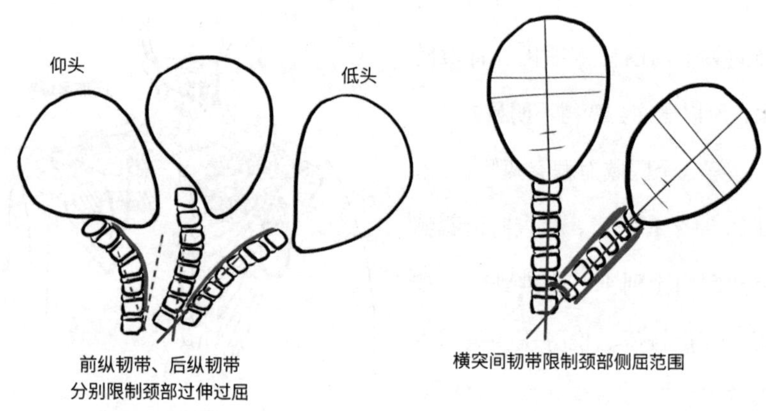

骨科医生在医院里是怎么查脖子的

上一节已经讲了如何进行自我检查，这里再给大家介绍门诊里骨科医生常做的三个进阶物理检查。因为关系到力度和角度，所以不建议大家在家里自己尝试，这里介绍的主要目的是让大家了解一下在医院看病的时候，医生的每一个检查比画的目的。

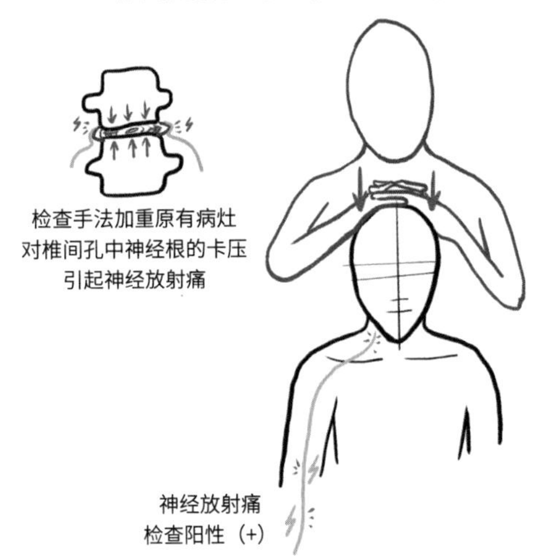

椎间孔挤压试验

又称压头试验。

具体方法是，医生让患者把头略微向患侧倾斜。医生双手交叉，放在头顶处，缓慢均匀发力往下按压。

如果神经根有损伤，就会因为椎间孔狭小受到压力而出现肢体放射疼痛或麻木的感觉，这就是阳性，说明神经在椎体之间椎间关节的地方被压迫到了，这也是神经根型颈椎病的一个重要体征。

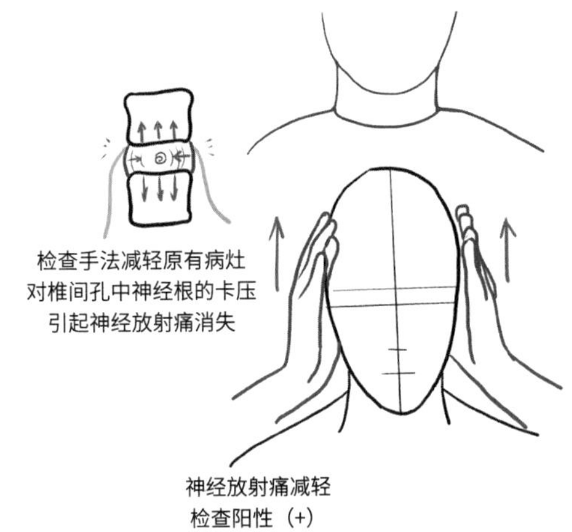

椎间孔分离试验

又称引颈试验，方法和椎间孔挤压试验正好相反。

医生先让病人端坐，两手分别托住病人的下巴，用胸部或腹部顶住病人的后脑勺儿，缓慢均匀发力，向上牵引颈椎，来扩大椎间孔空间。

如果在做检查时麻木疼痛的症状都出现减轻，那就是阳性。

臂丛牵拉试验

病人端坐，头微微前屈，同时向颈部没有症状的一侧倾斜。医生站在病人的患侧，一只手抵住病人头顶，把头往颈部没有症状的一侧推，另一只手握住病人的手腕，往相反的方向拉，如果病人上肢出现麻木或者放射痛，那就是阳性，表明有神经根型颈椎病的可能。

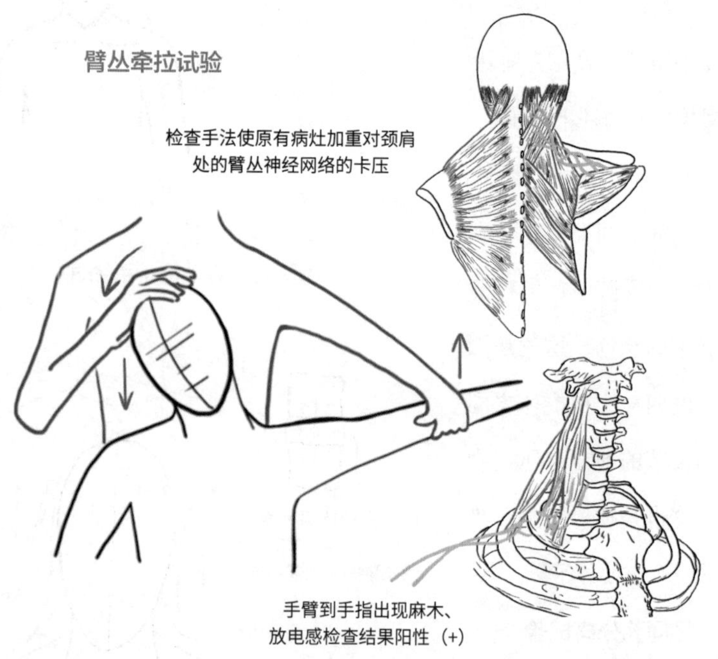

除了这些物理检查方法以外，临床医生还会对病人的肌张力、肌力、神经的生理反射和病理反射分别做全面的检查，来确定颈椎病的具体病程、病位和严重程度。

以上所有的检查方法都不能真正确诊颈椎病。真正要确诊颈椎病的话，还需要做影像学检查，包括X线片、CT和核磁共振。

解密颈椎X线片

一般通过颈椎X线侧位片就可以很清楚地确诊：颈椎是不是有增生，生理曲度是不是异常。根据颈椎病变的位置，X线可以从四种角度分别“取景”。

颈椎正位片

顾名思义，就是从患者面部的正前方拍得的，主要观察颈椎左右对不对称，椎体钩突有没有骨质增生，棘突有没有向一边偏斜（单节椎体发生扭转）。如果想要更清楚地看到颈椎最上面两节特殊的椎体联合体，在拍正位片时会让患者张开嘴巴，因为嘴巴张开少了牙齿的遮挡，就能直接看到寰枢关节，这类片子也被称为“张口正位片”，从这个半俯视的视角可以清楚地确定寰枢关节有没有脱位、它们之间的连接齿突有没有骨折等。

颈椎自然侧位片

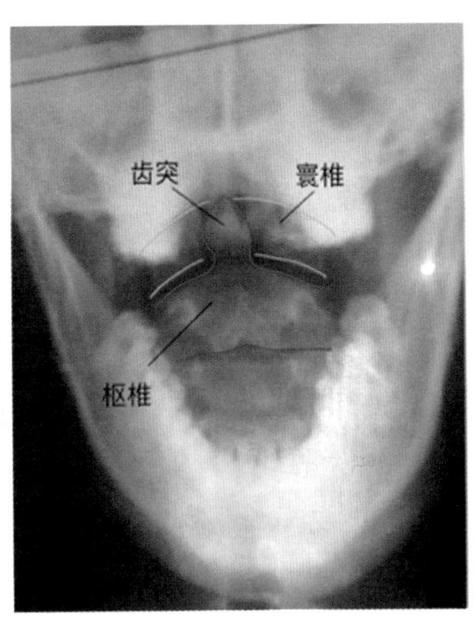

从侧面拍颈椎可以很清楚地看到生理曲度、椎间隙高度、椎体骨质增生，除了一目了然的定性发现，我们甚至能直接测量任何想知道的尺寸。在脊柱研究中，很多团队都在针对各种影像片上的这些测量参数，进一步细化诊断分型，更精确地指导临床医生的策略。比如椎管被压迫多少了可以认为脊髓可能出现病变，椎间隙变多窄了可以认为椎间盘突出，颈椎曲度多大可以确诊颈椎病，等等。

颈椎病患者的侧位片上常常会看到三种主要的改变。

看颈椎X线首先获取的直观信息就是颈椎曲度，正常向前突的生理曲度、颈椎生理曲度变直或者向后反方向凸起（颈椎生理曲度反弓）。只需要一把直尺，我们就能知道颈椎曲度到底存在哪种变化趋势。当颈椎曲度不再往前突，逐渐消失变直甚至反弓时，无论骨质有没有增生、椎间隙高度怎么变化，光是曲度的改变就已经提示颈部的急性损伤了，这也是颈型颈椎病或者神经根型颈椎病早期的影像学改变。

看完颈椎曲度之后，需要观察的是“椎间隙”。这里我们还是要用到尺子，来测量椎体和椎体之间的垂直距离，正常的颈椎前缘椎间隙大小约为4毫米，后缘椎间隙大小约为2毫米。当椎间盘含水量变少时，椎间盘的高度会逐渐萎缩，在X线上所反映出来的就是椎体之间距离更近，也就是椎间隙变窄。

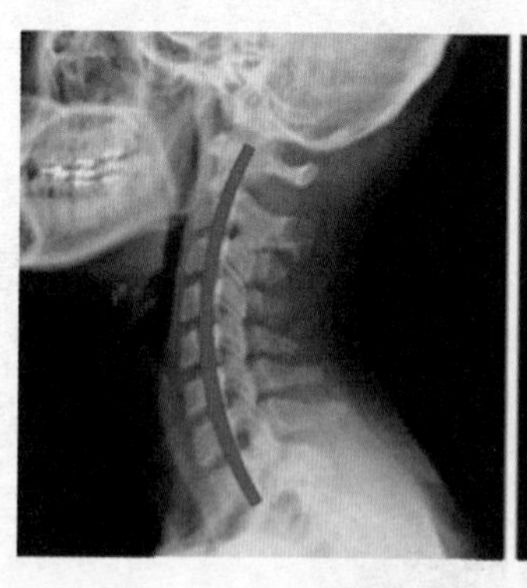

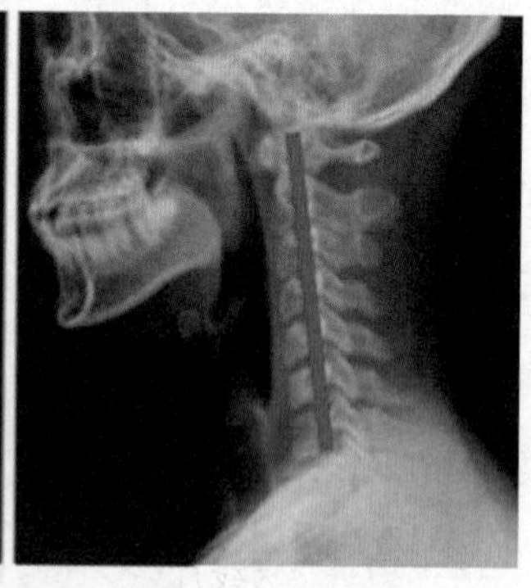

观察完整体曲度和各节椎间隙高度之后，最后才回到颈椎椎体，要一节一节观察椎体各个部分的骨质增生。特别是椎体边缘更有可能产生

骨质增生和韧带钙化，因为骨质增生和应力分布有很大关联，所以在颈椎下半部分的第四到第七节椎体比较多见。在X线片上，那些白色不规则的椎体边缘，都是骨质增生的表现。

颈椎过屈位和过伸位

从侧面观察颈椎除了要拍自然姿势以外，有时候医生还会让病人在低头或抬头两个姿势下再分别拍两个片子，这种侧位片被称为“颈椎动力性侧位片”。病人分别做出颈椎过屈或过伸的姿势之后，椎间盘退变造成的椎间隙松动更容易显现出来，所以颈椎动力性侧位片，对于颈椎病早期诊断帮助更大。

根据椎体解剖，我们知道椎体两侧的关节突和椎体后侧缘的钩突连在一起，成为非常重要的钩椎关节承重结构，这部分结构的骨质增生或者脱位都会压迫到椎动脉，引发大脑供血不足的症状。然而这个位置藏得太深，无论是X线的正位片还是侧位片，在影像轮廓中都看不清具体的关节结构。

颈椎斜位片

对于这部分重要结构，X线片会采用第三种角度，分别从颈部斜后侧向中间拍摄，这样可以更好地暴露出椎间孔和钩椎关节的轮廓，从这个方向可以看清椎动脉进入大脑附近椎体骨质增生的情况。这个角度称为“颈椎斜位片”，在颈椎不适伴有头晕的病人中，常常会采用这个角度，来检查椎动脉有没有被增生的钩椎关节压迫到。

相对查体检查，X线片检查可以直观地看到颈部结构的具体变化，是个疾病诊断的金标准，但因为X线本身存在一定的射线风险，所以一般不要轻易去拍影像片。

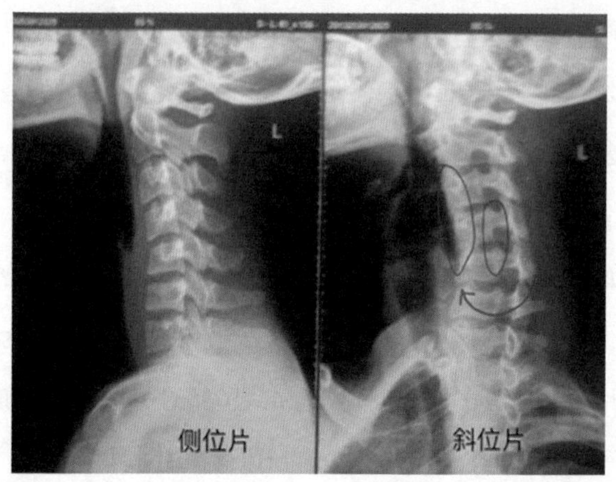

对于颈椎曲度变直这类“初级”病理结构改变，并不是非要拍X线片才能发现的。有时候通过生活中的细节观察，我们也能发现这些问题。站立时，正常人从侧面看，耳朵、肩膀到髋关节应该呈直线；如果颈椎退化，颈椎位置就会前倾，耳朵的垂直位置会在肩膀对线的前侧。

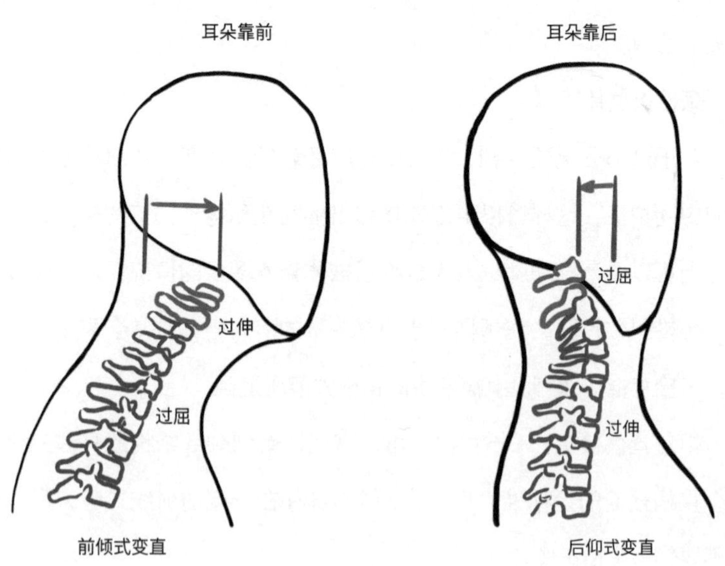

看颈椎核磁共振时，我们在看什么？

在核磁共振片子里，当看到椎间盘的颜色和其他椎间盘不一样的时候，一般是发黑，往往提示这几节椎间盘的纤维环出现了变性。因为没有办法吸收足够的水分，整个椎间盘的含水量会大幅降低，核磁共振成像的原理就是水的共振效应，看到的颜色层次会因为含水量下降颜色变深。根据灰度深浅不同，我们就能大致读出椎间盘的"年龄"。

椎间盘也有使用寿命？

虽然骨质疏松、骨关节病这些身体"生锈"的慢性筋骨病大多在中年时候发生，但是椎间盘因为结构和材料的关系，它们的年龄周期只有20年的健康寿命。一般椎间盘退行性病变从我们20岁时就已经开始了。

在显微镜下，椎间盘变性的信息量要丰富得多，在含水量变化的背后，还有各种组织结构的降解和断裂。椎间盘的三大组成部分（纤维环、髓核和软骨终板）都有各自不同的"变性"特点，相辅相成，因为降低整个椎间盘的力学特性和抗压能力，会增加椎间盘受到损伤的风险。

椎间盘变性是自然衰老的规律，对于我们日常的生活工作本没有影响，但是因椎间盘变性而无法适应外界环境和压力造成的"二次损伤"，才是引起颈椎病、腰椎病最重要的原因。

椎间盘的生命源泉

因为椎间盘的纤维环里没有血管，不能通过血液高效地往里面输送营养，所以纤维环是最容易出现变性的部分。在核磁共振片子上看到的椎间盘往往是外围发黑而中心泛白，这就表示椎间盘外围的纤维环率先发生了变性，含水量下降，而位于中心的髓核仍处于正常的状态。

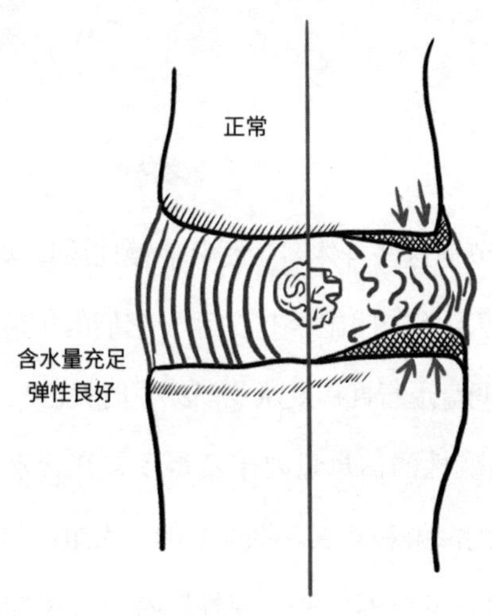

一般从20岁开始，椎间盘的纤维环就会开始“变性”。本来排列整齐的胶原纤维，因为胶原蛋白的降解和重组，一部分纤维会缩成一团，有的纤维会逐渐增粗，使得整个纤维环的纤维排列出现紊乱。原本合理简约的排列被打乱之后，纤维环的承重能力越来越差，有些比较脆弱的纤维就会因为承受不了重压而断裂。

髓核原本是充满水分的，因为里面有非常多的蛋白多糖。随着年龄的增长，蛋白多糖的覆盖率越来越少，使得髓核含水量逐渐降低（从

80%降到70%）。

椎间盘髓核含水能力的多少决定了整个椎间盘的抗压能力。一般从25岁开始，髓核就开始干旱了，随着水分的下降，整个髓核会出现一些崩解现象。而且因为含水量小，髓核越来越难以吸收来自周围的压力，会顺着纤维环的裂缝一点一点地从中间被挤出去。

营养怎么运到椎间盘里去?

在椎间盘和椎体的边界上，都隔着一道“软骨终板”。在边界线上，软骨终板可以提供微乎其微的支撑作用，它们的主要功能还是作为输送营养的通道和过滤有害炎性物质的滤网。

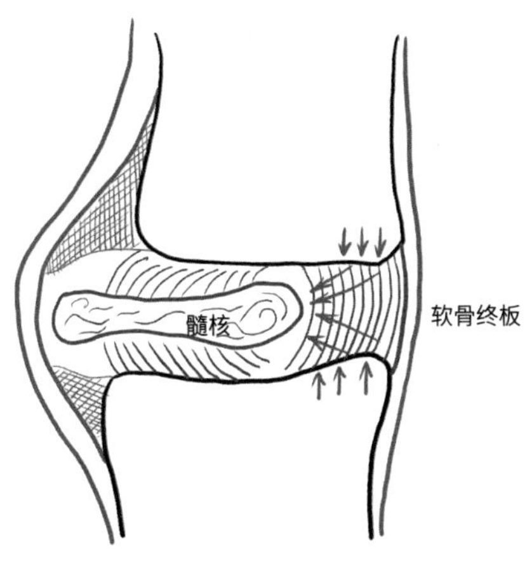

软骨终板会随着年龄增长而变薄变疏松，在受到过大的压力之后，就会塌陷，而且因为软骨终板内部骨小梁之间的空隙增大，使得原先的滤网通透性加大，一些有害的炎性因子顺着这些通道“倒灌”回椎间盘，也会加快椎间盘的退行性病变。

椎间盘变性表现在纤维环、髓核、软骨终板的方方面面，这是一个随着年龄增长而全面降解、退化的过程，它们之间的退变也会互相促进，因彼此的变性而加快各自的退变进程。

膨出、突出和脱出

常见的椎间盘损伤有三种：椎间盘膨出、椎间盘突出和椎间盘脱出。

虽然这三种损伤翻译成中文的名称只有一字之差，但严重程度上却大相径庭。根据严重程度从轻到重排序的话，依次是膨出<突出<脱出。它们之间在病理上直观的区别，一幅图就足以概括。

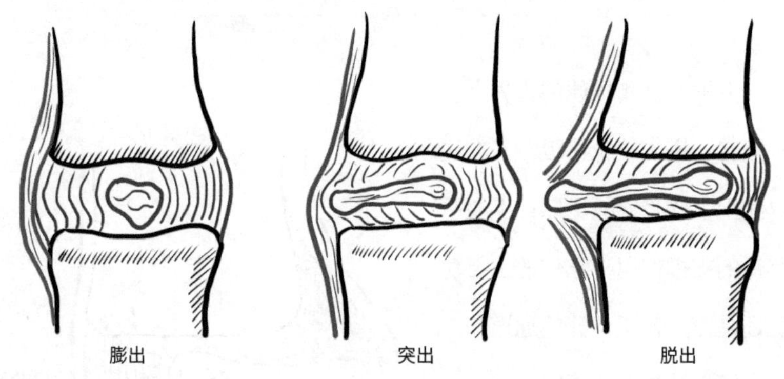

椎间盘膨出（左图），一般是过度的外力对相对健康的椎间盘施压的结果。

这个时候椎间盘纤维环排列整齐，含水量充足。液体的渗透压大小和体积成反比，当外力施加在椎间盘时，它们会被压得很扁，此时内部的体积不断缩小，所含的水分越来越挤，所反映的液压也会越来越大。“椎间盘膨出”其实就是椎间盘吸收过大冲击的过程，一般由于肌肉紧张，没有办法为椎体分担外力，使得椎间盘负担过大。一般椎间盘膨出，都会伴有对应区域的肌肉酸胀和僵硬。

椎间盘突出（中图），一般发生在椎间盘纤维环变性之后。

纤维环变性通常会表现在胶原纤维变脆变纤细，加上频繁的外力作用，非常容易撕裂。当纤维环里的胶原纤维撕裂出一条通道，加上外力持续挤压，髓核就会不由自主地被“越狱”了。

虽然髓核此时逃出了纤维环“囚室”，跑到外面，却被“监狱围墙”后纵韧带拦住了，成了“越狱未遂”的状态，就是椎间盘突出。

说是“未遂”，其实已经造成了很坏的影响，因为髓核流出物一般量很大，从纤维环里流出来后，很难一下子被后纵韧带完全拦住，而是会带着后纵韧带一起向后方突出一点，这个完整的过程，就是“椎间盘突出”。

此时突出的病变已经离开正常的椎间盘区域了，势必对周围的神经根和脊髓产生压迫或刺激，造成疼痛或者放射麻木。当打喷嚏、改变体位、负重过度的时候，椎间盘内部压力陡然增大，就会使突出变得更大，受压迫的程度更重，造成症状加重。

椎间盘脱出（上页右图），一般发生在后纵韧带受损严重的情况后。髓核的“越狱”大计终于成功，因为里应外合，最后一道后纵韧带“围墙”被过分的外力拉伤撕裂，髓核被彻底从椎间盘里面挤出来，掉进椎管里了。

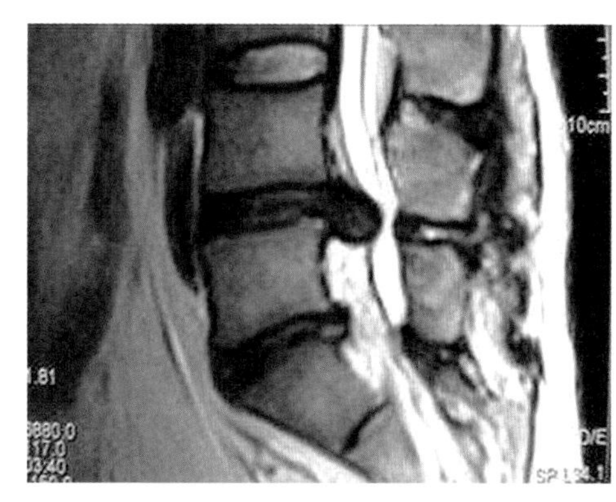

该颈椎核磁共振片中，椎间盘中的大部分被挤压进椎管，对椎管内的神经造成压迫，即“椎间盘脱出”

“椎间盘突出”至少还有一层具有弹性的韧带“兜”着，相比较而言“椎间盘脱出”就彻底得多，不仅脱落的椎间盘在椎管里影响很大，而且很难通过调整体位来缓解这些症状。当叩击这些区域的时候，疼痛很剧烈，肌肉也非常酸痛僵硬，在核磁共振影像检查中可以清楚地看到脱落的椎间盘的踪迹，这个时候手术是最好的选择。

以上三种椎间盘的病变，都发生在椎间盘变性的基础上，相对而言，膨出的椎间盘本身变性程度并不大，所以只有椎间盘膨出是可以通过积极预防和治疗来恢复的。椎间盘突出和椎间盘脱出根据具体的情况，需要采取更有针对性的治疗，即使如此，这节椎间盘也不可能恢复到过去的承重功能水平了。

颈椎间盘突出症

结合椎间盘突出压迫周围组织所产生的临床表现和相应影像检查结果，对该病做出诊断多数情况下很容易。

在临床上，从发病情况看，椎间盘突出可以分为三类：

第一类是急性颈椎间盘突出症。急性指的是发病时间短暂，一般一周到三周的时间，患者感到颈部出现疼痛不适，还伴有一些手麻的症状，核磁共振检查也证实椎间盘有突出并且有压迫到周围脊髓或神经根的迹象。这种类型在临床上比较多见，及时诊断并早期积极治疗，90%以上病例可痊愈。

第二类是外伤性的颈椎间盘突出症。在急性表现以外，还有明确的头颈部外伤史，原因可能是运动时被撞后摔倒，也可能是高速公路上急刹车的惯性导致头颈往前冲，这些意外性的外伤都有可能导致颈椎间盘外周的纤维环撕裂，髓核向外突出。一般年轻人椎间盘外周纤维环较脆弱，因此年轻人更容易出现外伤性的椎间盘突出症。通过核磁共振检查可以看到椎间盘有明显的突出或脱出，但一般没有椎间盘脱水变性发黑的早期病理改变。核磁共振检查同时还需要进一步观察是否伴有颈椎骨折或脱位，因为外伤性颈椎间盘突出症程度往往较重，大约一半以上会同时牵涉到韧带拉伤，伴随椎管狭窄征。

第三类是慢性颈椎间盘突出症。它和急性的最大区别，就是发病时间和反复发作的情况。慢性颈椎间盘突出症大多发生在连续加班劳累多天后，在长期伏案的办公人员和学生中尤其多见。临床症状主要表现为：颈椎相应节段局部压痛和神经受压的根性症状，核磁共振也能证实引起局部组织压迫的，只有突出的椎间盘，没有韧带、骨刺等其他致压物。

因为发病情况来自病人口述，对于分型的判断仍然不够客观。而医生在做诊治的时候，需要更多客观的指标来支持自己的判断，因此椎间盘突出的位置和压迫程度就是一个更加理想的指标，大部分医生也更倾向于通过突出物部位及症状来分型。临床上一般可以分成压到中间和压到两侧两个类型。

椎间盘突出压迫到椎管中间的分型，称为“中央型”，临床症状主要表现为椎管中央脊髓受压引起的四肢肌力减弱或感觉障碍的症状。核磁共振等影像学检查显示椎间盘突出，并压迫到硬脊膜中央或脊髓，大多同时伴有椎管狭窄征。

而椎间盘向侧方突出的情况，称为“侧型”，临床症状主要以“根性痛”为主要表现，核磁共振检查可以看到椎间盘突出压到椎管两侧。该区域分布神经背根节，相当于外周神经的中枢转接站，此处受压就会向远端的外周神经放射出各种麻木、刺痛等异常感觉。

X线检查、CT检查和核磁共振都可以用来诊断颈椎间盘突出症。

X线常常采用颈椎正位、侧位、动力位三种平片。颈椎生理前凸减少或消失、椎间隙变窄，都可以推测出局部椎间盘出现问题，但很难判断在活动状态时的严重程度。颈椎动力位侧位片就能发现颈椎在任何姿势下的情况，通过患者在低头和仰头两个姿势下的影像，就能看到相应节段不稳定的状态。

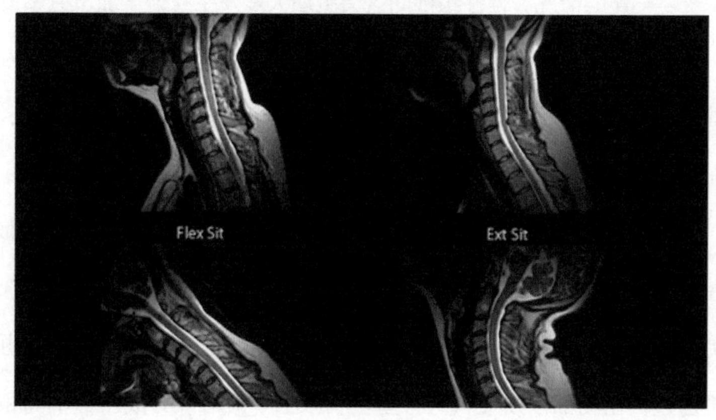

正常姿势加上低头和抬头，医生就能全面掌握局部节段突出的椎间盘或增厚的韧带会在什么状态下对周围组织带来压迫或刺激，以及压迫的严重程度到底有多大。

CT检查对颈椎病的诊断有一定的帮助，但往往无法确诊，因为颈椎结构较精细，而CT较核磁共振的分辨率小，因此高清晰度、高分辨率的核磁共振技术更有利于诊断。

颈椎核磁共振检查对颈椎间盘突出症的诊断具有重要价值。在核磁共振片上可以直接观察到椎间盘向后突入椎管内、椎间盘突出的成分

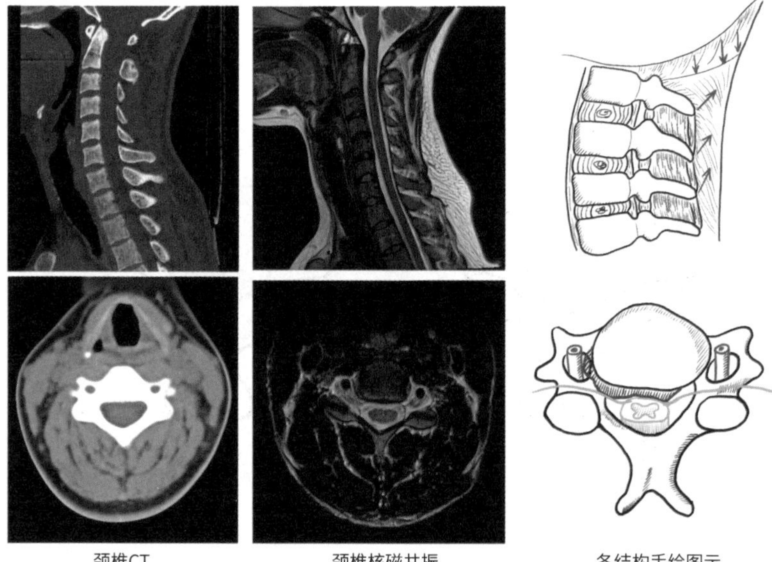

颈椎CT　　颈椎核磁共振　　各结构手绘图示

通过CT，
可以观察到骨骼结构的轮廓

通过核磁共振，
可以观察到软组织的分布

和残余髓核的信号强度基本一致，证实仅髓核突出。在中央型突出型中可见到，突出的椎间盘明显压迫脊髓，脊髓局部被压迫变形，脊髓受压后也会产生炎症，使该区域信号发生异常。侧方型突出型中可见突出的椎间盘压迫两侧的神经根，受压变形产生炎症，也会出现信号改变，同时因为压迫和牵拉的作用，局部神经根会发生移位，左右会出现不对称。

椎间盘突出的影响有多坏

虽然椎间盘从膨出到变性、从突出到脱出，我们都已经搞得很明白，即使是同样的“椎间盘突出”的诊断，每个人的情况也不尽相同，会有不同的突出形状、不同的压迫位置、不同的引发症状，具体的还要看运气。

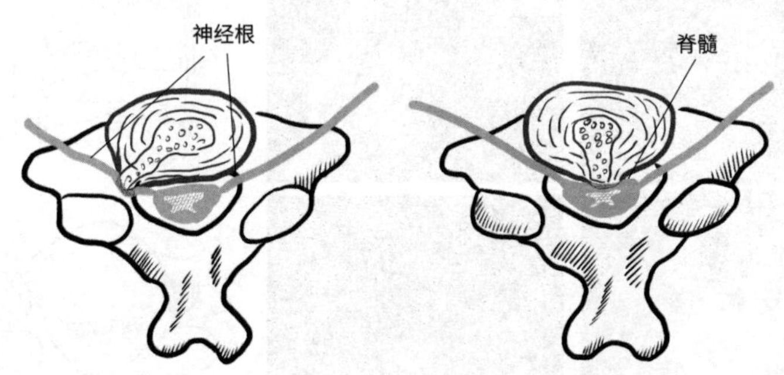

纤维环里胶原纤维的断裂完全是随机的，一百个人会有一百种断裂形态组合。不同的断裂构成不同的“越狱”通道，有的通向正后方，有的通向侧后方，有的通道宽敞，挤出来的髓核突出物粗大，而有的通道窄，漏出来的髓核突出物就细小。突出物的位置、大小和压迫到的部位关系非常密切。

被挤出来的髓核突进椎管或者椎间孔，如果偏向侧方，就可能压迫到附近相邻的神经根。如果突出物集中在中间，就容易压迫到在椎管里的脊髓。

平时的手麻、脚麻以及其他一些放射症状都是因为神经根被压迫或者被刺激到而引起的。而当椎间盘集中在中间突出时，压迫到脊髓有可能会出现更严重的感觉和运动障碍，主要表现为对冷热感觉不敏感、走路像踩在棉花上一样、握笔拿筷子手指不太灵活、握力下降这些症状。

椎间盘的液压和身高的早晚波动

当椎体不受力时，椎间盘周围的水会因为椎间盘中心髓核的负压而被吸进椎间盘，椎间盘吸足了水时，就会变得饱满而膨胀，为之后承受轴向压力做足准备。让椎体轴向受到压力后，椎间盘会慢慢被压扁，水会慢慢从周围渗出来，但仍会有很多水被椎间盘纤维寰上的蛋白多糖牢牢抓住。这些水分会有一定的渗透压，渗透压的大小就决定了椎间盘承受外力会被压扁到多少。

这个原理同样可以解释我们每天的身高变化。

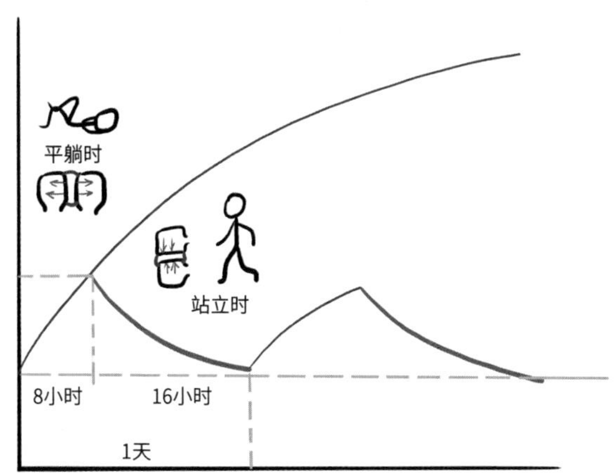

我们平均每晚睡8小时，因为平躺的姿势在这8个小时里椎间盘几乎不受到压力，大量的液体趁这个时间段汇入椎间盘，为白天的承重准备好足够的液压。随着液体的流入，椎间盘的体积会逐渐膨胀，椎间盘的高度也会慢慢增加。

与之相反，在我们起床之后，一天大约有16个小时都在直立运动，这个时候椎间盘的轴向会受到压力，会由椎间盘内部的液压慢慢吸收，与此同时，一部分水分也会被逐渐挤出椎间盘。当椎间盘含水量下降后，椎间盘的体积就会变小，高度也会下降。

人体一共有23个椎间盘，总厚度相当于整个脊柱的1/4，当这些椎间盘厚度都在下降时，人的身高变化会很明显。

如果突然身高变矮了，首先检查一下自己有没有驼背或者脊柱侧弯。如果都没有，那么，你的椎间盘很有可能已经开始退变并且高度萎缩了。

颈椎的韧带护卫群

为了延缓椎间盘中水分的流失，为了使颈椎椎体之间的联结更加稳定，在椎体和椎间盘的周围，有七种韧带互相配合，逐层防护颈椎稳定。

限制椎间盘的韧带

前纵韧带是椎体前方的第一道“铁闸”，它身形修长，是一条纵行的长韧带，是人体最长的韧带，凭一己之力跨越了七节颈椎椎体。

为了能支撑住整个颈椎，它拥有三层并列纵行的纤维结构，前纵韧带的内层纤维还“渗透”进椎间盘的前侧边缘，和椎间盘的外层纤维交错相连。前纵韧带不仅长，而且在宽度上能完美地包住脊柱的前侧面，从而有效地限制了脖子后仰时脊柱过度后伸以及椎间盘向前突出。

当长期低头造成颈椎曲度变直时，这条韧带会出现褶皱并略微增厚，随之逐渐开始骨化，从而其守卫椎体前方稳定的功能被削弱。

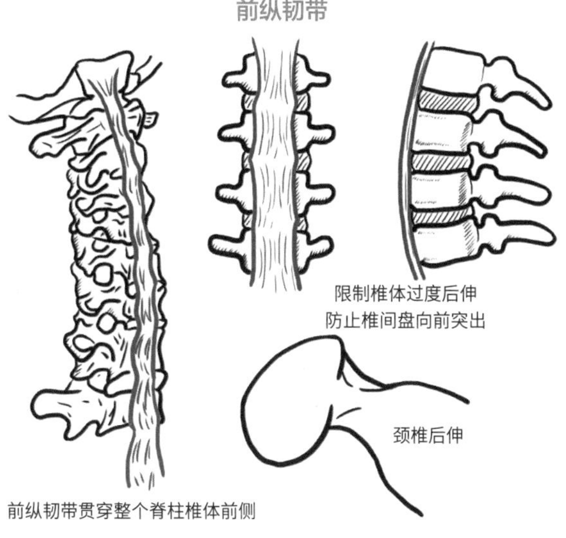

前纵韧带贯穿整个脊柱椎体前侧

和前纵韧带前后呼应的，是后纵韧带。相比于前纵韧带，它又窄又薄，只有两层并列的纤维结构，深层用来加固强化，外层用来覆盖保护，采用八字走向跨越椎间盘与椎体的后侧，因为深层的结构起伏

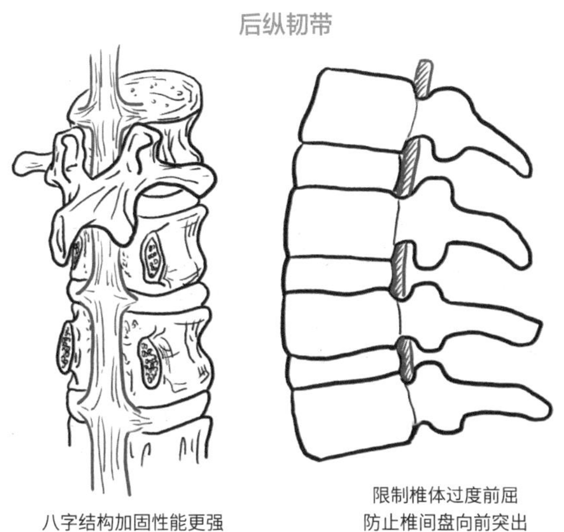

八字结构加固性能更强

过大，这条韧带作为“保护带”，光滑平整地铺在颈椎后方的椎管孔边缘。

脊髓贯穿于椎管，颈神经根顺着椎体之间的椎间孔一节一节伸出，神经穿行的区域任何局部的轻微压迫，都会“牵一发而动全身”。

主要用于限制低头时脊柱过度前屈的后纵韧带实在是太窄太薄，当颈椎长期低头，应力积累过度，就会使椎间盘向后被挤出。虽然一时不会压坏后纵韧带，但被挤出的椎间盘中的髓核组织会连带后纵韧带一起压迫到椎管中的脊髓，这也是常见的“椎间盘突出”的病理表现。

哪些韧带喜欢“从背后捅刀”

在颈椎椎管后侧，首先是黄韧带，为什么称它为黄韧带呢？因为它主要由颜色偏黄的弹力纤维构成。凭借其自身较大的强度和弹性，以及其所管辖位置的重要性，黄韧带成了颈椎里最重要的韧带。

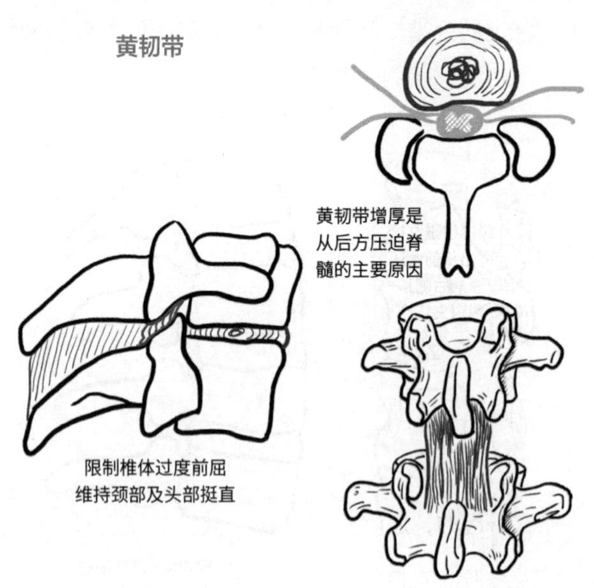

黄韧带在椎体的后侧壁，恰好位于椎板之间，这里是脊柱后部重要的力学结构。黄韧带兵分两路分左右两半，上方附着在上一个椎板的前下方，下方附着在下一个椎板的上缘，因为这片区域活动范围较大，黄韧带就像椎体后侧棘突之间的“桥梁”，主要功能是限制低头时候脊柱过度前屈，还能协助颈部肌肉维持头颈部挺直。

颈部过分活动会造成颈椎后方的椎弓板活动度过大而牵拉到黄韧带。所以颈部频繁扭伤拉伤，就有可能造成黄韧带的纤维化增生。向前增厚的黄韧带和向后突出的椎间盘一样，都有可能从后方向前突入椎管，压迫到脊髓，严重时会引起脊髓型颈椎病。

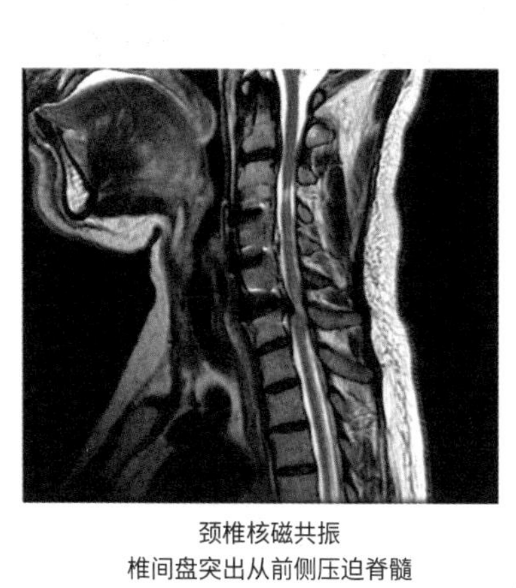

颈椎核磁共振
椎间盘突出从前侧压迫脊髓
韧带增厚从后侧顶住脊髓
脊髓受到钳夹，产生水肿

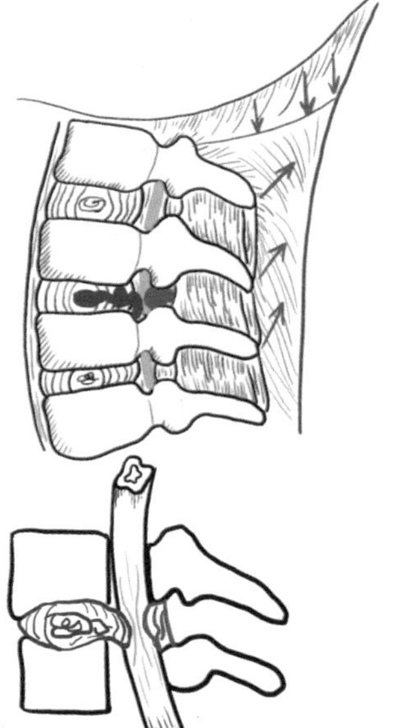

脊髓“腹背受敌”
钳夹示意图

和黄韧带在一起的，还有一对“保镖”——棘间韧带和棘上韧带。它们就像一对双胞胎，互相依附，协同配合，分布在相邻两节颈椎后侧的椎弓根之间，因为这个区域离活动中轴远一些，所以活动范围比较大，维持平衡所需要付出的外力也会更大一些。为了给黄韧带减负，这两条韧带就来到了黄韧带的后侧，互相协同，以更好地限制颈椎过度前屈，在颈椎活动中提供更强有力的辅助，维持椎体后侧的稳定。

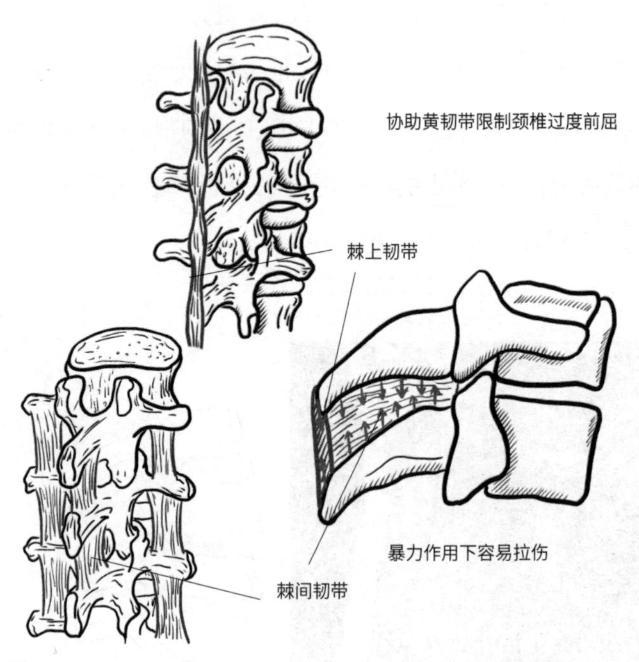

这两段韧带因为只是起到协助黄韧带的辅助作用，所以无论在形态还是弹性上，它们都比较柔弱，很容易被拉伤。尤其是当黄韧带增厚骨化失去足够弹性之后，整个椎弓板稳定性的重任压到它们两个身上的时候，就非常容易连带发生一连串韧带拉伤问题。

横突间韧带比较短小，一左一右在颈椎椎体的两侧，它们负责维持脊柱不会过度侧弯，因为脊柱屈伸受力比较大，而左右侧屈的情况很少，受力也相对不大，所以横突间韧带更像是一层厚厚的窗帘，覆盖在

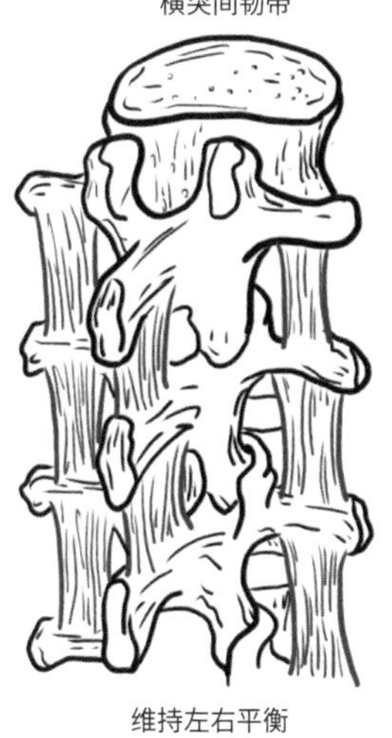

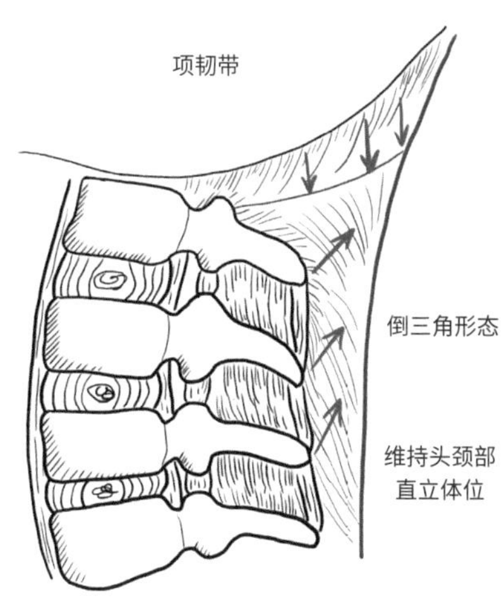

一节节横突之间，保护神经血管不会被椎体外侧边缘磨损。

在整个颈椎棘突的最后侧，还覆盖着面积最大的项韧带。倒三角形状的项韧带就像是一张三角形的弹力纤维风帆。

为什么是三角形的呢?

因为三角形是一个稳定的几何形状，三角形的韧带可以更好地限制颈部在各个方向上的活动，从而有效防止颈椎在屈伸范围内发生过度旋转、移位的结构异常。

同时，项韧带也是连接椎体和肌肉的重要枢纽。许多颈部肌肉都附着在项韧带双层纤维组织上，弹性、致密性很高的项韧带和肌腱相连，在肌肉收缩的时候，可以更牢固地拉紧椎体，还能对附近的血管神经起到一定的支撑作用。

颈部的动态平衡系统

为了在各种活动中维持颈椎的稳定，光靠椎体形成的曲度和椎间盘的“液压缓冲系统”是远远不够的。人们在站姿或坐姿中立位的时候，颈椎只要通过韧带收紧，就能仅通过椎体和椎间盘的“静力系统”起到支撑头部、维持颈部平衡的功能。因为在这个姿态中，肌肉无须额外做功发力，这样的“自锁”机制是非常经济节能的，我们的肩关节、膝关节，甚至单脚站立的鹭鸶和火烈鸟的腿骨，都采用这种“自锁”机制。所以正常情况下，我们无论是坐着还是站着，只要是中立位的正确姿势，都可以保持很久时间。

在活动时，颈椎椎体会不断调整活动角度，光靠力量有限的韧带群是没办法随时调节力度并维持平衡的，这时候颈部的各个肌群的协同就显示出作用了。通过互相配合，颈部肌群在任何体位和运动情况下，都可以及时很协调地控制脊柱运动，维持脊柱的稳定。没有肌群的参与和协调，颈椎就不可能维持稳定的平衡状态。当颈椎运动范围很大时，维持脊柱稳定主要是依赖周围肌群，而不是韧带。

颈部肌群的发力和各个椎体的位置、结构都有关系。

从正面来看，两侧肌群的收缩拉伸不一致时，脊柱两侧受到的力也不一样，就容易出现侧弯。

从侧面看，颈椎的生理弯曲同样也依赖于颈部维持稳定和启动运动的两部分肌群之间的配合程度。它们分布在颈椎的前侧和后侧，当前后两部分肌群发力不一致的时候，颈椎将出现曲度异常（反曲或变直）。在这个过程中，肌肉担任的是主动发力的角色，通过协同收缩和伸展让

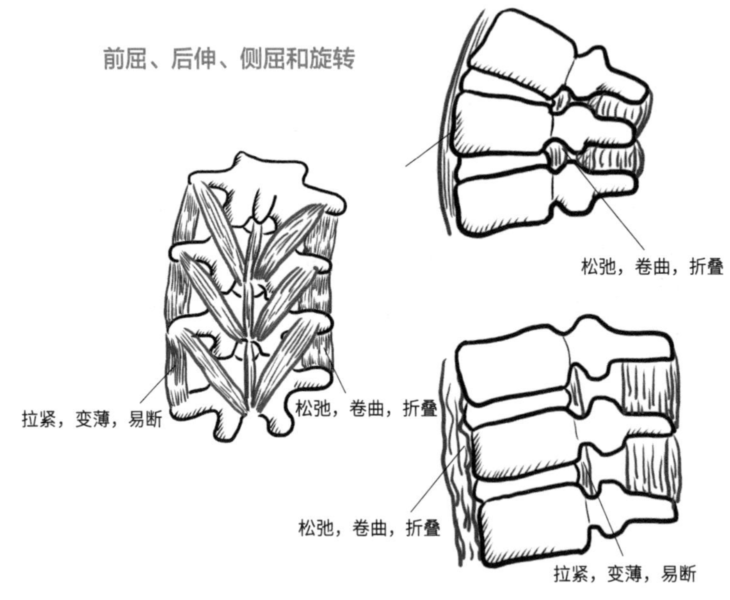

颈部活动达到预期的范围；而韧带担任着监察督导的角色，限制各节椎体的活动范围。

变硬的韧带没弹性

颈椎后纵韧带是椎间盘和椎管之间的一道屏障，可有时椎间盘还没压迫到后侧椎管内的脊髓，这道屏障本身却先增厚硬化，随即压迫到后侧椎管里的脊髓。

颈椎后纵韧带骨化一般通过挤压、降低稳定性或摩擦三种方式，造成周围脊髓或神经根的损伤。根据核磁共振片，可以看到各种形态的后纵韧带骨化的形态类型。有连接两个相邻节段的“孤立型”，有分别处在单一节段的“节段型”，有跨越多节段的“连续型”，以及表现丰富的“混合型”。

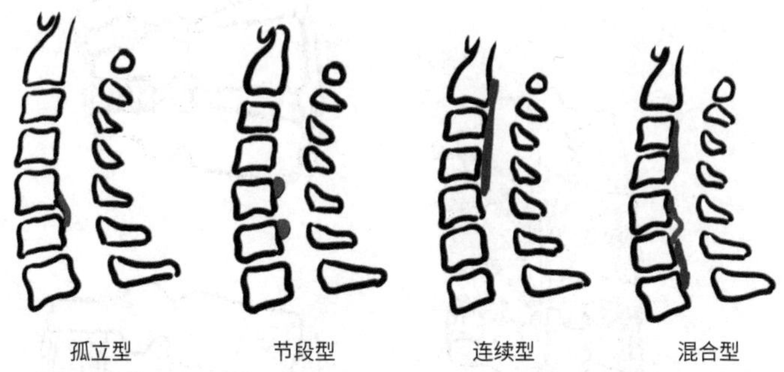

如果患者有脊髓或神经根压迫的表现，那么核磁共振片就是很重要的诊断依据，用于鉴别压迫到底来自椎间盘突出，还是后纵韧带增厚骨化。只要比较突出物和邻近椎间盘中心髓核的信号是否一致，就可以简单判断。而根据以上所述的后纵韧带骨化的不同形态，可以大致推测出活动状态下，增厚硬化的后纵韧带是如何对邻近脊髓或神经根带来影响的。

颈椎不好会高位截瘫吗？

与椎间盘突出症不同，临床上颈椎后纵韧带骨化症患者，脊髓被侵占50%以上而不会出现症状，同时也容易和易出现症状的脊髓型颈椎病混淆，因为韧带骨化的进展相对于椎间盘突出症较缓慢，因此脊髓对其具有一定的耐受性。

耐受不代表不会出现问题，有部分后纵韧带骨化压迫严重的患者，此时脊髓受压的耐受性达到了极限，使脊髓长期处于缺血的状态，在此情况下，任何颈部外伤都会严重损伤脊髓，而不容易自发性修复缓解，从而容易导致高位截瘫。

如何选择恰当的治脖子方法?

颈椎病的治疗方法主要分为手术和非手术两大类。一般只有5%的颈椎病患者需要手术治疗，其他95%的颈椎病患者一般只需要采用非手术方法就能解除症状。

无论哪一类型的颈椎病，基本的治疗原则都是先非手术治疗，没有效果的话才考虑手术治疗。

而一般正规的非手术治疗持续3～4周，都会看到效果。非手术治疗的方法主要包括口服药物、外用药物、手法、针灸、理疗、牵引。每种方法都会有一定的效果，一般需要两种或者三种方法配合使用，才能收到比较好的治疗效果。

对于单纯椎间盘突出导致的神经根型疼痛或者刺激到椎动脉造成眩晕的，应该首先采取非手术治疗。方法主要有适当静养、卧床休息、调整合适的枕头、颈部物理治疗、牵引治疗，这些方法都可以放松肌肉，缓解椎体应力分布。用药方面，比较常用脱水药、止痛药和神经营养药，来消炎止痛，保护神经。

对于年龄增大引起的颈椎退变而不稳的情况，治疗目的是让脊柱被破坏的节段在理想的功能位置上进一步加固，这样可以防止神经脊髓组织受到进一步的损伤，并让原本损伤的神经组织尽可能地恢复功能，防止颈椎原有畸形进一步加重出现新的变形。

如果是退变失稳早期，在X线片和一般检查中没有非常严重的问题时，一般还是优先采用非手术治疗方法进行处理，包括颈椎保健操、按摩手法、物理治疗，同时纠正不良的工作学习姿势，避免单一体位，特别是不要低头时间过长。

如果失稳时间较长，在影像片子显示出一些明显的退变结构时，可以在之前的那些治疗基础上，再配合牵引疗法。

牵引治疗真的能减负吗?

因为椎体和椎间盘随着年龄增长的退变是很难阻止的，所以保守治疗主要的侧重点就在肌肉和韧带两部分。它们是脊柱抵御外力冲击的两层防护和支撑。经过姿势矫正、静养、轻度锻炼，略微拉伸一下韧带，通过加强肌肉的力量，增加肌肉韧带附近血管的通透性，来促进炎症物质的排放，缓解因为椎间盘突出压迫而引起的疼痛症状。

让一个穿着很厚衣服的孩子站起来的方法有两个：一种是用力把他拽起来，另一种是鼓励他自己站起来。前者就是以牵引手法为主的“被动疗法”，而后者是以纠正姿势和运动锻炼为主的“主动疗法”。

根据示意图来看，作为保守治疗，牵引疗法似乎是个可以替代手术减压的最优方案。以颈部牵引为例，它不会引起创伤，只需要用一根弹性布条托起病人的头部，根据具体病情，调节力线角度和牵引重量。

通过这样的治疗装置，希望可以用简单的物理方法让紧张的肌肉放松，恢复颈椎外平衡，纠正颈椎椎体关节之间不正的力线。同时，随着

颈椎坐位牵引

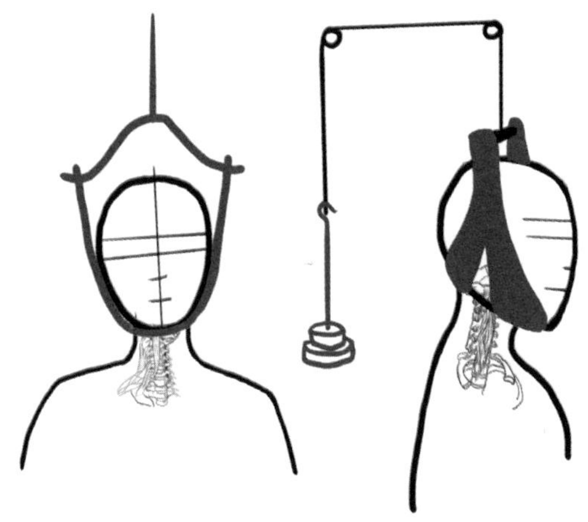

椎间关节和椎间隙被牵开，被突出或膨出压迫到的神经根、血管慢慢被松开，使局部疼痛得到缓解。这就是牵引治疗的主要原理和预期疗效。

但是，牵引真的有那么神奇吗？

想象一下，当我们想办法抱起一个衣服穿得厚成球的孩子时，是不是很费力才能抱起孩子的“本体”呢？

牵引同样也面临这个问题，通过外部结构（头部、皮肤）作为“抓手”来做牵引的加载，很难让内部的骨骼结构跟着达到有效的幅度。很有可能是，费了很大劲，没有把小孩抱起来，反而把他的衣服从身上脱下来了。

因为这个局限，在治疗的时候，需要病人完全配合，肌肉一点都不要发力，哪怕肌肉的一点点收缩，都会对牵引的方向造成对抗，导致牵引效果荡然无存。所以，牵引治疗的外力可能连椎体都传不进去，更别提能让椎间盘突出“还纳”了。当病理上周边的纤维环破裂，内容物已经突出纤维环范围之外的时候，想通过保守治疗将软的“馅”通过“硬壳”塞回去是不太可能的。

而且这种类型的患者进行牵引治疗是有风险的，因为牵引会造成新的失衡状态，当松开牵引装置之后，颈部恢复到自然状态，有可能反而会加重局部的压迫症状。

所以，对于颈椎病的保守治疗，采取有侧重的运动锻炼、纠正不良姿势这些主动治疗，通过加强肌肉的力量，增加肌肉韧带附近血管的通透性，来促进炎症物质的排放，或许可以收到更好的效果。

手法治疗可不是简单的“大保健”

手法治疗（manipulation）是颈椎病治疗的重要手段之一，只有充分熟悉颈椎关节的解剖和生物力学原理，才能像“庖丁解牛”一样做好手法治疗。针对椎体骨质增生、椎间盘突出、韧带肥厚这些病理改变，医生会采用推动、牵拉、旋转这些恰当的手法，来调整颈椎的解剖和生物力学关系，同时对颈椎周围肌群、软组织进行松解、理顺，达到改善关节功能、缓解痉挛、减轻疼痛的目的。

手法治疗不光只有中医的推拿，也分中式手法和西式手法。中式手法主要是传统的按摩、推拿手法，一般包括骨关节复位的“正骨手法”和局部松解的软组织“按摩手法”。西式手法常用的有麦肯基（Mckenzie）方法、关节松动（Maitland）手法、美式整脊等。

在对各型颈椎病的诊疗中，很多时候并不是单一原因引起的症状，所以往往需要多种治疗方法同步进行，才能彻底消除症状，在“正骨”“整脊”“理筋”等方式上，并没有优劣之分。“中医正骨”，正的是骨，这个骨代表着全身所有的骨关节、筋槽；“美式整脊”，重点在脊，也就是脊柱。侧重点不一样，理论方向自然不一样，手法自然也不一样。

传统中医正骨，将各种慢性筋骨退变的病机概括为“骨错缝、筋出槽”，治疗原则讲究“骨正筋柔”。而美式整脊的理论体系与之不同，根据解剖和运动医学的观点，对于手法的细节有许多的量化、标准，每个部分、每个关节都有相应的名称来指挥手法。

在颈椎病中，往往会因为脊柱长期劳损造成关节应力积累，软组织过于紧张，小关节紊乱或脊柱生理曲度变形等原因引起椎间隙变窄、关节压力增大，继而造成椎间盘受压迫出现膨出、突出，从而引起神经压迫。针对不同阶段的病理改变，主要的治疗方法还是对症施治，目的是缓解肌肉的僵直状态和疼痛，让颈椎和椎间盘慢慢回到正常的位置，从而解除神经根的压迫。常见的治疗方法是热敷、推拿、贴活血膏药，目的是让紧张的肌肉放松下来。这种方法其实收效不大，因为神经根还被压迫着，缺血加炎症的颈部微环境使得肌肉难以做到充分足够的放松。

正骨和整脊就属于推拿手法的一种，通过分筋理筋的手法松解脊旁软组织及腰骶部肌肉，从而达到减轻关节压力的作用，然后在松解软组织的基础上，通过正骨或整脊手法调整错位紊乱的关节，使关节间隙松解，突出的椎间盘可以部分或全部回纳，从而达到消除神经压迫的作用。

虽然手法原理可靠、理论可循，但决定疗效的根本还是一个有经验且技术过硬的治疗师。在脊柱疾病和关节紊乱的诊疗中，必须要有完善的检查体检，这样根据临床诊断进行正骨手法操作，就算有一定可能出现软组织损伤，也是在可控的范围之内。而在大部分因正骨或手法出现损伤的患者，往往在手法操作之前没有进行具体细致的体格检查，治疗师在尚未对患者的基本情况充分了解的情况下贸然正骨，就会出现问题。如果忽视老年性的骨质疏松等原发性骨病，则很容易造成筋骨损伤。同时，不专业的治疗师推拿正骨手法不规范，过重或角度过大，也会造成软组织损伤局部炎症水肿，或加重诱发小关节错位。

需要注意的是，有部分患者正骨手法后，却没有配合适当的功能锻炼，过于依赖手法治疗。正骨手法对椎体的经常性波动可能会降低其稳定性，从而变得松弛，出现韧带松弛、关节稳定性下降的情况。所以即使是在正规治疗中心进行，无论哪种形式的正骨也都不宜长期进行，需同时配合积极的运动锻炼来加强维持骨与关节稳定的肌群。

颈椎病患者是不是都适合推拿治疗?

推拿是中医学的重要组成部分。治疗颈椎病时不用吃药和打针，只靠推拿医生的双手和简单的器械在身体一定的部位和穴位，沿着经络循行的路线、气血运行的方向，施以不同的手法，就能达到治疗颈椎病的目的。

颈椎病的症状不光集中在颈部，肩部和上肢同样也会有一系列牵涉症状。不同部位、不同层次的肌肉和椎体，所需要手法的力量、角度和接触面积，都是不一样的。

按摩、推拿可以快速有效地治疗颈椎病，治疗原理是舒筋活血、理筋整复。基本手法主要有推、按、揉、捏、拔伸、拿、搓、擦等，主要作用是扩大椎间隙和椎间孔，恢复颈椎正常的生理曲线，缓解对神经根的刺激和压迫，消除肿胀，分离粘连，解除肌肉、血管的痉挛，改善血液循环，增加局部的血液供应，促进病变组织修复。根据作用机制，我们可以知道，推拿手法治疗对于神经根型颈椎病效果更加明显，对椎动脉型和交感神经型颈椎病效果一般。

从这个层面来看，正确的推拿可以缓解局部肌肉痉挛，改善颈部局部的血液和淋巴循环，通过改善代谢和营养来调节颈部内部的生理环境，让椎体、椎间盘、韧带、肌肉健健康康地各司其职，来加强颈椎的稳定性。但是这些综合调节的方法仍然消除不了引发颈椎病的病因，所以任何推拿按摩手法都只能缓解一些症状，不能根治颈椎病。

推拿作为中国传统保健医疗方法，也被西方医学认为“补充替代医学”。在临床选用上的技术“门槛”似乎不高，使得国内各种养生会所抢占先机，把“舒筋通络、活血散瘀、消肿止痛、滑利关节”这些功效吹到了天上，并通过各种营销手段打造成了针对大部分亚健康人群的“万能治疗”，在“保健”这个临床的边缘领域获得了过于广泛的应用。

那么，是不是所有颈椎病患者都适合做手法治疗呢？

结合按摩手法治疗的原理，手法主要对急性的神经疼痛和肌肉痉挛僵硬有效果，当颈椎的椎间盘、椎体和韧带的病变对中央的脊髓产生了较大的压迫之后，用外力施加于颈椎局部的手法就有百害而无一利了。脊髓受压后的牵拉会造成脊髓的再次损伤，所以脊髓型颈椎病患者是绝对不能做推拿治疗的，否则很容易加重症状，甚至会导致截瘫。

脊髓型颈椎病是致残率最高的颈椎病，病人轻微的动作都有可能引起非常严重的后果，曾经有一位脊髓型颈椎病患者刮胡子时抬头而导致下半身瘫痪。所以，没有明确诊断就盲目进行按摩，后果是不堪设想的。在做按摩手法治疗之前，应该先去正规医院进行系统的临床检查和影像学检查，在排除明确的脊髓压迫等神经组织病变的危险后，才可以做一些放松肌肉的按摩。

另外，推拿、按摩手法的力量大小因人而异，并不是越大越好。根据病情不同，有针对性地采用手法，配合牵引治疗、运动疗法、理疗等多种措施，进行综合治疗，效果会更好。

扳脖子手法危险吗?

在武侠剧中，大侠刺客隐匿在黑暗中，悄无声息地摸到放哨士兵背后，一手摸额头，一手扶肩膀，反向一发力，只听“咔”的一声，士兵连惨叫都来不及发出，就颓然倒地，简直就是007手持消音手枪潜入的古代版啊!

扳法：瞬时复位手法
姿势松弛法：持续温和发力

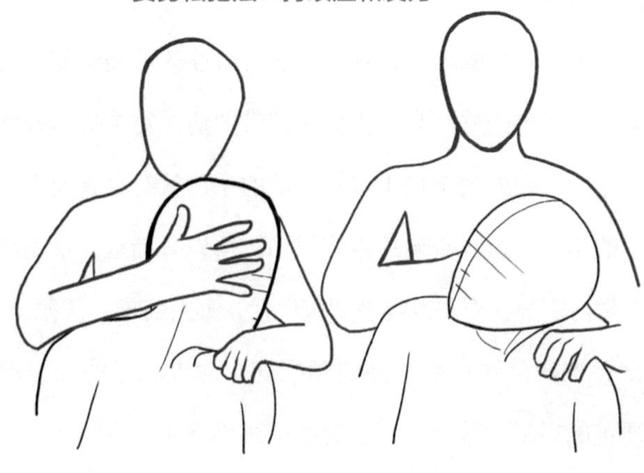

惊叹之余，很多人对扳脖子产生了本能的畏惧感。

无论中西方，推拿手法中用于复位的“扳脖子”都属于很常见的操作。传统医学的一些推拿治疗中，我们更擅长快准狠地“扳脖子”，通过发巧劲，在一瞬间达到复位的效果；而西方医学的各种手法治疗中，他们更喜欢绵长悠远地“扳脖子”，这种操作也被称为“姿势松弛手法（Positional Release Techique）”，轻轻让颈部摆到特定活动角度并保持一段时间。

从力学分析，相比于瞬时较大的外力，长时间持续较小外力所施加的能量［应变能（Strain Energy）］会小一些，对于韧带、肌腱、关节囊等软组织也会更安全。

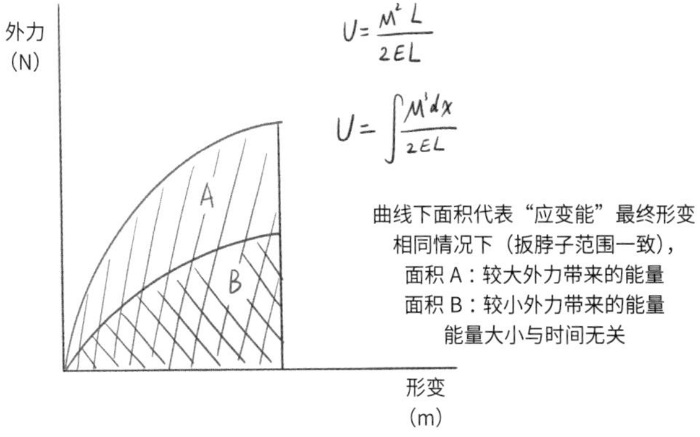

传统医学手法中，“扳脖子”用力相对更大一些，即使时间再短，也不能使其造成损伤的可能性降低。如果在扳法之前没有充分对颈椎周围肌群做好放松，患者在被扳之前也没有做好心理准备，那么来自患者本能的抵抗（肌肉拮抗）会加大局部肌肉、韧带损伤，小关节脱位的可能性，甚至会引起颈椎椎间关节骨折、韧带撕裂等严重后果，随之出现的

炎症和水肿会进一步加重疼痛症状。

因此，“扳脖子”是很危险的，而且如此高的风险，它所带来的收益只是让颈椎小关节暂时复位，治疗的“性价比”非常低。即使是很厉害的手法大师极力建议你可以试一试他的扳法，你也应该谨慎选用，毕竟再厉害的大师也有失误的时候。推拿手法人为的差异太大，这也是这个治疗最明显的不足。

在家如何安全地给颈部按摩?

在家里想给家人做安全的颈部按摩和放松，最核心的要点就是采用躺姿。

躺下的姿势，可以自然而然地卸去颈椎承受头部重量的发力。躺姿状态下，颈部肌群可以很快放松下来，在这样的状态下进行按摩，手指感受到的颈肌反抗力很小，这样就可以较方便地对各部位、各层次的肌群进行放松。

介绍三个安全有效简单的指揉方法，对于肌肉紧张引起的颈部僵硬不适，可以起到充分的放松。

手法1：仰卧位，平躺在床上，坐在头顶的方向，双手轻轻平稳地托起后脑勺儿，此时两只手四指所接触到的区域正好是脖子和头部交界的位置，轻轻用指尖按压即可放松。这部分小肌群和骨骼连接的区域分布着进入大脑的大量神经，放松这部分肌群，还可缓解这些肌群痉挛所引起的偏头痛。

手法2：保持体位，一只手扶额，稳定头部活动范围，另一只手从

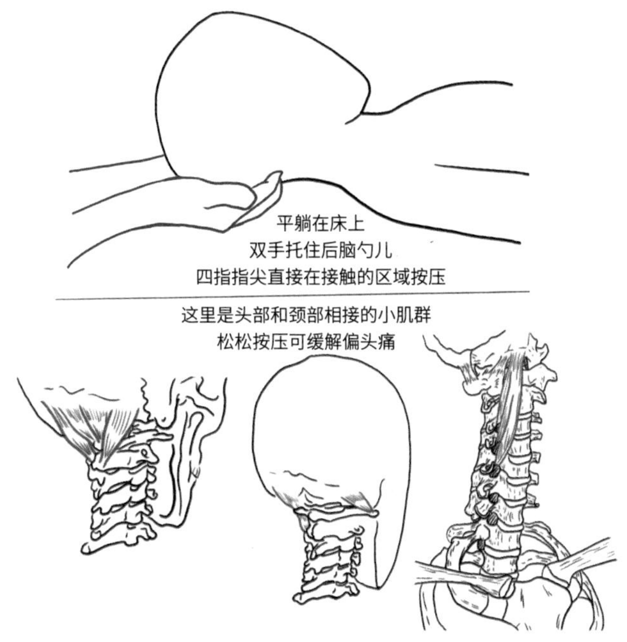

后方轻轻握住颈部，四指轻轻搭住颈部，仅大拇指发力，沿着颈后部一侧，从上往下指压。左右手互换，用另一只手的大拇指按压另一侧。该手法采用了更大的力和更集中的接触点，使指压的力度能够进入更深层次的肌群，可以放松长肌群，缓解长期伏案低头引起的颈部僵硬不适感。

手法3：俯卧位，双手自然放在头部两侧。用拇指自上而下在颈部做指压和推法数次，以理顺肌肉纤维。接着，用拇指揉按颈部的压痛点数次，来消散肌纤维中的粘连筋结。最后，一只手按住痛点，另一只手扶住头顶，做颈部的前屈后伸、旋转活动。该手法增加发力范围和发力大小，更适用于肌肉相对厚实的肩背肌群，对疼痛僵硬的部位着重按摩，随着按摩范围的加大，可有效改善颈部的活动功能。

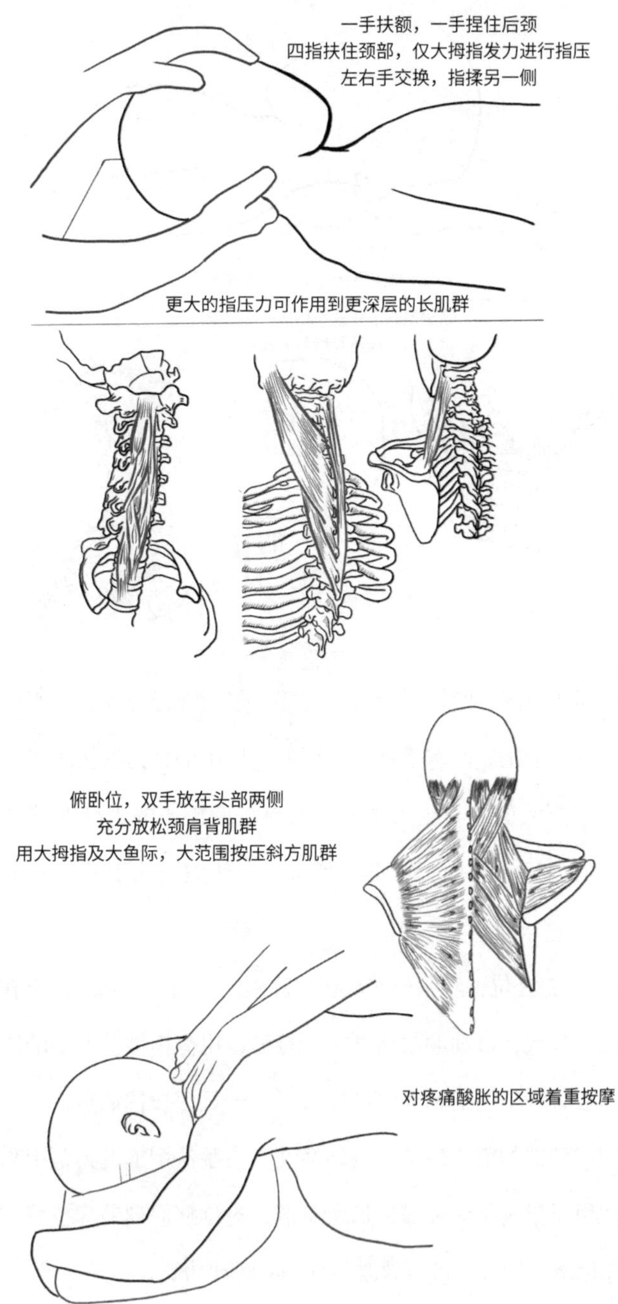
一手扶额，一手捏住后颈
四指扶住颈部，仅大拇指发力进行指压
左右手交换，指揉另一侧
更大的指压力可作用到更深层的长肌群
俯卧位，双手放在头部两侧
充分放松颈肩背肌群
用大拇指及大鱼际，大范围按压斜方肌群
对疼痛酸胀的区域着重按摩

用上述手法为肩颈不适的患者进行正确按摩后，可以很快使疲劳痉挛的各层次肩颈部肌群充分地放松。但要注意力量，不要一味为了追求“酸爽”而下狠手。

什么时候治疗脖子最好?

答案当然是尽早，想什么呢?

但对于慢性反复的颈椎病症状，日常防治的过程当中，也可以踩准季节的节奏。

很多颈椎病患者在夏天觉得脖子没什么不舒服，往往因此对颈椎病放任不管，一直到冬天颈椎病发作了才想到去治疗。其实，这种临时抱佛脚的做法，可能会导致失去根治颈椎病的最佳时机。

冬天天气寒冷，会造成颈椎关节僵硬，肌肉、韧带痉挛，血液循环减慢这些问题，这样的状态不但会使颈椎病症状加重，也会使治疗的效率降低。病人在治疗时感觉不到改善，会信心降低，难以坚持下去。

夏天天气炎热，颈部血液循环加快，颈椎关节、韧带、肌肉都会逐渐舒展开，神经功能相对活跃，这个时候正是治疗颈椎病的最好时机。

因为血液循环加快，会把引起肌肉疲劳、软组织水肿的炎症物质更有效率地排出体外。而温度使关节、韧带、肌肉都变得舒展，更有利于椎间盘复位。椎间孔变大，神经受压缓解，更有利于疼痛和麻木的消除。

而且，在夏天，一般脖子酸胀、僵硬、疼痛这些症状会自行缓解甚至消失，治疗的时候，病人可以很明显地感觉到病情的好转，也会更加容易坚持。

所以，在天热的时候抓紧对颈椎病进行一系列的积极治疗，往往会收获更好更持久的疗效。

颈椎病是不是也“药不能停”？

颈椎病作为退行性病变，单纯靠药物遏制其发展的可能性非常小，但是通过药物治疗可以缓解疼痛，使紧张的肌肉松弛，来减轻肌肉对局部病灶部位的牵拉，有助于局部损伤的修复。所以在颈椎病整个康复治疗措施中，药物治疗是一种不可忽视的方法，颈椎病常用的口服药物主要包括三类：非甾体抗炎镇痛药、肌肉松弛药和神经营养药。

非甾体类药物是使用最多的止痛药，它们具有消炎镇痛作用，特别是对外周性的钝痛有效，但颈椎局部压迫引起的疼痛往往属于炎症引发的慢性神经源性疼痛，短效的止痛药物只能缓解症状，却无法解决病因。随着身体对非甾体止痛药物的愈加依赖，止痛起效剂量也会“水涨船高”，因此服用止痛药需谨慎。

盐酸乙哌力松有时候会和消炎镇痛药物结合使用。它是一类肌肉松弛药，通过作用于中枢神经系统，放松骨骼肌，增强血液循环，从而抑制中枢神经对疼痛的反射。根据作用原理，肌肉松弛药可以明显减轻肌强直和痉挛，而有助于肌肉的活动，可有效缓解与脑血管和颈肌痉挛有关的头晕或耳鸣症状。

B族维生素常常被用于反复颈腰痛，这个大家族的主要功能都是营养神经，但也各有各的侧重，维生素B_1能促进神经组织的能量供应，改善神经组织的代谢和功能。一般采用口服和肌肉注射。维生素B_6是维生素B中衍生出来用于合成多种转氨酶的辅酶，它对免疫的维持有一定作用，可以调节自主神经的功能，维持心律、血压等生理指标。另外一类B族维生素，也是最常用的，是维生素B_{12}，它是细胞生长分裂和维持神经组织完整所必需的营养。

口服药物需要被身体吸收代谢后才能起效，因此在起效时间和作用部位上都存在一定的效率损耗。如果把药物直接注射到局部，是不是起效会更有针对性呢？于是“封闭治疗”就成为骨科常用的药物治疗手段。

局部封闭治疗主要用于由肌肉痉挛所引起的局部压痛，包括颈部急性扭伤或颈部外伤等情况，通过在压痛区域局部注射止痛药物，可快速缓解该区域肌群痉挛，从而消除疼痛、改善血液循环，并恢复正常的功能状态。

然而，封闭治疗对于真正因为椎管内病变引起的神经根或脊髓受压所致的神经源性疼痛，就很难取得明显的效果。所以，如果局部封闭疗效一般，那就需要进一步考虑神经或脊髓是否受压了。此外，因为封闭治疗的操作技术要求比较高，而且存在一定的风险，还是要慎重选用的。

颈椎病到底要不要开刀？

在很多人心中，开刀与否始终是个需要慎重考虑的问题。对于慢性筋骨疾患，反复发作的同时慢慢调养，即使是温水煮青蛙，也好过开上一刀伤了元气。所以很多得了比较严重的颈腰椎疾病的病人，听到医生的手术建议时，心里其实是抗拒的。

但是保守疗法并不是万能的，该动刀时还是得动刀。

手术一般是治疗方法中的最后一道防线，所以门槛比较高，直接而且显著的疗效背后，相应的代价也会随之增加。

一般而言，颈椎病需要手术治疗的人群主要有四类，都是有明显的器质性损伤的。

第一种是比较严重的椎间盘突出，严重程度的鉴别要点就是保守治疗一段时间看是否有效。如果长时间治疗后，根型疼痛一直没有缓解，甚至继续加重，影响到正常生活，那就要考虑进行手术。

第二种是脊髓受压迫的情况，之前我们讲到椎体骨质增生、韧带肥厚和椎间盘突出都有可能压迫或者刺激到脊髓，一般影像片子会更早发现脊髓受压的情况。因为脊髓有很强的生命力和顺应性，即使被压迫到只剩1/3的空间，它也有可能可以保持生理功能。所以脊髓压迫症状的出现往往是滞后的，如果影像上发现脊髓压迫非常严重，但症状还没有很明显，不要心存侥幸也不要犹豫，赶紧手术来缓解脊髓受压的问题。

第三种是瘫痪情况，这个症状是颈椎病最严重的后果之一。一般表现为突然的肢体抽搐不能灵活运动，医学上把这个症状称为“痉挛性瘫痪”。遇到这种情况，病人往往都是被救护车送来医院的，等症状稳定之后，医生也是会建议第一时间进行手术的。

第四种情况是发生在血管的，因为大脑供血突然中断，就会频繁出现头晕、晕厥或者摔倒的症状，这些症状称为“颈性眩晕”，一般优先进行非手术的保守治疗。如果治疗没有效果，症状仍是反反复复，这个时候就必须要考虑手术了。

除了适合手术的人群类别，还要知道哪些人群不能进行手术。这两类人群主要可以概括成两个词——未雨绸缪和为时已晚。

一般来说，颈椎手术不受年龄的限制，但必须要考虑全身状况，这就是考量手术前的未雨绸缪。如果是有严重的心、肝、肾功能不良，不能承受手术和麻醉的病人，还有皮肤有感染、愈合能力不佳的病人，一般都不建议做手术。

另外就是颈椎病拖了太久，脊髓被压迫已经完全进入变性阶段，四肢都出现广泛肌萎缩，这样的脊髓损害不可恢复的病人，也不建议再做手术，因为为时已晚。手术做得再好，变性损害的脊髓也都还是那样了。

绝大多数颈椎病患者通过保守治疗都能缓解症状而不需要走到手术这一步，只有少部分——大约5%的病人保守治疗无效才需要采取手术治疗。如果过久地尝试保守治疗和随访观察，有可能会延误病情，错过手术的最好时机，所以保守治疗到手术治疗之间的策略转化一定要当机立断，不要犹豫不决。做不做手术主要考量的要点是，颈部疼痛反复发作，近期逐渐加重开始影响到工作和生活，或者因为不当的发力扭伤，让症状突然发作，疼痛剧烈。碰到这两类情况，尤其要尽早考虑手术治疗。

颈椎病手术有哪些选择?

椎间盘突出物严重地压到周边神经、脊髓了，为了不让压迫产生更严重的后果，开刀直接处理感觉是个“一劳永逸”的解决方案。颈椎病的手术目的很直接，围绕椎间盘解决三个主要问题：给被椎间盘突出压迫的脊髓或神经根减压、恢复椎间盘高度、恢复椎管容积。为了解决这三个问题，椎间盘手术分三步走，首先挖掉突出的椎间盘来缓解神经组织的压力（减压术），然后用其他部位的骨头“填”进被挖掉的地方（融合术），最后用支架钢钉这些器械固定一下相应的阶段（内固定术）。

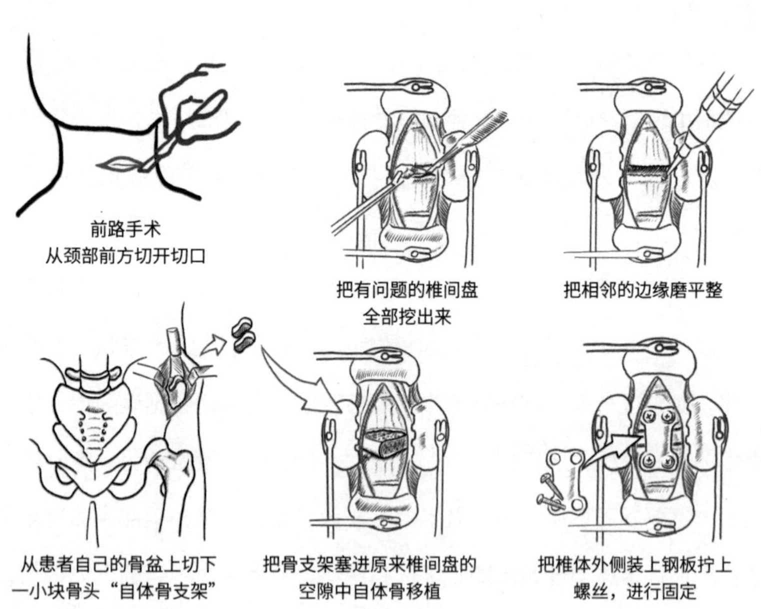

“前路”还是“后路”？

减压术目的是减轻脊髓和神经根受到的压迫，直接把突出的椎间盘、增生的骨赘和增厚的韧带这些多余的组织整个切除，就能达到目的。根据突出的位置，有时候要“从正面上”，有时候又要“从后面进”。“前路”或“后路”孰优孰劣，现在仍然存在争议。前路在手术时，可以避开椎体后方的脊髓神经这些重要组织，而且因为脊柱前方是承重区域，手术后在这里做好加固，对脊柱术后稳定的重建帮助更大。但前路因为视野有限，存在切除不够彻底、减压不够完全的问题。和它相反，后路可以直接看到神经组织，所以可以完全切除所有造成压迫的突出物。但在后侧很难加固颈椎，使颈椎术后保持良好的稳定性。

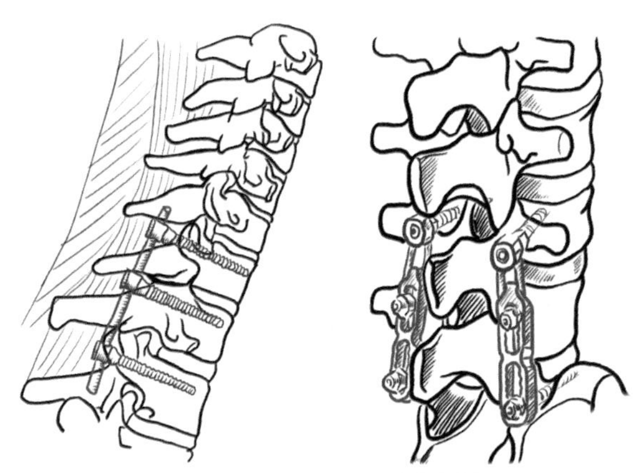

后路手术更方便从后方进行多节段的加固

在减压术切除椎间盘之后，两节椎体之间会有一小段腾空的区域。为了保证力的传递，这个空缺一定要加固。现在用得最多的方法是，切下一点点骨盆髂骨上部的骨头作为材料，塞进空缺。因为把自己的骨骼

"种"到自己身上，相容性会更好，两节椎体也会更容易融合，虽然难以避免会减少灵活性，但术后的主要目的还是增强稳定性。

融合术往里塞了支撑物，如果稳定性还不够的话，那就只能从外部再加支架来保护了。这个方法也被称为内固定术。一般手术会用螺钉和钢板作为支架，跨过椎体，在应力的传递中一起分担受力。

根据之前的理论，椎间盘突出一旦形成，根据突出形成的过程，突出物是没有任何办法被收回去的，即使微创手术可以把突出物消融，可以把纤维环修复完整，这一块椎间盘里的髓核也是缺少的。即使水平再高超的手术医生，也无法让第一层防护纤维环的结构完全恢复成原状，更无法在髓核内补充足够的蛋白多糖。手术后的椎间盘承重的能力也肯定大不如前，甚至都比不上变性的椎间盘。

因此，手术的目的只是"减压"，并不能恢复椎间盘正常的承重功能。再加上植入自体骨的方法，让去除椎间盘的两节椎体"融合"到一起，形成了一个整体。这样，固定的节段椎体之间的活动功能就消失了，最终完全骨性长成一个整体，所以这个手术被称为"融合技术"，颈椎前路融合内固定术是治疗颈椎退变性疾病最常用的手术方法。

"融合"还是"非融合"？

随着对手术病人的随访跟踪，越来越多的医生开始意识到融合技术本身的缺点。

首先，融合技术融合了多个颈椎，使这些椎体连成了一个整体，必然会降低颈部活动度，不可避免地使颈部僵硬。

其次，因为内固定和植入骨的力学传递特性，这些结构无法充分吸收沿着脊柱传递过来的冲击，所以增加了临近椎体的负荷，因此可能加速临近椎体的退变。

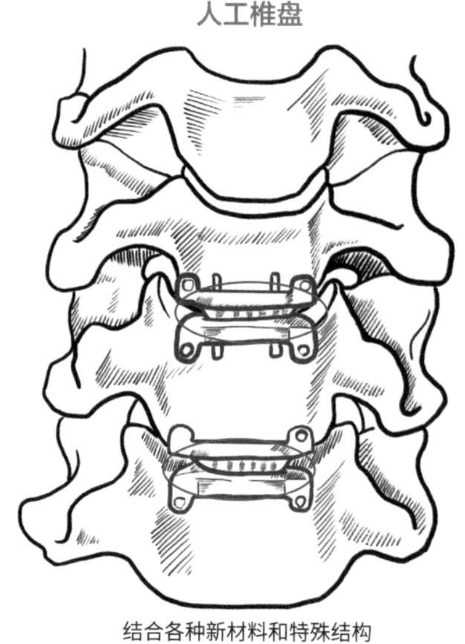

结合各种新材料和特殊结构
还原椎间盘的液压特性

随着医疗技术的突飞猛进，近几十年来，骨科的医生、工程师和学者们在充分认识到融合技术弊端的同时，认为在脊柱退变性疾病治疗时，应该保留颈椎的运动功能，因此，非融合技术应运而生。

脊柱“非融合”技术是近年发展起来的新技术，在发达国家，“非融合”的理念已被广泛接受，但在国内才刚刚起步。围绕着椎间盘切除后维持颈椎功能单位的正常运动，非融合技术成为目前脊柱外科学最热门的领域。

人工颈椎椎间盘是一个人造器官，模仿椎间盘的结构，用它来替换退变的椎间盘，尽可能维持正常的脊柱功能单位的运动功能。人工椎间盘有一个类似减震垫的结构，可以吸收来自地面的震动，同时它还能重建椎间盘的高度，维持颈椎正常的生理曲度，因此从理论上看，人工椎间盘可以防止颈椎发生继发性的退变。

一般来说，人工颈椎椎间盘置换手术的手术入路，和减压与传统的颈前路椎间盘切除减压加植骨融合术的步骤没有什么不同，都是切除病变节段的椎间盘组织、解除脊髓和神经根的压迫，但是手术的后半部分就不一样了。在融合术中，是将一个骨块植入椎间隙来填补空缺部分，起到支撑和融合的作用。而人工椎间盘置换术，是把人工椎间盘的假体植入椎间隙里重建，并且维持正常椎间隙的高度。人工颈椎椎间盘由于维持了该节段的椎间隙活动，也就保护了相邻节段的椎间盘不会过早地发生退变。

人工颈椎椎间盘置换术带给病人的最大好处，就是病人的颈椎可以继续保持良好的活动性和柔韧性，同时也可以保护相邻节段的椎间盘，避免发生继发性的退变。使用人工颈椎椎间盘置换术的病人，因为不用花时间等待植入骨长好，所以不需要佩戴颈托，手术后很快就可以下床活动，能够更快地恢复正常生活和工作。

因为人工椎间盘置换术和传统的颈椎前路融合术相同，所以人工颈椎椎间盘置换术后，同样可能出现和颈椎前路融合术一样的手术并发症，比如手术后创伤部位的血肿、吞咽困难、发音困难等等，同时人工椎间盘假体也有可能发生移位和松动。为了让手术创口更小，使并发症更可控，颈椎微创手术被不断发展，同时应用也越来越广泛。

“开放”还是“微创”？

如果说人工颈椎椎间盘置换术这个简单粗暴的常规手术，像是大刀阔斧的“木匠工”的话，那么椎间盘髓核摘除这个微创手术，就更像《007》《碟中谍》中的特工任务——悄无声息地潜入，神不知鬼不觉地取出。

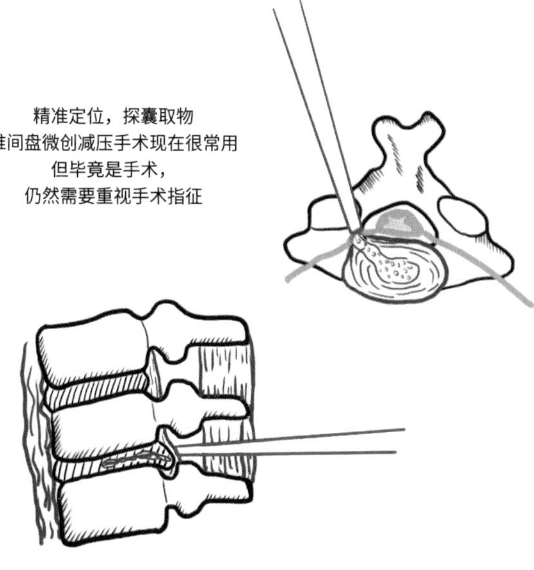

椎间盘微创外科手术一般从很小的开口探进去，精确定位，而且对颈部其他组织的损伤范围很小，病人手术后一般半天就能下地活动，年轻人在微创手术后，椎间盘的恢复通常都比较快。但是微创手术太依赖于精确定位，如果很多节段颈椎都有问题的话，那用微创的方法，一节一节“打洞”去修理就意义不大，只能针对非常局部病变也是微创手术的局限所在。

如何预防颈椎病的发生和加重？

锻炼活动不仅可以促进气血流通，让人体筋骨强健，肌肉壮实，脏腑功能旺盛，增强体质，还能调节人的精神情志活动。预防颈椎病的锻炼，要注重颈背肌群的锻炼和平衡运动的锻炼。通过促进脊柱和周围组织的血液循环和代谢，加强局部炎性反应和炎性产物的及时排除，保证颈部正常的生理功能。

未病先防，固然是最理想而积极的措施，但有时候患病在所难免。所以既病以后，仍然应该采取积极的态度，争取尽早诊断，然后早期治疗，阻止疾病的加重。如果病症逐渐恢复，也要注意愈后防复，来巩固已经取得的疗效。

颈椎病的早期诊断，无论是对于临床疗效，还是预后，都是非常重要的。病程和疗效之间有着密切关系，病程越短，疗效越好。病人病程长的原因大多分为两种，一是病人没有及时来看病，二是在就诊的时候医生没有及时明确诊断，以至于误诊。因为误诊，很多颈椎病患者失去了治疗的最佳时机。

颈椎病处于髓核突出的初期时，可以通过休息静养、推拿这些治疗方法让突出物回纳到原来的位置。同时，及时地治疗可以消除损伤性炎性反应，改善局部血液循环，改变神经根受压的状态，从而减轻临床症状。如果错过了治疗时机，就有可能使突出的髓核和椎管里的韧带、神经根发生粘连，形成纤维化和钙化，这时候就很难改变突出物的方向或让它回到正常位置了，治疗效果会大打折扣。

当发现椎间盘退变的时候，不要太过紧张，及时对椎体的稳定机制进行防护性治疗，不仅可以预防椎体失稳，还能让椎间盘退变和椎体失稳之间的恶性循环被截断，遏制椎间盘的退变进程。

无论是颈椎病患者，还是容易患颈椎病的人群，预防都比治疗更重要，具体预防可以从以下几个方面着手。

首先，要在生活中纠正不良姿势，避免颈椎长时间保持在一个固定的姿势，尤其是半坐半躺的姿势，一般应该一个小时左右调整一下姿势或者做一些简单的颈部活动。睡觉时应使胸部、腰部保持自然曲度，双髋、双膝微微弯曲，放松全身肌群。木板为底的软弹簧床对于保持脊柱平衡效果最好。

其次，要注意避免颈部受凉，温度过低容易引起颈部肌肉僵硬，影响颈部活动时肌群的动态稳定。人体的姿势、体位和脊柱的活动密切相关。长期的不良姿势和体位容易引起肌群力量失调，破坏脊柱的力学平衡，进而引起脊柱的结构改变。从生物力学角度看，不良姿势在增加颈部劳损和椎间盘内部压力的同时，也会增加颈椎病的发生率。而正确的姿势可以缓解颈部的疲劳，有利于颈椎病的预防。

“慎避外邪”是中医预防养生学的一项重要的原则。因为颈椎病产生的重要原因是邪气入侵或外伤所致，所以“虚邪贼风，避之有时”，注意避风寒和做好防护外伤，都是预防颈椎病的重要措施。

颈部日常锻炼推荐

“导引”的产生，据《吕氏春秋·古乐》记载：“昔陶唐氏之时，阴多滞伏而湛积，水道壅塞，不行其源，民气郁阏而滞着，筋骨瑟缩不达，故作舞以宣导之。”这种宣导之舞就是导引术的萌芽。“舞以导之”与现代西方医学提到的舞蹈疗法（Dance Therapy）有相通之处。导引在慢性退变性筋骨病的防治中，发挥着积极的作用，具有很好的保健及辅助治疗作用。

现代医学认为锻炼疗法可以改善颈部的血液循环，松解粘连和痉挛的软组织，有不少动作对颈椎病有独特疗效，同时对无颈椎病者也可以起到预防作用。适当的运动锻炼，可以通过增进脊柱内外肌群韧带的活力，减少颈部的疲劳，从而加强脊柱的内外稳定性，有效防止颈椎病的发生。

颈部导引锻炼站立姿势和端坐姿势均可，双脚分开与肩部同宽，两臂自然下垂，全身放松，两眼平视前方，呼吸均匀。在本部分的最后，就列举一些常用的锻炼方法，供读者日常锻炼参考。

对线训练：颈部良好姿势的形成，是以身体整个姿势处于良好的列线状态为基础的。正常的中立位应该会呈现良好的对线，它可以适应各种活动，只要让最少的肌肉参与活动就能保持良好姿势，从而最大效率地建立稳定。

训练时可以穿上浅色衣服，在有明显垂直线的墙前背墙站立，面前放一面镜子作为视觉反馈。在此基础上，直立或弯腰，控制身体的正中线与墙边的垂直线进行参考，保持平行，以训练自己保持直立位置。

平躺颈部活动度训练：颈部活动度训练常常采用仰躺的姿势进行，充分放松过分疲劳的肌群，有助于让颈椎安全地在更大范围（不会感到疼痛的范围）内尝试活动。

在这个基础上，还可以准备小毛巾卷或者小网球，垫在颈部后侧头骨和颈部交界的区域，使用头部的重力让它轻轻压在枕下肌下。躺在这个位置，集中注意力，深呼吸5～10分钟，加快颈部活动度恢复的速度。

“收下巴”训练：如果做这个动作能看到“双下巴”，那就说明姿

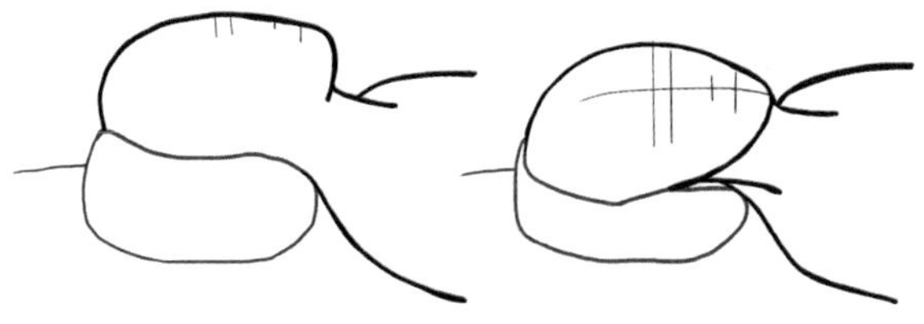

颈部在不引起疼痛的范围内充分活动

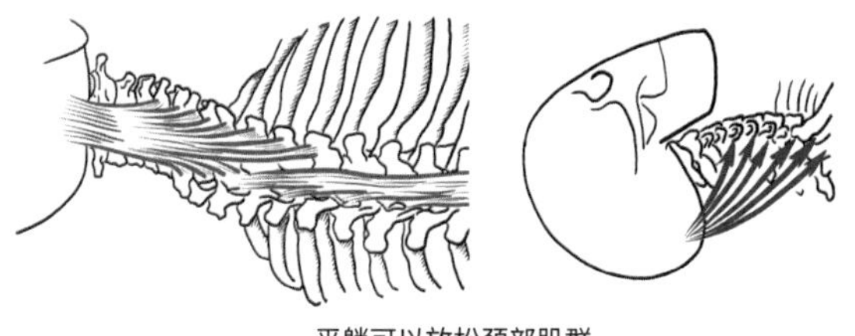

平躺可以放松颈部肌群
使主动锻炼更安全

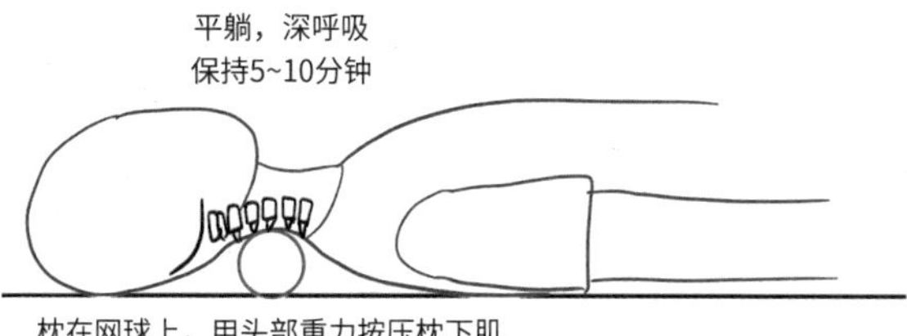

枕在网球上，用头部重力按压枕下肌

势到位了。

用手指轻轻顶住下巴，给颈部活动一个阻力，然后控制颈椎轻轻对抗手指做出抬头的动作。这个训练有助于放松头部和颈部之间的枕下肌群，如果放松过度容易造成颈椎曲度变直，因此除非头痛或后脑勺儿发闷的症

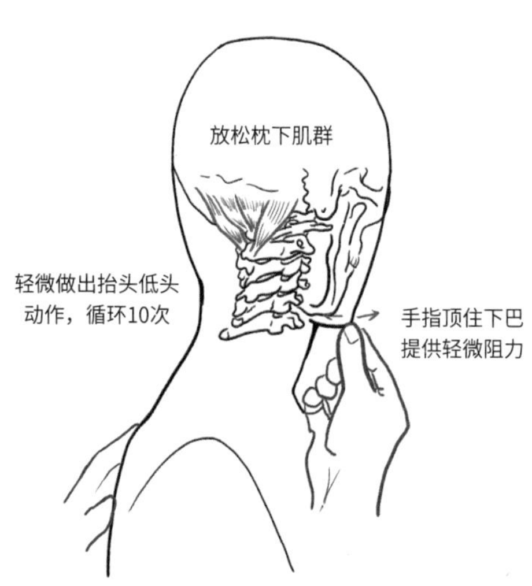

状严重，不然尽量不要持续训练六周。

“贴墙”颈部姿势强化训练：第一个动作背对墙壁，采用后脑勺儿贴墙的训练，保持上半身正直，坐姿、站姿均可。想要增加锻炼强度，还可以在后脑勺儿和墙之间加一个有弹性的小球，在保持上身稳定的情况下，增加一些手臂的活动。

每天训练1～2次，持续10分钟，坚持一个月左右，就可以达到养成良好姿势的目的。

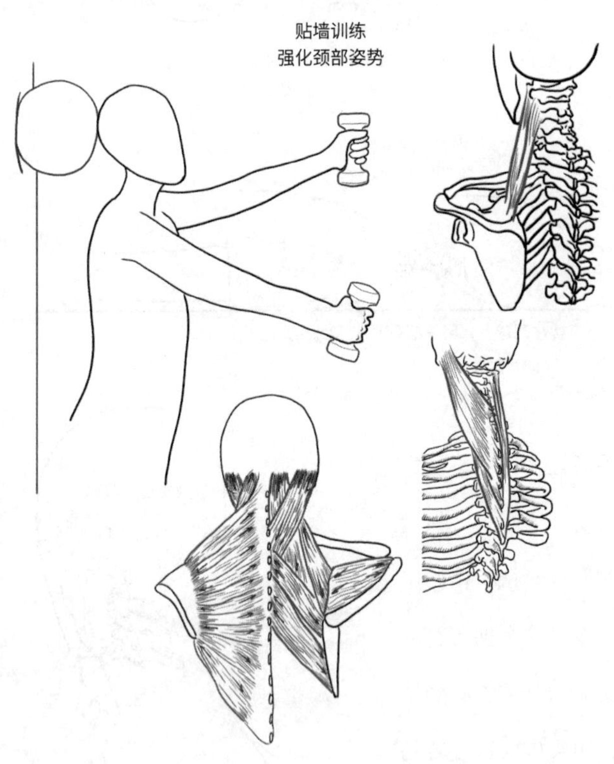

第二个动作是面对墙壁，采用额头隔着弹性小球紧贴墙壁的训练。

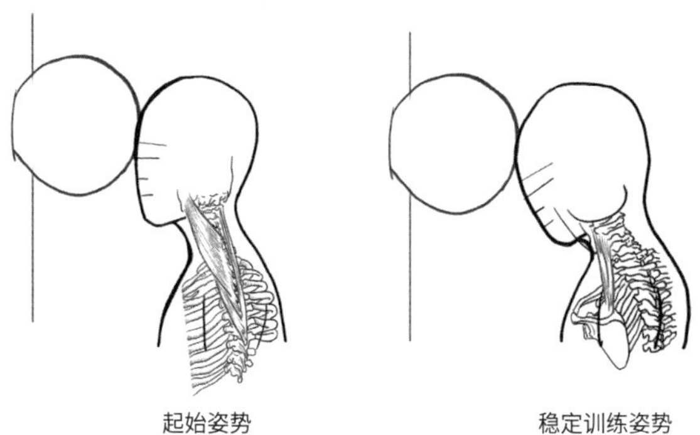

起始姿势　　　　稳定训练姿势

这种保持一定姿势、让肌肉持续发力的方式，称为“等张训练”，这种方法可以在安全的范围内，持续让平时不良姿势下不太使用的肌群得到充分加强。

针对性颈部姿势训练不仅可以矫正不良姿势，而且可以应用于颈椎外伤后或手术后的康复训练。经常做这种训练，还可以预防颈椎外伤后颈椎病的发生。

第2章

腰痛篇

几乎每个上班族都曾体验过腰痛的不适。当腰痛来袭，让你站也不是，坐也不是，走几步就“腰部发沉”，坐久了就“直不起腰”，越想尽快缓解它，它就越是如影随形，这种慢性易复发的不适大大影响了我们的工作状态，破坏了我们日常生活的质量。

正常的腰椎都是相似的，酸痛的腰椎各有各的问题。即使是相似的腰痛症状，也有可能是来自各种各样不同的原因。

众所周知的“腰椎间盘突出症”“腰椎管狭窄”“腰椎滑脱”“腰肌劳损”，这些名字听起来好像都和自己的腰痛有关。你真的了解自己的腰椎吗?

因为颈椎和腰椎很多结构都是相似的，本章将顺着前一章，侧重腰椎，最重要的是预防和保护。本章将围绕腰椎更复杂的肌肉稳定和活动系统，带大家重新认识“腰椎病”。

不了解病症

“腰椎间盘突出症”“腰椎管狭窄”“腰椎滑脱”“腰肌劳损”……你是不是也曾被这些诊断名词唬住过?

腰椎扭伤和腰肌拉伤你能区分得出来吗?

为什么腰部急性外伤去了医院，医生却查出一堆慢性腰部劳损的问题?

在这一部分，我会把这些腰椎病症一一为大家说明白。

慢性腰痛的预警信号

几乎每个上班族都曾饱受腰痛的困扰。当腰痛来袭，真的是站也不是，坐也不是，走几步就“腰部发沉”，坐久了就“直不起腰”，越想尽快缓解它，它就越是如影随形，这种慢性易复发的不适大大影响了我们的工作状态，破坏了我们日常生活的质量。

急性腰部扭伤和劳损

腰部除了承担和维持身体重力以外，还要适应各种活动下动态的变化。这些稳定性和灵活性兼具的协调任务，主要由腰肌来担当，但人体结构在解剖上，存在诸多限制。

如果急性腰部扭伤及时获得恰当的治疗，就会发展成慢性腰部劳损。急性扭伤后，身体在没有治疗干预下的自我修复，容易产生瘢痕和粘连，扭伤伴随的疼痛也会影响活动发力，造成腰肌力量减弱或者失衡。

另外很大一部分慢性腰部劳损，是来自“量变到质变”，长期久坐伏案工作（学生、白领）、长期弯腰低头工作（厨师、工人）、反复弯腰发力（农民、手术医生）等不良体位和错误姿势引起的应力累积，就容易造成疲劳创伤。

肌肉软弱不能维持正常腰部功能和位置，使深部韧带受到牵扯，导致周围的神经和血管受到挤压，影响营养供给，腰椎附近炎症物质在脊柱周围肌肉缝隙间形成“堰塞湖”，积聚而无法排出，于是就产生了压痛点。患者因为怕痛，在活动中总是有意无意地避免使用这部分的肌群，肌肉长期不使用，就会发生萎缩，加之周围炎症物质的堆积，肌纤维之间还会互相粘连，肌肉的弹性大不如前，而影响腰部的活动有赖于

腰椎稳定原理就像帆船

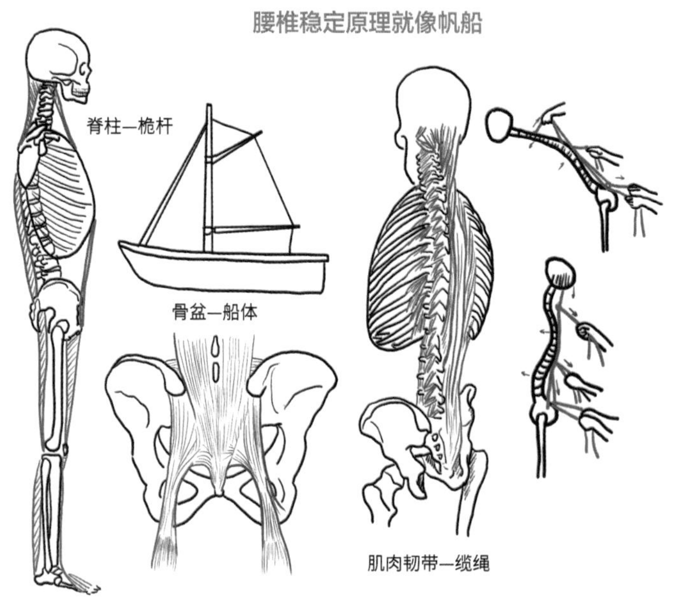

多种肌群的协调配合，当一组肌群发生问题时，整个动态平衡的体系也会发生“蝴蝶效应”。

同样的情况在韧带层面也有发生，一侧韧带和软组织随着劳损减小强度和张力而松弛，而另一侧则因张力过大而缩短，平衡失调，疼痛扩散，牵扯上下肢在各种活动中都出现不稳定的姿态。韧带的动态失衡，常常会影响椎体之间的平衡。

因此，肌肉失调、肌肉痉挛和肌肉挛缩是形成慢性腰痛的“三重前奏”，而作为“主旋律”的腰椎间盘突出和椎管狭窄，一般都在腰部肌群出现问题之后，没有得到及时纠正，不良刺激始终贯穿，旧的创伤和新的损伤交杂，逐渐从肌群的动态失衡转变为腰椎间盘的静态失衡。

大部分人的腰痛并不太严重，日常活动时不会感到疼痛，发力也不会受到影响，远端下肢更不会出现麻木无力的神经放射症状。当他们跑去做手法推拿的时候，治疗师手指对腰部做的深层按压，会引起非常严重的酸胀疼痛感。造成这些症状的问题，不在腰部肌群，也不在腰椎关节和椎间盘，而是在肌肉表面覆盖的肌筋膜。肌筋膜炎就是引起腰部按压酸胀感最常见的一种软组织损伤。

按压敏感的肌筋膜炎

肌筋膜炎顾名思义就是肌肉表面的筋膜因为损伤所出现的炎症，针对这个部位的问题，相似的名字比较多，如肌纤维组织炎、肌筋膜纤维组织炎、肌筋膜疼痛综合征等。肌筋膜炎主要发生在各种肌群叠加在一起协同发力的部位，如颈部、肩部、腰部和臀部。许多人或多或少都会在这些部位上受到挤压时会有酸胀感，甚至剧烈疼痛会一触即发。这些敏感的按压区域我们称为“激痛点”，是肌筋膜炎特有的现象。

这些“激痛点”主要分布在肌筋膜和骨相连的部位，众多肌肉的肌腱从连接的骨表面开始束状分支，是受力最集中的区域。肌肉劳损和拉伤所产生的炎症物质也会积蓄在这里，当按压时，肌肉受到牵拉、更多炎症物质接触到神经末梢、有陈伤的肌筋膜等软组织被进一步牵拉，都会引起局部疼痛刺激，但并不会沿着神经分布形成进一步的放射症状。

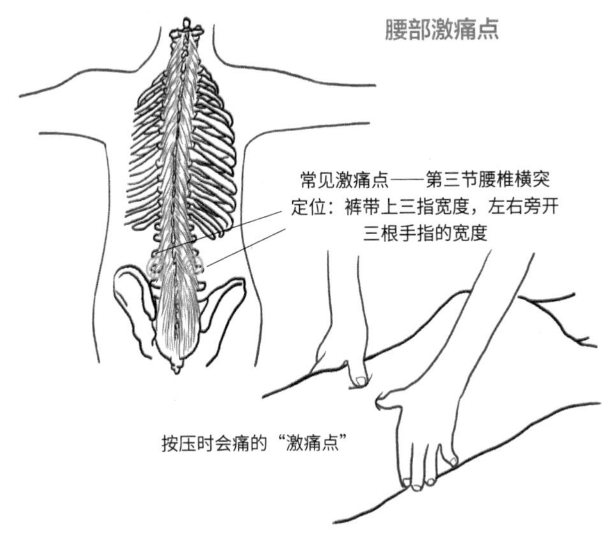

除了按压会引发酸痛感以外，在潮湿阴冷的天气，肌肉也会发生痉挛，从而使肌筋膜积聚炎症物质，造成粘连和增生。这些皮下肌肉间的粘连物用手指按压可以感觉到，条索状半游移的形态，是受损的肌肉纤维和周围脂肪组织聚合而成的纤维性组织。针对颈腰不适所做的手法治疗或小针刀治疗，治疗原则就是“撕开”这些多余粘连，用短期的疼痛难忍来交换未来功能的改善。

和慢性劳损的肌筋膜炎症压痛不同，活动量较大的青壮年大多是腰椎活动过度引起的摩擦和牵拉，以第三节腰椎的横突最常见，因此也被称为“第三腰椎横突综合征”。

第三节腰椎两侧横突特别长，水平向两侧延伸，横突周围有血管和神经交叉经过，还有较多腰椎两侧肌群的筋膜附着。同时，第三节腰椎正好在腰椎生理前凸弧度的顶点，恰好经过躯干的重心线，是承受重力并传递负荷的重要结构。

腰椎结构示意图

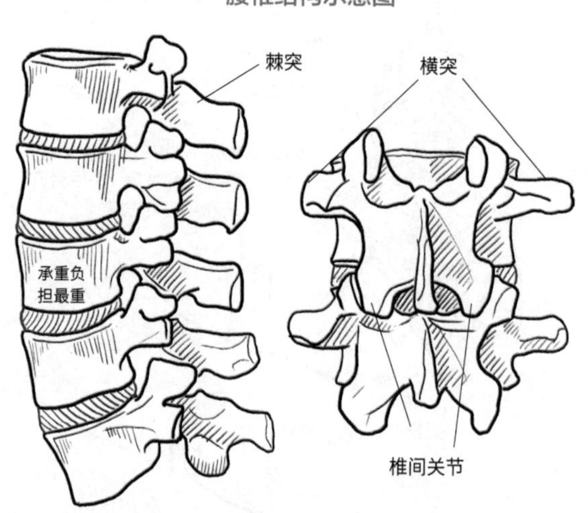

活动中身体侧向发力时，连接横突的一侧椎旁肌收缩，对侧横突就会因为杠杆作用而上撬，活动范围比较大，需要通过腰椎周围各种肌群协作才能维持平衡。如果缺少其他肌群协作，仅靠一侧椎旁肌收缩产生活动，容易造成对侧单一肌群过度牵拉损伤，肌纤维撕裂后出血、粘连和筋膜挛缩，使周围血管神经受到摩擦、刺激和压迫，由此产生症状。

与肌筋膜炎不同的是，腰三横突综合征和受到的外力作用关系很大，常常在运动或工作中发力不当，而产生或者加重症状，主要表现出来的疼痛，除了集中在单侧或者两侧以外，还会扩散到臀部、大腿后侧、腹部等处，但不会影响走路姿势。

因为病变部位仅在腰椎周围软组织，几乎不伴有腰椎结构的异常改变，因此非手术治疗（封闭注射、物理治疗、推拿手法）就足以缓解症状。如果不及时积极治疗，放任其粘连和疼痛不断加重，就容易引起腰椎和椎间盘等静力平衡结构的变化。

腰椎也会关节炎？

说到关节炎，大部分人首先会想到肩关节和膝关节这些活动的大关节，而对于颈腰椎的问题，大部分人只能想到腰椎间盘突出症和腰肌劳损，事实上腰椎关节也是会发生炎症的。关节突间滑膜炎由于部位深，体征易混淆，加上学术界对其认识还不够，曾经很少被重视和关注。

麻雀虽小，五脏俱全。腰椎关节突虽然小，但它们的结构和其他带有滑膜的大关节是一样的，都会在急性创伤和慢性劳损下，发生滑膜炎或关节囊炎。腰椎关节数量众多，因此脊柱小关节之间创伤性滑膜炎，也是引起腰痛的主要病因之一。

腰椎小关节之间包裹着含有神经末梢的小关节囊，在小关节囊上分布着两种“传感器”，分别为伤害感受器（Nociceptive Receptors）和小体感受器（Corpuscular Receptors）。当肌肉拉伤产生炎症物质刺激到腰椎小关节的关节囊时，伤害感受器会受到刺激引起神经冲动，从而产生疼痛。另一方面，小体感受器为了抑制疼痛感觉，会自发性地调整

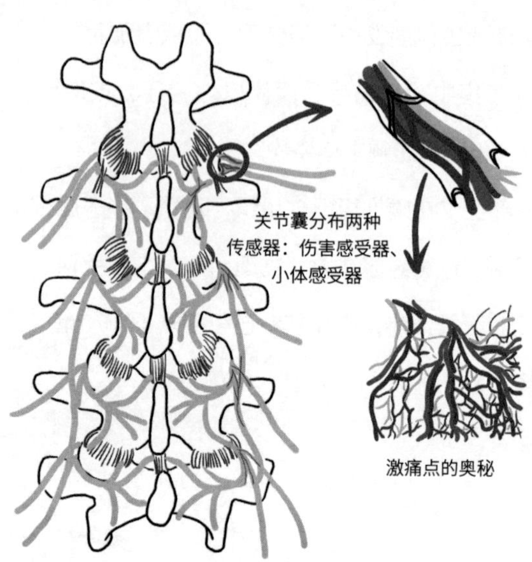

身体对伤害的耐受度。常见的推拿手法、针灸等物理治疗，原理上都是通过调整小体感受器起到缓解疼痛的作用的。

如果腰椎小关节发生滑膜炎，关节囊表面的这些感受器就会进入异常状态。即使没有拉伤或扭伤，腰部也会反反复复出现疼痛，腰部深处有压痛，腰部活动困难，但不伴随神经放射的症状，一般局部关节囊封闭注射后，疼痛就会消失。

腰椎小关节之间的滑膜炎虽然局部影响比较有限，但如果不积极治疗，滑膜组织就会不断增生增厚，充满空间有限的小关节腔，嵌顿和挤压频繁发作，会很大程度上影响正常的生活和工作。

痛到直不起腰是怎么回事？

痛到直不起腰的情况常见于孕妇和负重为主的体力劳动者之中，问题主要发生在骶髂关节处，骶髂劳损是腰痛主要原因之一，大多在急性损伤发作后转为慢性，并迁延反复数月。不良姿势劳动和运动中急性扭伤都会造成该部位的损伤和疼痛。

腰骶部韧带松弛、体重增加等都会引起骨盆向前倾斜，当骨盆前倾时，腰椎靠近骶骨的区域会受到很大的压力，由此引发的疼痛非常严重，并放射到臀部和下腹部，但不会发展到下肢坐骨神经分布区。

痛到直不起腰的力学原理

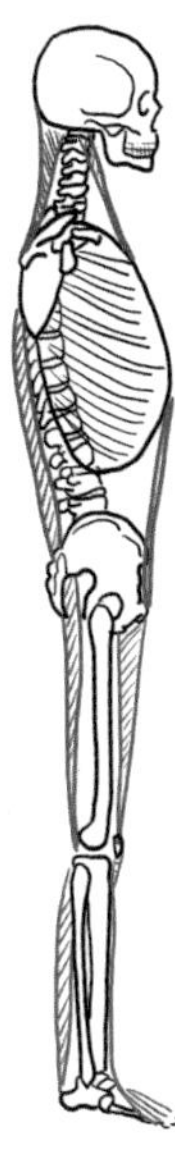

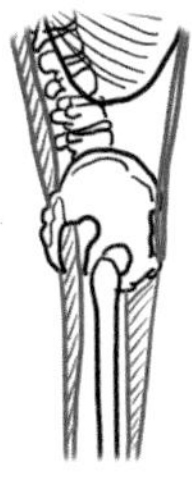

后侧腰肌疲劳痉挛后，腰肌长度变短
长期久坐，前侧腹肌弱化松弛，长度变长
使骨盆前后拉力不对称，因此产生前倾。
挛缩的腰肌难以发力，因此会有“直不起腰”的感受

腰骶劳损的病人往往直不起腰，会出现明显的跛行，严重影响工作学习，卧床屈髋时骨盆回到正常的角度可以缓解疼痛。急性骶髂劳损的病人一般症状非常严重，除了卧床静养以外，还可以口服一些止痛药，并局部注射麻醉止痛药来缓解，一般卧床静养一周可缓解症状。

因为该情况和腰椎间盘突出症很类似，很多情况下病人因为剧烈腰痛来医院拍片子，片子上发现腰突症，就误以为是本次腰骶部疼痛的病因，即使针对腰椎间盘做了手术，也很难有效缓解腰骶劳损的症状。腰部因为结构复杂，诊断和治疗上都需要更加细致，才能做到对症治疗。

当腰部拉伤后，如果疼痛可以忍受，也可以做些站立、走动的基本活动的话，那很可能只是腰部软组织拉伤，第一时间冷敷并且静养一周左右，就能恢复。

如果拉伤后完全活动不了，疼痛难忍，直不起腰，站也不是，坐也不是的话，就可能是更严重的腰骶关节劳损了。这时候先别急着贴膏药和静养，最好拍一个片子并由骨科医生做个系统检查，排除一下腰椎骨折或腰椎间盘突出症等问题。如果骨性结构损伤可能被排除，那就可以安心针对腰骶关节进行复位，针对腰肌及其周围软组织拉伤炎症进行调养。

在受伤后的24～48小时，治疗目标是减轻因为暴力引起的腰肌疼痛和痉挛，主要方法有静养、冰袋外敷和压缩绷带。如果疼痛剧烈难忍，可以配合消炎止痛药，如布洛芬，协助减轻局部疼痛和肿胀。

而在受伤后的第24～48小时，就不能再继续卧床静养了，长时间的卧床静养会减弱肌肉力量，反而会减慢恢复的速度。即使此时仍然有些症状，也建议循序渐进地开始做有针对性的康复锻炼。

大部分软组织的急性拉伤或劳损都会在两周内有所好转。如果两周后症状仍然持续反复，那就需要再来医院或者物理治疗诊所，明确病因并进行恰当的康复治疗。

那些眼熟的腰椎问题

在许多X线检查报告单上，总会看到一大段文字描述中，有一句“骨质增生”。医生看了片子后，也会和你轻描淡写地说：“哦，有一点骨刺，这节椎间盘有点膨出，腰椎对线不是很好。”一句话里涉及好多结构变化的术语，那么这些增生、膨出和对线到底是啥意思呢？

骨量过多的腰椎骨质增生

骨刺就是骨骼表面的骨质增生，虽然骨刺听起来感觉很锋利，其实大多是不规则形。在X线上可以看到局部骨质的密度增高（颜色更白），特别是在骨骼的边缘出现新生的骨，因为和原本边缘齐整光滑的骨表面不协调，所以称它们为骨刺，也叫骨赘。

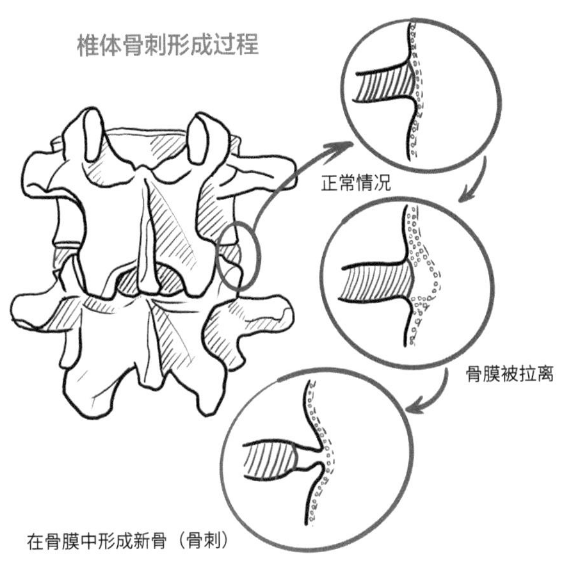

骨骼退行性改变是人的自然衰老在骨骼上的一种表现，是骨骼为了适应长期的运动和负荷而产生的一种生理性退化性变化。这种退变是随着人的发育、生长、成熟、衰老逐渐产生的。

从30岁开始，脊柱椎体就开始逐渐发生退行性改变。随着年龄的增长，这种退行性改变的发展逐渐加快，更多承重关节附近的骨骼也会出现边缘不齐的骨刺，一般到了50岁以后，骨刺会更加明显，这种骨质增生是老年人所共有的表现。这种情况下的骨退行性改变是人体正常的生理过程，而不是病。就像自行车需要有一个支架才能放稳一样，当骨骼周围的肌肉韧带没办法提供足够的支撑的时候，骨骼就会“自食其力”，自己长出一个支撑脚来保持稳定。

有些人因为职业（长时间伏案工作、低头作业）或者不良生活习惯（高枕睡眠、“北京瘫”在沙发上）的原因，脊柱长时间处于过度运动和负荷状态，会让颈腰椎过早发生退行性改变，这就不是正常的生理过程了。过早的力学结构改变，会让关节磨损、韧带肌肉出现劳损，造成整个力学系统的失稳。

脊柱的骨刺总是发生在椎体的边缘，靠近椎间盘。因为椎间盘退变一般比椎体退变更早，所以椎体骨质增生作为椎间盘退变的“补救措施”而产生。

因为骨刺本身不是病，一般不用特意去纠正。如果因为骨关节、椎体表面的骨质增生造成附近的神经、脊髓、血管的刺激或压迫的话，就会产生相应的症状。

颈椎腰椎骨刺增生使得椎管、椎间孔、横突孔等狭窄，椎体小关节表面的骨刺会影响椎体之间的稳定，压迫到神经、脊髓、血管。在颈椎，有可能引起头晕、颈部疼痛、手麻；在腰椎，就有可能引起腰痛、腿麻等症状。这些就不是单纯的椎体骨质增生了，而是颈椎病、腰椎病。

因此，当影像报告中描述具体部位出现了骨质增生、骨赘（骨刺），而没有对应的症状出现的时候，不需要进行治疗；而当症状出现后，往往对症处理那些被引起的炎症、压迫和刺激的症状，也很少有特别有效的针对骨刺消除的治疗方法。

另外，还需要一提的是，骨质增生和骨质疏松关系密切。骨质增生是骨质疏松之后的防护措施。以膝关节为例，膝关节是身体最大最灵活的骨关节，由股骨和胫骨构成支撑结构，在骨的表面有一层软骨附着，起到缓冲压力和冲击力的作用。如果说软骨是沙发垫，那么软骨下的骨骼就是沙发的基座。沙发垫磨损往往是沙发基座的支撑结构最先出了问题，根源就是骨质疏松。没有了足够坚固的软骨下骨，软骨缓冲冲击的能力下降就会产生疼痛。为了不让疼痛持续，我们会下意识地改变站立和走路的姿势，出现O型或者X型的膝关节连接。面对这些与正常情况不同的应力分布，骨骼为了不被压断而进行加固，骨刺就因之而生。

骨量不足的腰椎压缩性骨折

腰椎压缩性骨折是最常见的骨质疏松骨折之一，也是老年人身高变矮、驼背伴有腰背刺痛很常见的原因（因为骨折不是暴力发生，所以往往拍片了才发现已经骨折，然后才意识到原来已经骨质疏松了）。

骨质疏松是中老年妇女中非常高发的慢性病，随着绝经期的到来、雌激素的减少，骨骼里的钙质都向外流失进入血液，缺少钙质的骨骼强度会大大下降，这是骨质疏松症的最重要特点。对于日常承重负担很大的腰椎，每天直立走路时，腰椎都在支撑体重，骨质疏松后，腰椎强度大不如前，即使打喷嚏、晾衣服、伸懒腰等动作带来的这些较轻的外力，都有可能引起骨折。

因为腰椎的受力特点，骨折往往表现为压缩性骨折。当X线片上看到腰椎中央有一条横向的骨折线，而且腰椎的高度下降了15%～20%时，就可以诊断为压缩性骨折。

椎体压缩性骨折

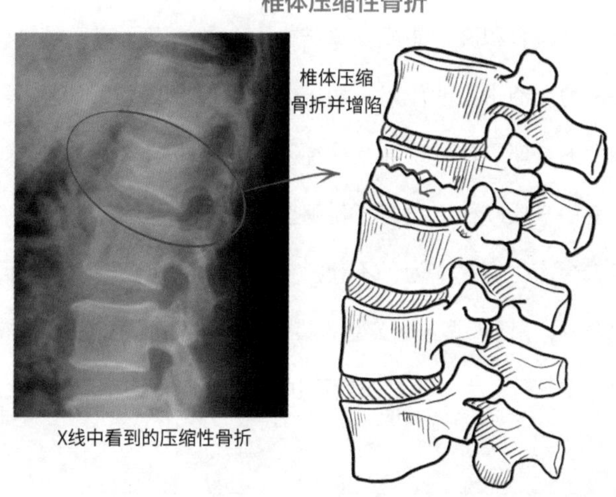

X线中看到的压缩性骨折

椎体压缩性骨折可能发生在任何一节椎体，最常见的是在胸椎和腰椎相接的几节椎体上，最后三节胸椎和第一节腰椎是压缩性骨折最高发的节段。

由于大多数椎体骨折都发生在椎体前侧，而压缩的形变使得骨折后脊柱仍然保持稳定，所以压缩性骨折并不太会对脊柱后侧分布的脊髓和神经带来额外的损伤，因此除了身高缩短、体态变化和改变体位时的轻微刺痛以外，压缩性骨折的症状并不像腰部扭伤和拉伤那么疼痛剧烈。

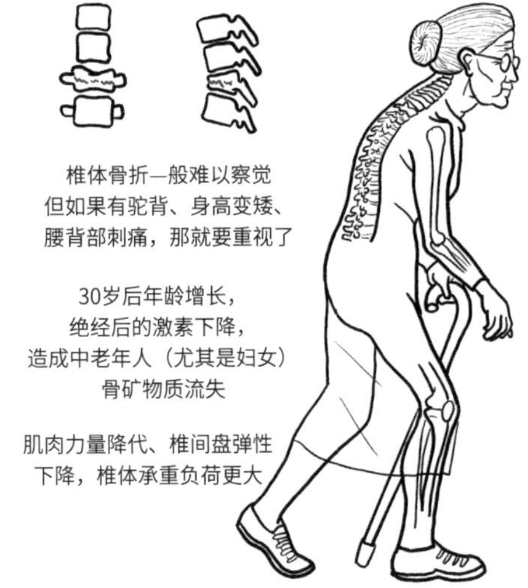

椎体骨折通常会引起剧烈的腰背部疼痛，也会伴随有比较明显的驼背畸形、身高突然变矮、腹部器官受到挤压而影响功能（尿频、腹胀等）的问题，以及由于缺乏运动锻炼引起的肌肉萎缩和有氧能力下降。这些并发症状，不仅影响了病人的形象，还会给日常工作能力和生活质量带来很严重的负面影响。

骨质疏松症是导致腰椎压缩性骨折最常见的原因，而骨质疏松症在绝经后的妇女中尤其多见，所以在诊断上，对于这个年龄段的中老年女性，听到腰痛的症状时，医生往往会先给她们拍个X线片，优先排除骨折或滑脱的可能，然后再做进一步的对症治疗。

骨质疏松症是一种“沉默”的疾病，而腰椎骨折也不太会对活动产生太大的影响，这双重“隐匿性”叠加在一起，使得腰椎骨质疏松性骨折很难被发现，可这并不影响它对中老年患者生活和健康的危害。每年大约有三分之二的椎体骨折没有得到诊断，因此也没有得到恰当的治疗，更长时间的卧床静养，会持续给身体其他器官带来不可逆转的损害。

腰椎骨密度说了算

在医院里会采用“双能X线吸收法测定（DXA，Dual-emission X-ray Absorptiometry）”方法来给病人做骨密度检查，让低剂量的X射线通过不同组织（骨骼或软组织）后的能量差异来区别不同结构的穿透性（密度）。这个技术被用于测定骨密度（BMD，Bone Mineral Density），并作为诊断骨质疏松的“金标准”——通过骨密度的改变来预测骨折风险。

65岁以上的女性因为处于绝经期，所以建议每两年进行一次常规检查来了解骨量的变化。

骨密度检查后，我们会得到两张图，一张是类似X线片的图，因为

骨密度检查报告单

绿：正常
黄：骨量下降
红：骨质疏松

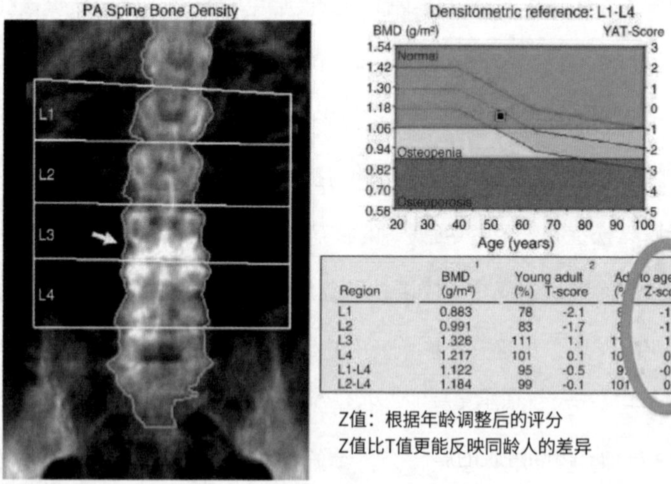

PA Spine Bone Density

L1
L2
L3
L4

Densitometric reference: L1-L4

BMD (g/m²)　YAT-Score

Normal
Osteopenia
Osteoporosis

Age (years)

Region	BMD (g/m²)	Young adult (%)	Young adult T-score	Adj to age (%)	Adj to age Z-score
L1	0.883	78	-2.1	8	-1.8
L2	0.991	83	-1.7	8	-1.5
L3	1.326	111	1.1	11	1.3
L4	1.217	101	0.1	10	0.4
L1-L4	1.122	95	-0.5	9	-0.3
L2-L4	1.184	99	-0.1	101	0.1

Z值：根据年龄调整后的评分
Z值比T值更能反映同龄人的差异

X线成像区
通过黑白对比度以及骨质轮廓，量化比较骨骼中的矿物质含量

腰椎和股骨颈的承重要求最高，所以骨密度常常针对这两个部位，来评估这些骨骼的骨折风险。通过影像，我们可以看到骨骼边缘和骨密度大小，颜色越白表示钙含量越高，骨量越大，而骨骼边缘毛糙不平，显示的是骨质增生的情况。

在报告的影像图边上，会有另一张红黄绿的图，这张图有两层含义。

首先看颜色，绿色区域代表骨量正常、黄色区域代表骨量下降、红色区域代表骨质疏松，这个骨量大小的判定分类是相对于20岁年轻人的，对应的是这张图下表格中T-Score的数值。

随着年龄增长，骨量不可避免会下降，因此同年龄段之间的相对值，在临床上更有意义，这也是Z-Score的意义。在这张图上可以看到一条从左到右向下的“通道”，横坐标是年龄，通道中间的线表示该年龄的平均值，平均值以下代表骨量下降，当低于通道的下限时，就代表骨质疏松。

腰椎滑脱和椎管狭窄

英文单词Spondylolisthesis分为两部分：Spondylo在拉丁语中意思是“脊柱”，listhesis是“滑移”的意思。所以Spondylolisthesis就表示一节脊椎相对于相邻的椎体发生滑动，椎体滑脱需要比较大的外力才能实现，所以经常发生在承重要求比较高的腰椎区域。

X线片显示腰椎滑脱的影像特征。箭头所指的这节腰椎椎体，相对于相邻的两块椎体向后滑出了不少距离。根据滑出的程度，临床医生对滑脱做出了分级，分为1～5级，数字越大，腰椎滑脱带来的后果越严重。

腰椎滑脱和严重程度

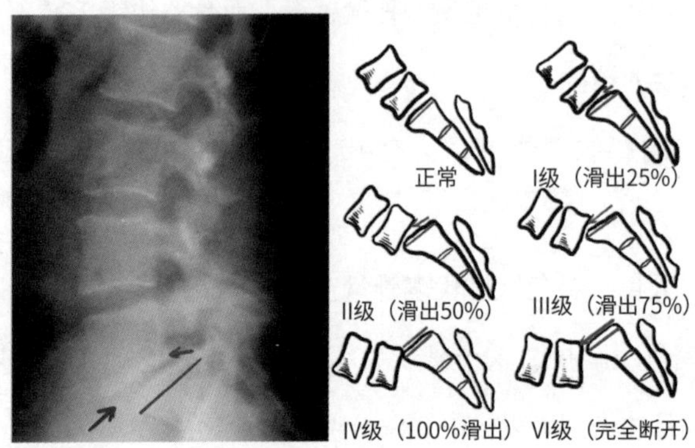

从侧面看到，腰椎之间的对线不整齐

相对于腰部扭伤或腰肌拉伤，腰椎滑脱的发生率要低得多。

许多腰椎滑脱症的病人起初都不会出现任何症状，大多数情况下症状和腰部扭伤很类似，反反复复地腰痛，却茫然不觉。而X线检查已经可以看到单节腰椎很明显地滑移了，这就是腰椎滑脱难以被察觉的特点。这类隐匿性很高的脊柱病，无论对医生还是对病人而言，都是很头疼的。

为了及早发现，尽早治疗，我们需要对它的症状特点有充分的认识。如果腰部扭伤后出现以下这些症状，建议尽早去医院拍个X线片来明确诊断：

· 过了两周，腰痛仍然持续反复，活动后的疼痛酸胀感会加剧，腿部逐渐感到无力；

· 腰部力量逐渐减弱，常常直不起腰，驼背加重，甚至昂首挺胸都坚持不了太久，在站立和行走中，腹部不自觉地往前顶，腰部后侧有比较明显的前凸曲度；

·有轻微的大小便失禁，或者比较轻度地对肛门和尿道控制能力下降。

有以上症状的不一定是腰椎滑脱，但是腰椎滑脱常会伴随着这些症状，因为腰椎的支撑能力下降后，维持躯体平衡会过多地依赖腰肌发力。

如雷贯耳的腰椎间盘突出症

当外力把髓核从椎间盘中心挤出来后，少了液压的椎间盘就会失去很多承重能力，与此同时，流出来的髓核会逐渐变硬，形成一块不规则形状的凸起，这就是“椎间盘突出”。

椎间盘突出的主要危害就是压迫到附近的神经或者脊髓组织，造成慢性压迫的二次损伤，当这些突出物压迫到神经时，就容易引起麻木和疼痛的症状。

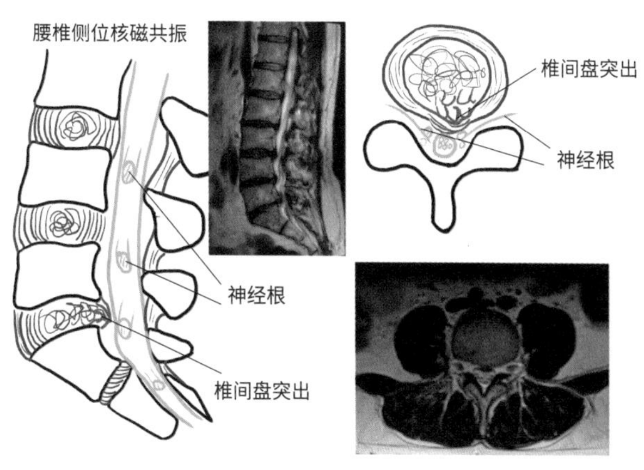

根据这个过程，椎间盘突出一旦形成是无法逆转恢复回去的，微创手术的目的是切除突出物，但很难让椎间盘变回到过去那种具有“液压”的承重部件了，因为髓核漏出后的这一块椎间盘里，将很难再产生新的髓核。

40岁之后，超过60%的人在核磁共振影像上会发现椎间盘退行性改变，而退变直接发生在椎间盘对抗外力的两层防护上。相比于正常椎间盘，退变的椎间盘内部结构显得更加紊乱，椎间盘纤维环之间存在多处撕裂的缺口。在纤维环构成的一条条路径上分布的细胞变得更少，加固工程越来越懈怠，使得椎间盘纤维环的胶原越来越脆弱，这就是退变的椎间盘难以承受外力引起突出的主要因素。

椎间盘退变不一定会引起椎间盘突出，椎间盘突出却大多伴随着椎间盘退变。

那么，椎间盘突出可能会出现什么症状呢?

椎间盘外侧纤维环撕裂是引起腰背疼痛最常见最重要的原因，外侧纤维环撕裂后，椎间盘内侧的髓核顺着裂隙被从中心挤压到了外侧，这个过程就被称为“椎间盘突出”，它的症状取决于不同区域突出所压到的部位。

腰椎后侧分布的神经主要支配下肢（比如大腿、小腿或脚），这些神经就像电线一样，从腰背后侧经过臀部中的坐骨神经一路传递到腿和脚。

当突出的椎间盘压迫到相应节段的神经时，神经受压的损伤炎症就会引起急性腰痛。

随着神经修复，炎症吸收，急性疼痛会在三天左右的时间内逐步缓

脊柱后侧神经对全身的放射性支配区域示意图

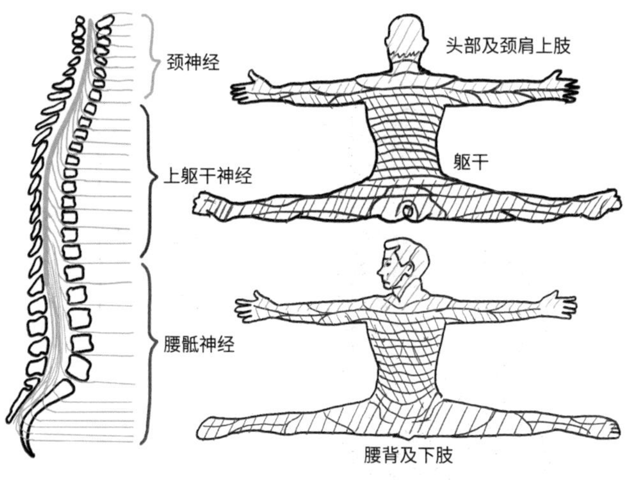

解。如果此时椎间盘仍对神经持续刺激，神经内部传递的“电流”就会变得更激烈。电流夹带着错误的感觉信息，从腰部传递到下肢，又反馈到大脑，让人感觉到下肢的疼痛、酸胀或麻木无力，这些症状都属于慢性腰痛，也被称为根性疼痛，即由中心向周围放射的疼痛和麻木感。

因此，椎间盘突出会导致两种不同类型的疼痛。

急性期常以腰背部局部的疼痛为主；而慢性腰痛，会有同时从腰背部放射到下肢的麻木和疼痛感，这个在生活中更常见，症状也往往反复难愈。

如果把椎间盘想象为一块奥利奥饼干，饼干中间的夹心有可能向任何一个方向被挤出。椎间盘也类似，髓核也有可能会因为外力而向 360° 任何位置被压出来。

而对于颈腰椎而言，我们更关心的是饼干后半部分的情况。因为前半部分没有任何神经分布，即使椎间盘向前突出，也并不会引起症状。

而椎间盘如果向后突出的话，不同节段分布着不同的神经，就会产生程度不同、区域各异的根性症状。

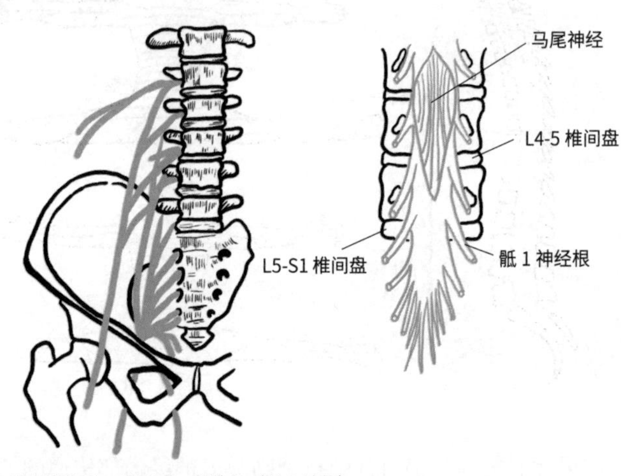

L5-S1 椎间盘突出，只压到一段神经（骶 1 神经）
L4-5 椎间盘突出，三段神经可能被压到（第 3、4、5 腰神经）

不同节段的椎间盘，可以向不同方向突出并压迫到不同的神经，从而产生不同的放射性疼痛。其中，腰椎间盘主要在L4-L5和L5-S1两个节段最容易突出，在所有的腰椎间盘突出中，约占90%。当L5-S1节椎间盘突出时，骶1神经会被压到。但是，当L4-L5节椎间盘突出时，有三段神经都有可能被压到，造成更多更复杂的症状。

一般椎间盘突出是很难收回去的，即使通过手术希望把突出的部分切除，也不会恢复正常的缓冲功能。为了让椎间盘不突出，或者延缓加重的进程，无论对于预防还是对于治疗，加强腰肌都具有重要的作用。

不懂得保护

腰肌使用过度会腰痛，腰肌力量不足也会腰痛，腰椎间盘突出却有可能没啥感觉。

不同年龄、性别、工作类型的人群都有不同的引起腰部疾患的风险。年轻人的不良姿势、体力工作人群的腰部发力不当、中老年女性的骨质疏松，不一样的诱因都有与之对应的保护方法，纠正不良姿势、找到正确发力方法、适当的肌肉拉伸、工作生活细节的改良，都可以对腰部做好防护，这一部分就逐一和大家分解。

容易引起腰痛的姿势

许多对身体肌肉骨骼不好的姿势，往往都会让人感到很舒服，如果当下的舒适需要用未来的使用寿命来做代价，那就有点得不偿失了。

这一节我就专门来整理一些“舒服”但却有毒的姿势，这些姿势广泛存在于我们日常生活的细节中，潜移默化地影响着我们的骨骼肌肉，最后改变了我们的体态。

首当其冲的“北京瘫”

忙了一天下班回家的你，在沙发里窝一会儿看电视等吃饭，这时候还有什么姿势能比“北京瘫”更舒服更放松呢?

如果这种“瘫法”一开始就会让人感到不舒服，也就不会有人去做这个姿势了。“北京瘫”对身体的影响力体现在更加长期的维度上。

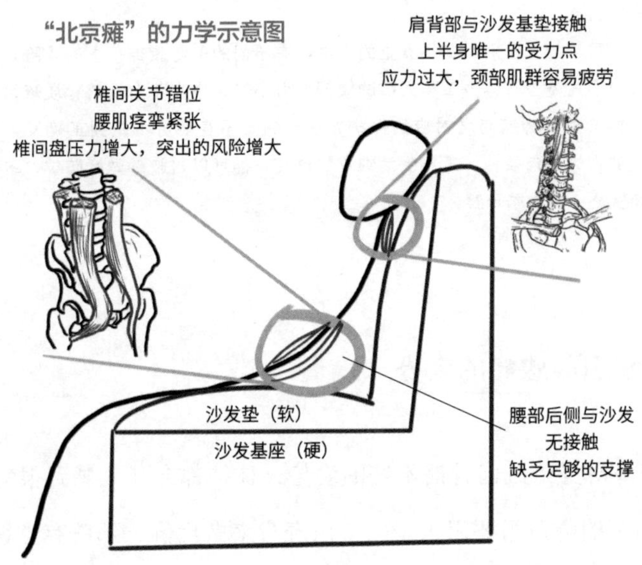

当你“北京瘫”的时候，腾空的腰部是毫无支撑的。为了让腰椎在这个姿势时不会因为重力往下坠，腰椎附近很多韧带和肌肉都在收紧来掌控住重力对腰部的吸引，当这些肌群开始累了，腰肌劳损就会引起疼痛，因为腰部没办法支撑起身体，

为了“瘫而不倒”，紧贴沙发的肩颈部就要承担更大的负担。那么细小的肩颈部想要和沙发垫产生足够的摩擦力来阻止上半身下滑，就需要有很大的压力让肩颈部压在沙发靠背上。如果把肩背部调节到正常坐

姿的中立位，这个姿势就相当于低头并在脖子上挂着一个很重的杠铃一样。额外的压力会造成颈椎内部应力分布过大，颈部肌群紧张，甚至会造成韧带拉伤。

如果这个姿势习惯已久，突然要你纠正回正确的坐姿，会很不舒服，因为保持正确坐姿的腰肌已经随着“北京瘫”弱化太多了，它们很难维持正确的坐姿太久。

所以在“北京瘫”向“坐如钟”过渡的时间里，我们需要做一些简单的锻炼来加强核心和臀部肌群，再充分拉伸下背部。常用的方法有肩桥、拉背和平板支撑。

肩桥动作示意图

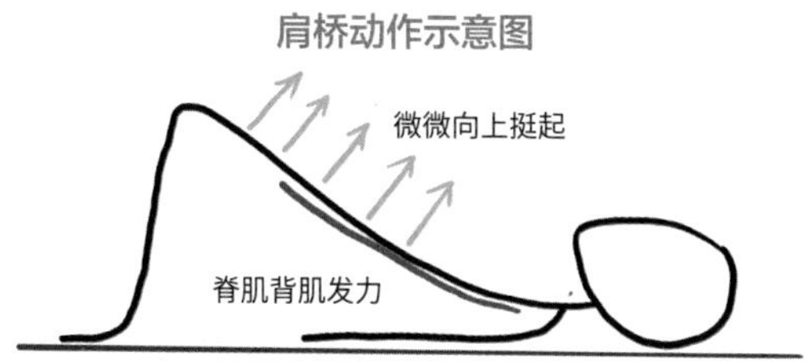

躺平在地面，弯曲膝盖，脚踝靠近臀部，两脚距离与肩同宽。

慢慢抬起骨盆，让大腿到上半身呈一条直线，这个时候收紧腹部和臀部肌群。

然后慢慢地有控制地放下身体回到开始的位置。

循环8～10次。

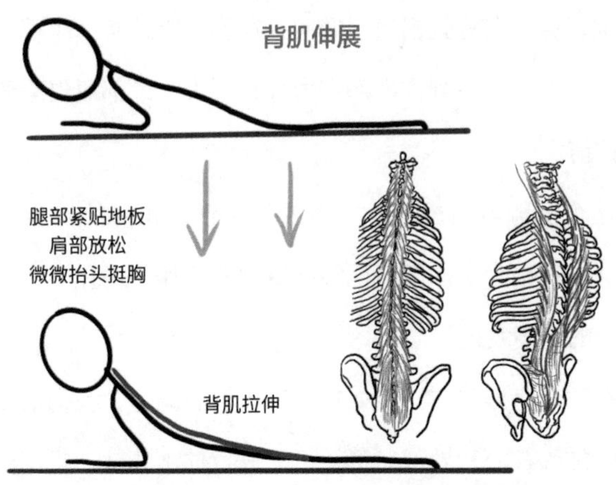

趴在瑜伽垫上，用两侧手肘夹紧身体，支撑起上半身。

收紧臀部，骨盆贴地，绷直脚面，依靠背肌的力量，慢慢拉长背部和颈部的脊柱。深呼吸并且保持5～10秒，然后回到刚开始的位置。

循环8～10次。

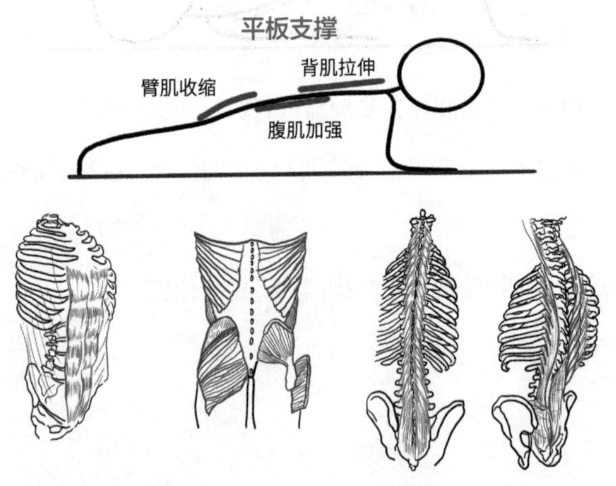

用前臂和脚尖一起撑起身体。

从脚踝到颈部保持一条直线，像平板一样，肩膀保持在手肘的正上方。

腹肌收紧，保持5～10秒就休息调整。

循环8～10次。

以上是可以改正“北京瘫”的简单锻炼方法。当背肌得到强化后，我们再改回正确的坐姿，就可以保持比较长的时间，直到养成新的好习惯。

前凸后翘的唐老鸭

S形身材前凸后翘，的确很火辣，但是S得太过就不那么好了。还记得那张传遍网络的屁股上可以放东西的卡戴珊的照片吗？

这样的体态，并不表示臀部很翘，而且小蛮腰也只是视觉的错觉。其实这在医学上被称为“脊柱前凸过度”（Hyperlordosis）。这种过大的腰椎前凸在生活中会产生像唐老鸭一样的体态。

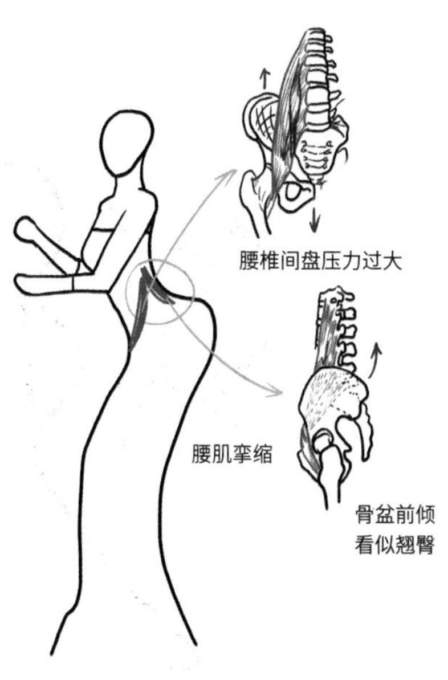

时常穿高跟鞋，习惯把背包背在前面，“啤酒肚”和“大肚皮”（孕妇），都会在日常生活中让上半身前倾，最后形成这样的“唐老鸭”体态。

为了纠正这样的体态，需要做核心、臀部和大腿的肌群加强和拉伸的锻炼，包括平板支撑、侧向抬腿、屈髋拉伸和站姿大腿拉伸。

侧向抬腿

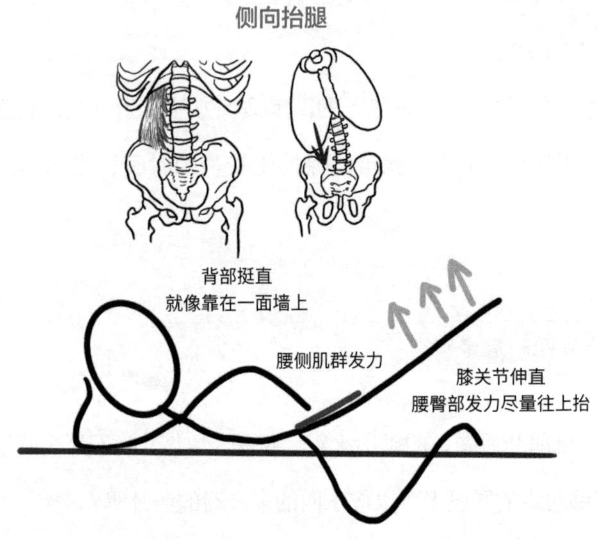

身体侧卧，下面的膝盖弯曲呈90° ，整个后背就像靠在墙壁上一样呈一条直线。

屈髋拉伸

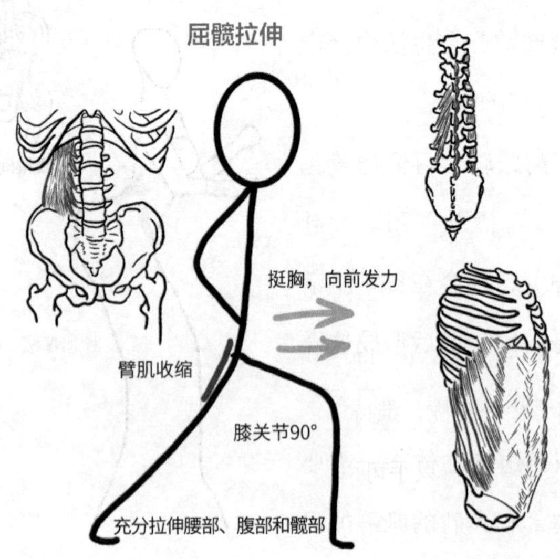

慢慢抬起上面的腿，往上抬到极限，以不晃动骨盆为度。也可以用手扶在臀肌附近，去感受肌肉的收缩。

缓慢放下大腿回到刚开始的位置。

重复8～10次。

向前迈出一只脚，两侧脚尖都朝前，保持后背和后侧腿部伸直。

慢慢弯曲前侧大腿，同时让后侧腿部上的臀肌发力往前推，直到感觉到骨盆得到拉伸。保持20秒，换到另一侧。

重复5次。

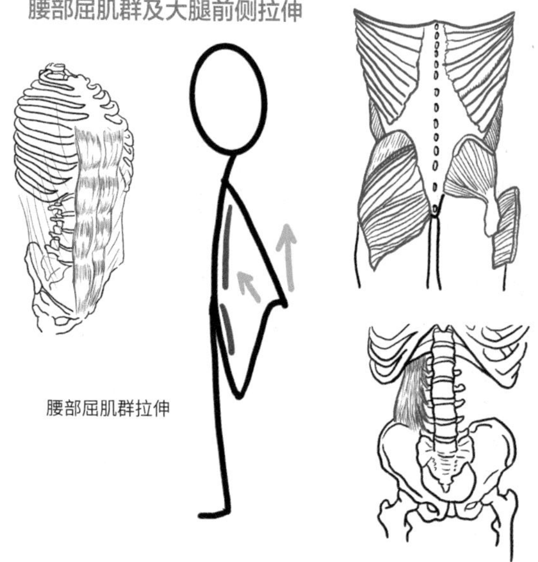

身体站直，抓住一侧脚面向后拉伸。

保持两侧膝盖靠拢，维持20秒，换到另一边。

重复5次，另外一只手可以扶住支撑物来保持平衡。

做完这些锻炼之后，在日常站立时也要有意识的纠正，才能从“唐老鸭”过渡到“站如松”。其中有个小窍门，就是让头顶尽量往上顶，想象头部把整个身体拎起来的感觉。只有反复刻意练习，才能改正错误的习惯，并且形成新的正确习惯。

“稍息”省力不合理

如果站的时间太久，我们会不自主的把身体的重心倾斜到一边的腿上，甚至做出“稍息”的姿势，让一条腿承担更多的体重，给另一条腿完全减压。一般习惯承重的那一侧腿是我们身体的“主侧腿”，跑步、跳跃、踢球的时候，发力都在这一侧启动。

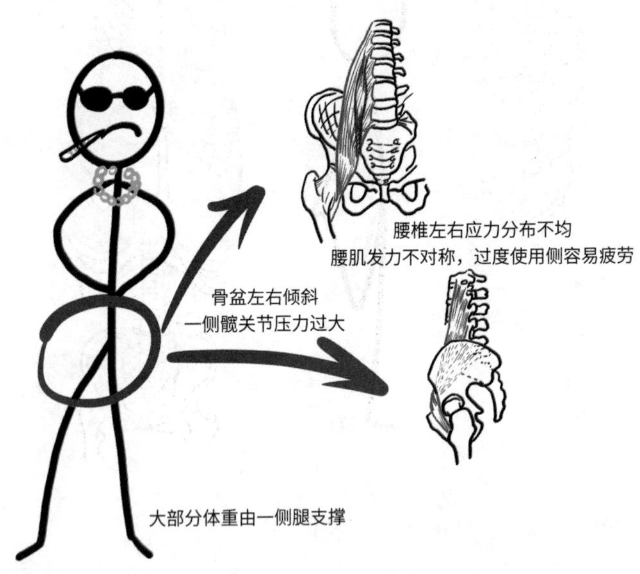

虽然身体的不对称无法避免，但是当这种左右不对称过大时，就会成为“动力系统失衡”。主侧腿受到过大的重量会加大这一侧骨盆和

腰部的应力，引起肌肉劳损，久而久之骨盆左右肌群力量失衡，会引起“骨盆倾斜”。单侧背包和妈妈单侧抱小孩也会产生相似的问题。

为了改善这个姿势，应该有意识地强化弱侧的大腿，并通过拉伸来加强身体的左右平衡。主要锻炼的方法有平板支撑、单侧抬腿和肩桥。

具体方法前文已有介绍，这里就不再赘述了。

伏案工作会背锅

最后说回开篇的伏案工作的“空气动力学姿势”。

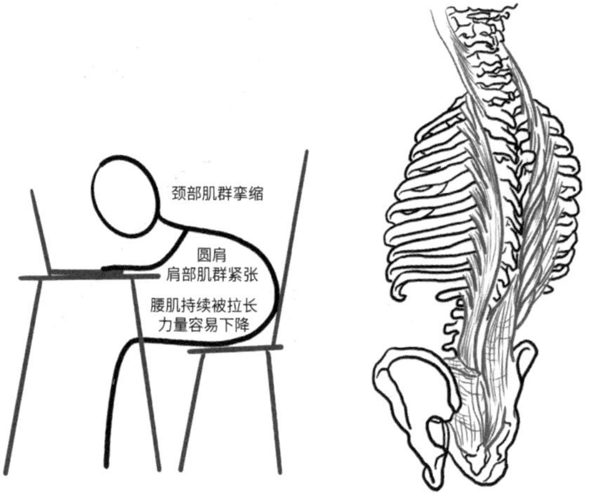

长期这样的姿势，会影响到日常生活中正常的体态。当我们正常站立的时候，背部肌群会因为弓背拉伸过度而松弛，从侧面就看成了“剃刀背”；颈部会微微前倾，拍X线片子会告诉你“颈部曲度变”；因为椅子太低，伏案的时候会不由自主地耸肩，并把肩膀往前聚拢让身体更舒服地靠着桌子，不经意间就成了“圆肩”。当这些错误的姿势累积叠加在一起，就会自然而然地看上去像个“背锅”的。

这时候除了要强化上背部的肌群，还要充分拉伸胸部肌群。通过调整上半身前后肌群的平衡，来纠正这些不好看不健康的体态。常用的方法除了之前介绍的平板支撑、肩桥，还要搭配做一些充分的胸部拉伸锻炼。

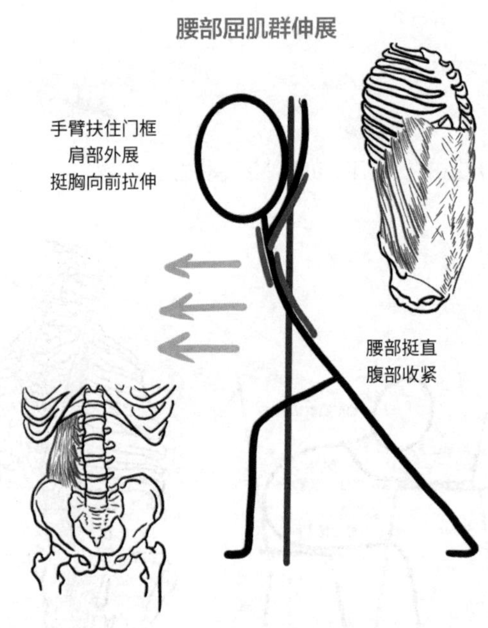

把两只前臂扶在门框上，双脚一前一后站稳身体，脚尖朝前。

靠背部发力，微微往前推。

保持20秒，放松。

循环8～10次。

以上，就是我所想到的生活中最常见的“温水煮青蛙”式的不良姿势。它们在潜移默化中影响了我们身体的发力方式，打破了我们身体的

“动静力系统”，最终改变了我们的体态。养成一个习惯很难，改变一个习惯会更难。希望上面介绍的这些锻炼和拉伸方法，可以帮助你纠正以往的不良姿势。

帆船、桅杆和缆绳

脊柱是贯穿人体非常重要的结构，它支撑着身体，使我们在直立状态下可以协调地完成所有的动作。而腰椎向前略微凸起的生理曲度非常巧妙，使脊柱承重、保护和协调运动的功能得以更优化地发挥出来。

正常成人的腰椎和骨盆可以看作一个整体，就像船体和桅杆一样，而腰椎椎体之间的韧带和腰部肌群就像帆船的缆绳，腰椎的平衡和稳定，离不开船体、桅杆和缆绳三者的协同作用，这也是目前普遍达成共识的“腰椎动静力平衡”观点。

腰椎间盘突出、腰椎滑脱等“骨性”改变会引起“静力系统失衡”，加大腰肌和韧带的负担而引起劳损和炎性疼痛，最终发展到“动力系统失衡”。

另一方面，不当活动、不良姿势会拉伤到腰部韧带和肌群，这些动力系统失衡的问题积累日久，又会造成腰椎椎体和椎间盘的退行性病变，发展到静力系统失衡，产生恶性循环，使腰椎无法保护伴行在它周围的脊髓和神经，最终造成腰痛不适反复发作。

错综复杂的腰肌

贯穿整个脊柱的竖脊肌

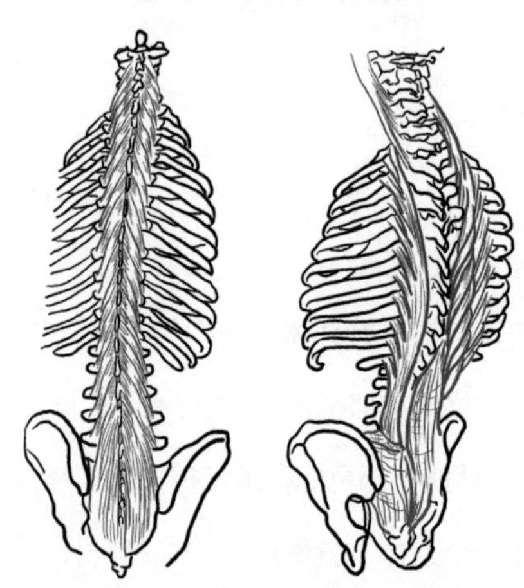

腰脊柱周围分布了许多韧带和肌肉，对维持体位，增强脊柱的稳定性、平衡性和灵活性起着非常重要的作用。上班时间连续坐在办公桌前一整天，平时工作、学习时坐姿不良或者睡姿不当，都有可能造成腰脊柱周围的这些韧带肌肉不适，感到腰部僵硬酸胀不适。

几乎每个人都经历过的腰痛，大部分来源于腰肌疲劳。针对成年人腰痛的一项调查发现，50%的男性和45%的女性，腰痛都发生在40～60岁之间。可见，腰痛的发病和工作繁重、社会活动频繁的特定年龄段人群密切相关。随着男女参与工作比例的变化，工作性质的转变，腰痛人群中，年龄较低人群以及女性人群正在不断增加。

20～30岁之后，随着年龄的增长，腰椎间盘逐渐发生退行性改变，在此基础上发生的小关节、韧带等的退变，引起椎间关节不稳。随着工作繁忙，日常不良的姿势就容易引起腰部肌群失调，从而破坏动力平衡。因此，正确的工作体位和姿势协调，是防治腰痛的重要措施之一，不可忽视。

还记得以前学校门口那一串串香喷喷的炸里脊肉吗？

这部分的肉少有肥肉，一丝丝瘦肉中透着独有的弹性，齿颊留香。

这一度是我小时候饿着肚子走出校门时的最大追求。

里脊肉到底是哪部分肌肉，为什么脂肪含量那么少、弹性那么大、口感那么好，还不带骨头？

其实，这些肉就是来自脊柱两侧的 “竖脊肌”，是躯干最深层的一部分肌肉，也是腰部肌群中最核心的两束肌肉群。

腰部肌群是一组非常复杂的肌肉系统，竖脊肌虽然只是冰山一角，但它们的形态特征和功能表现是整组腰肌的典型代表。

腰肌及竖脊肌分布示意图

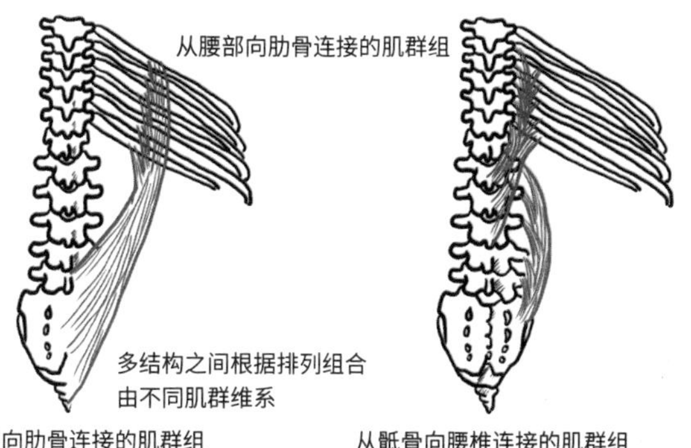

为了 “跨越” 多个脊柱节段，腰肌在形态上一般比较长，而且是 “条束状”。通过腰背部的深层触诊和核磁共振观察等多角度检查，有经验的医生可以全面判断腰肌形态和功能上所出现的问题。

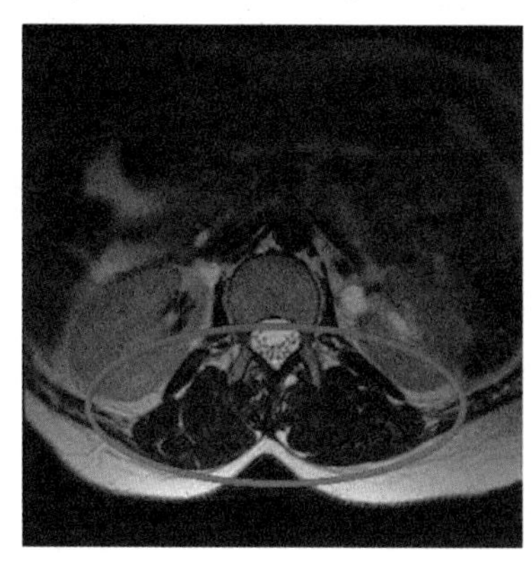

因为核磁共振是在平躺的状态

下接受的检查，而腰肌日常发挥功能都是在站立状态下的，所以，除非腰肌已经积重难返，才能在躺姿下通过截面积发现问题。一般腰肌急性的拉伤或者痉挛，即使核磁共振上可以看到肌肉群横截面积上的一些差异，横截面积大小中不能准确说明肌肉弹性，想要确诊还是要通过系统的物理检查和评估，判断功能和形态上实际的问题所在。

腰部肌群由许许多多像“里脊肉”一样的条束状肌肉共同组成，它们互相交错、协同配合，一起帮助脊柱和椎间盘来支撑直立时候的体重，并且让身体可以自由地弯腰、伸腰和旋转。

根据运动分类，肌肉大致可以分为三个类型：伸肌群、屈肌群和旋转肌群。

伸肌群：顾名思义，是为了让脊柱做伸展的一组肌群，让你能够向后仰。

如图所示，为了使脊柱一节一节地伸展开来，伸肌群（主要为竖脊肌）必须附着在脊柱的后侧。肌肉附着点分别位于不同阶段的脊柱以及肋骨等骨性标志上。

腰部的伸肌群

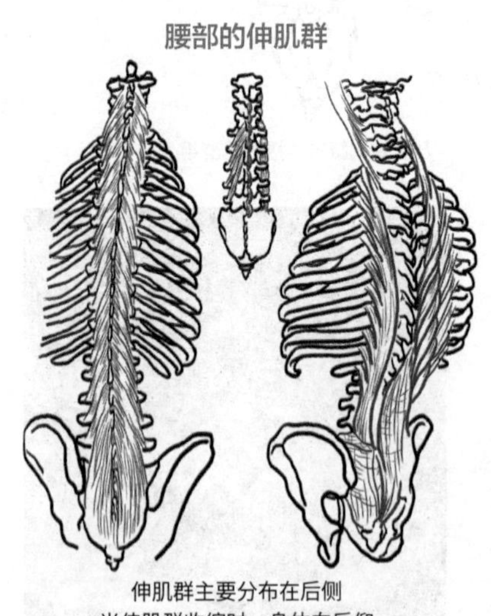

伸肌群主要分布在后侧
当伸肌群收缩时，身体向后仰

当伸肌群收缩时，脊柱就开始被往后拉拽，腰部慢慢地后伸，身体也开始后仰起来。这就是伸肌群主要的功能。

屈肌群：和伸肌群相对的，是为了让脊柱做屈曲的一组肌群，帮助你弯腰。

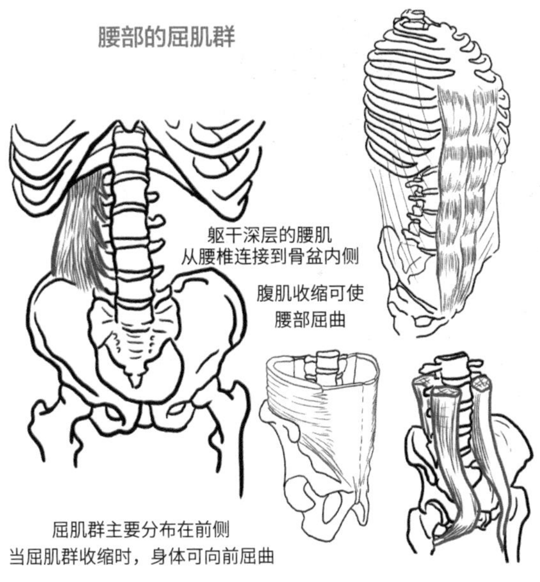

如图所示，和伸肌群正好相反，为了使脊柱往前屈曲，屈肌群附着在与伸肌群相对的脊柱前侧和骨盆内侧。

屈肌群与腹肌配合，当它们收缩时，我们就开始弯腰，脊柱也一节一节往前靠拢，完成前屈的动作。

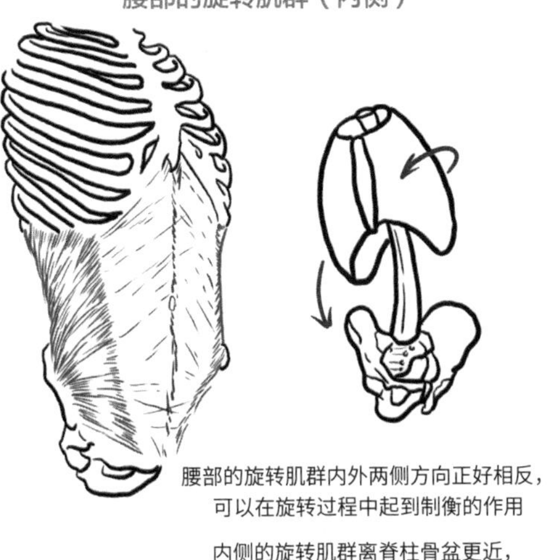

旋转肌群：这是一组跨度最大的肌群，为身体旋转提供发力。

如图所示，旋转肌群横跨腹部与腰部，一端附着在肋骨上，另一段附着在髂骨上缘，为躯干提供足够的稳定，且肌肉的长度和强度也能为身体的旋转提供足够的范围和力矩。

当这组肌群收缩时，附着在另一侧的脊柱会慢慢地往中心牵拉，身体也会跟着朝另一侧旋转。

腰部的旋转肌群（外侧）

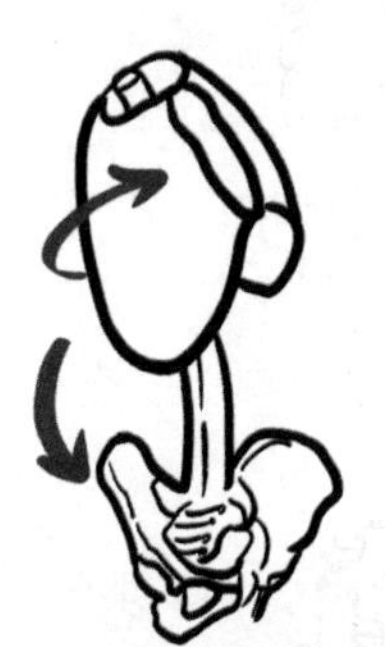

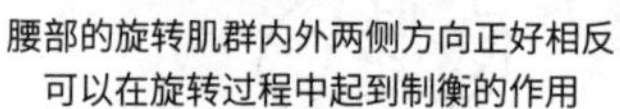

腰部的旋转肌群内外两侧方向正好相反
可以在旋转过程中起到制衡的作用

外侧的旋转肌群力量较大
主要起到主动活动的作用

正确姿势拯救你的腰

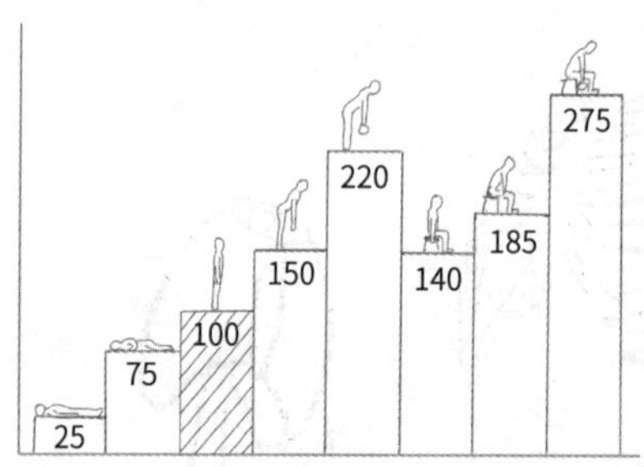

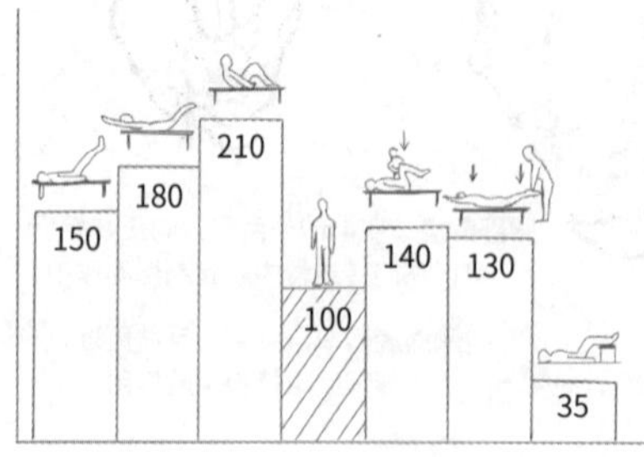

在各大网络上众多的腰痛科普文章里，有一幅图表流传甚广。

这幅图被称为“不同姿势腰部受力表”，直条顶上的小人做出不同的姿势，直条上的数字表示对应姿势下腰椎间盘的受力估计值。体重的预设值为70千克，人在平躺时，腰椎负荷最小，约为25千克；侧躺时负荷约为75千克；站立时为100千克；端坐时负荷为140千克。而当身体发生前倾时，因为杠杆原理，腰椎需要承受更大的负荷才能保持身体的平衡。站立时前倾身体，腰椎负荷会从100千克增大到150千克；坐姿伏案前倾身体时，腰椎负荷会从140千克增加到将近200千克。

这幅图上的数据大多来自人体研究、动物力学实验、体外材料测试等方法，最终建立相对接近现实情况的力学模拟模型，估算出不同姿势下某个测不到的区域的力学分布。

随着科学技术的不断发展，估算的准确性正在升级。我们不光能估算出一个千克值，更能采用云图的方式，预测出不同姿势下，腰椎的哪个部分会最先发生问题。

这些研究的结果，可以为我们带来更准确的分析和更有效的策略。椎间盘、椎体和椎间关节主要负责的是稳定性，随着年龄的增加，这些结构会不断退化，所以我们需要通过纠正不良姿势来延缓这些骨和关节的退变，同时通过运动锻炼来加固肌肉韧带这些弹性材料的强度。

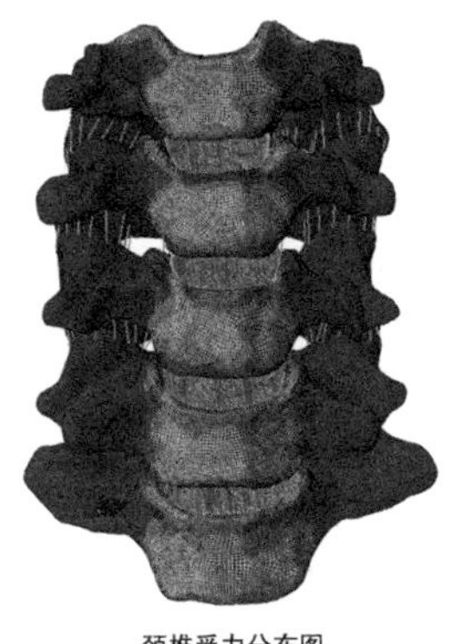

颈椎受力分布图

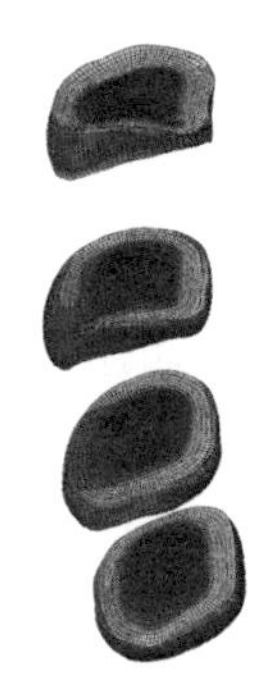

颈椎间盘受力分布图

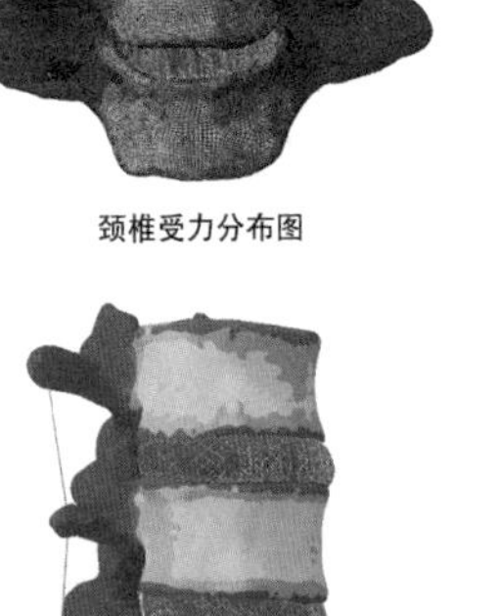

腰椎受力分布图

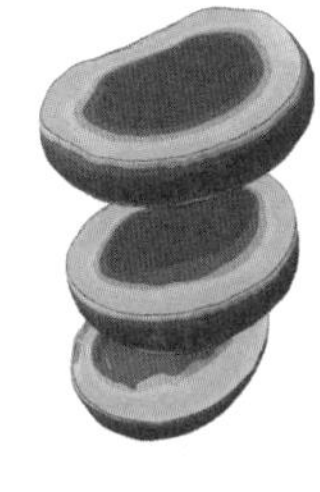

腰椎间盘受力分布图

回归一些有操作性和实用性的正题。结合最新的研究观点，谈一下姿势纠正和相关肌群强化。

端正坐姿是减轻腰椎压力的关键。坐着的时候，臀部要把椅子坐满，让腰背部紧靠椅背，同时腰背一定要挺直，上半身和大腿呈90°，头和腰椎的重心连线要与地面垂直，此时重心线恰好通过腰椎前曲的顶端，更有利于这个结构的承重。

“北京瘫”这些姿势最大的问题就在于让腰部悬空，腰部有了足够的支撑，才能给腰椎减负。在办公室里，可以在腰部后侧垫一个小靠枕，这样有助于减轻长期坐姿引起的腰酸背痛等症状。

“站着说话不腰疼”

站姿的关键是保持脊柱S形的正常生理曲度。针对颈前曲，要摆正头部的位置，收住下巴，挺胸向前，这样头部的重心线正好穿过颈曲顶端。肩膀后收与骨盆在同一垂线上，同时收紧核心腹肌群，提臀，这样上半身的重心线就正好穿过腰曲顶端。如果这个正确的姿势让你感觉不自在，那就说明相应的维持稳定的肌群力量不足，通过一段时间的强化，就可以形成正确的习惯。

另外，站立时也要选一双好鞋子。高跟鞋会让人在站立和走路时身体不由自主地前倾，造成背部弧度增加。平底鞋、人字拖因为鞋垫太薄，没有足够的减震缓冲作用，会造成步态不稳，从地面反弹回来的反作用力同样会给脊柱带来负担。建议换一双有足够支撑和弹性的牛筋或橡胶鞋底的鞋子，这样可以缓冲许多从地面往上的反作用力，减轻从下往上的腰部负荷。

许多人做家务的时候习惯弯着腰全情投入，这个习惯在扫地拖地的时候容易偏向一侧发力，久而久之会造成一侧腰背部承受更大压力，引起左右失衡，加速退变。在搬重物的时候记得“能弯膝就别弯腰”，同时把重物尽量贴紧胸口，减少身体重心偏离身体中心的距离，这样杠杆总的力矩力×力臂（距离）减少，腰椎受到的额外负荷也会减少。即使姿势正确，也不宜过久地做家务，重复同一种动作的劳动尽量避免，同时尽量保持上身直立，减少对腰椎的伤害。

同样的原理，背包的时候，背包的重量尽量少于体重的10%。单肩包尽量左右轮流背，双肩包选择宽一点的肩带，不要把包包挂在身体前面。

当感到腰部疼痛剧烈、行走也变得困难的时候，当腰痛一侧的腿部有发麻的感觉，当腰背部总是在同一个部位发生扭伤和拉伤的时候，当腰痛开始影响睡眠的时候，无论症状是否得到减轻，都需要尽快去医院就诊，查明原因，积极治疗，以免贻误治疗时机。

哪些拉伸动作容易伤到腰?

终日埋头于办公桌前的你，看着逐渐堆积的小肚腩，有一天心里盘算着，每天这么坐着不动肯定不行，身体早晚会变差。

于是打开手机上的运动跟踪装置，记录着每天的步数，提醒自己每隔一段时间，就站起身来四处走走。还专门在公司附近的健身房办了卡，买了好看的运动装备，下决心让身体保持活力。

可是，健身房才坚持去了一个星期，问题就接踵而来。

跑步跑得大腿酸胀，膝盖不适；做几组肌肉训练，就浑身酸痛得想请假卧床在家；原本希望下班活动一下，让腰部轻松一些，结果反而让腰变得更酸更沉，有时候腰部不慎扭伤拉伤还会影响工作。

这时候，很多人会陷入沉思：“运动加速了腰肌劳损，那我为什么要运动？”“生命果然还是在于静止……”“运动伤到腰，是不是我运动的方式不对？”“到底什么运动适合长期坐着的人？”

这些问题的确困扰着很多年轻人，原本想要放松一下的健身锻炼，反而变成了体力劳动摧残着身心。那么，一下班就泡健身房的你，到底哪方面做错了呢?

大部分健身房的力量训练都是在一定负重下的，当加强肌肉力量锻炼的时候，骨关节和脊柱之间的椎间盘都会相应地受到额外的压力，这就是锻炼的代价。

到底是要放弃肌肉的加强，让骨关节或椎间盘“温水煮青蛙”一般地慢慢退变？还是用有限次数的负荷作为代价，换得更强健的肌肉力量，使未来的工作生活中，骨关节或椎间盘受到的影响变得更小?

这道选择题其实没有标准答案。

保持良好的姿势、保持正常的体重，日常生活对骨关节或椎间盘的负荷并不算太大；不恰当的锻炼，勉强自己身体的加码，不仅不会有效地锻炼到肌肉力量，有时候反而会加速骨关节或椎间盘受到负荷引起退变的进程。

你可能长时间坐在电脑前、会议室里、汽车上，马不停蹄地工作，你的腰椎在一天的大部分时间里都被弯曲着、挤压着。好不容易打卡下班，伸了个懒腰，结果“咔咔”一阵弹响，惊觉得赶紧去健身房舒活一下筋骨了。然后，在健身房，为了省时间想要用最短的时间完成今日打卡的目标，于是跳过了热身和拉伸，在一个个器械前三组五组地训练，结果一不小心，就把腰给闪了。

为什么运动会伤到腰呢？

因为没有给腰椎一点喘气的机会。

接下来，我会介绍几个非常流行的动作，但我必须要告诉你，这些动作对腰部非常不好。

弯腰够脚趾

日常生活中，我们常用弯腰够脚趾来证明自己柔韧性好，这个动作主要评估的是大腿后侧肌群的柔韧性。

大腿后侧肌群弹性好的人，很轻松就能下腰，轻松够到地面。而急于证明自我的人，会借助腰部的肌群，让上半身“拉长”去摸到脚趾，这时候，这个姿势就会让腰椎的椎间盘和韧带受到很大压力。

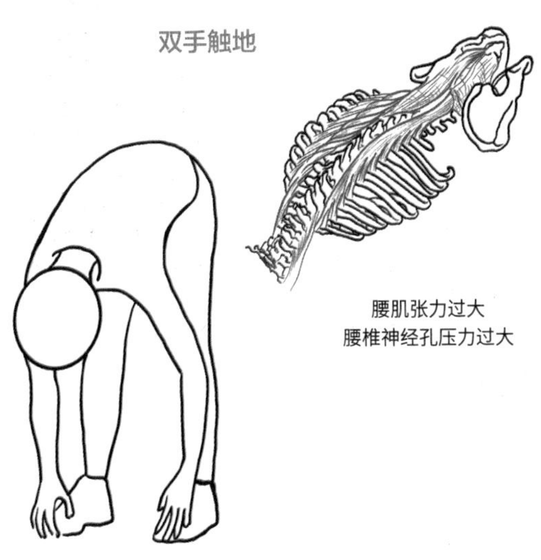

对于大腿后侧拉伸的热身活动，不建议太强求幅度，尽力就好，循序渐进才能更持久。

仰卧完全起坐

仰卧完全起坐，又是一个从小学开始就深入人心的锻炼动作，那时候的考试要求就是：仰卧起坐必须坐直才能算完成一个。

仰卧起坐是最经典的增强核心肌群的锻炼方法，但真的锻炼到腹肌的其实只有启动让身体离开地面的那一段过程；而肩胛骨离开地面，身体重心慢慢被牵引起来直到坐直的过程中，主要通过臀部的肌群来调整身体与地面的接触点。

其中，在肩胛骨离开地面到完全坐直之间，有很长一段距离是仅靠腰部腾空来支撑上半身重量的，这个发力角度会给椎间盘带来很大的压力。

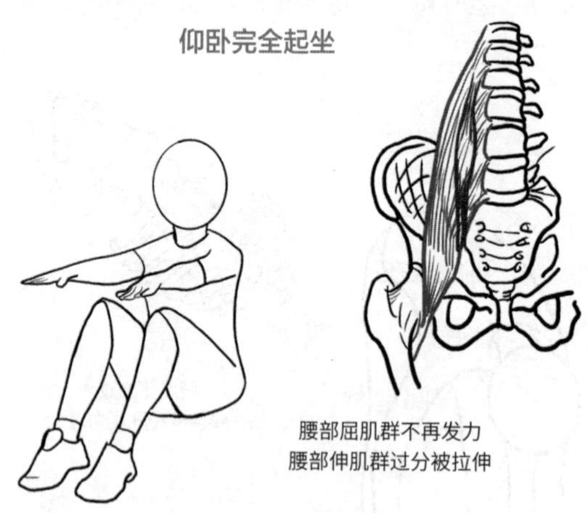

仰卧起坐的正确做法是，首先要把注意力集中到腹肌，动作从头部离开地面开始，到肩胛骨离开地面结束。幅度虽然小，但是起伏的频次很快，对腹肌的刺激效果更好，而对腰部的影响最轻。

直腿抬高

直腿抬高被很多人认为是加强核心的经典锻炼，其实它也是腰部神经压迫的检查，因为这个姿势可能让肌肉压迫到腰神经，如果腰肌偏弱，神经已经受压，这个锻炼动作可能会使腰痛更严重。

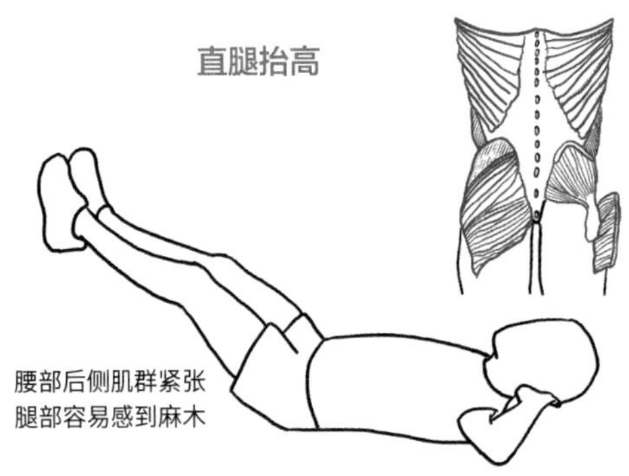

把伸直的双腿变成微微屈膝，把同时抬起两侧大腿变成单侧交替，就会很大程度地缓解腰部不适，又能起到同样的腰部核心力量加强。

没能睡个好觉，可能差在床垫上

一天24小时，平均每个人每天躺在床上的时间大概有8小时。在这占一天三分之一的休息时间里，我们需要让脊柱彻底放松下来，才能更好地迎接白天直立活动给脊柱带来的负重。

好的睡眠质量不仅可以保证一整天好的精神状态，还可以让身体更加健康。所以，一张合适的床垫就是重中之重，它不仅能给人创造舒适的睡眠条件，还对身体大有裨益。

很多人或许有过睡沙发的经历，有时候短短的一个小时午睡或者小憩，一觉睡醒后，会发现整个人都“陷”在沙发垫里，好不容易迷迷糊糊费劲爬起来，腰部酸痛会让我们感觉并没有休息好。

这是为什么呢？

这是因为这些不好的睡姿，加上不合适的床垫，让脊柱尤其是腰椎段的椎体产生位移，刺激到椎体周围的神经，就会产生一些疼痛不适的症状。为了限制椎体过度的位移，脊柱周围的小肌群都会协同收缩维持稳定，久而久之小肌群就会疲劳，产生僵硬酸胀的症状。

对腰友好的床垫如何选？

一部分人喜欢偏软一点的床垫，但是太软的床垫对腰部的支撑不够，躺着的时候凹陷会很大，无论是仰卧还是侧卧，脊柱都会过度弯

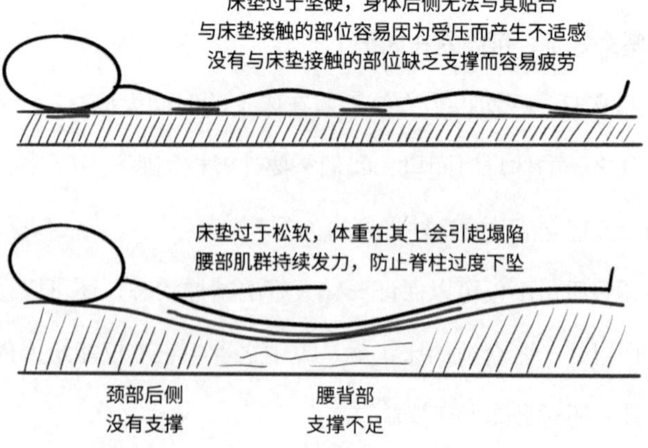

曲，这时候许多肌群都会被拉长，没办法做到很彻底的放松。如果是发育期的少年儿童，这样的床垫和睡姿还有可能影响发育期的脊柱曲度，引起脊柱侧弯和驼背。

还有一部分人坚信睡硬板床对脊柱更好，但是较硬的床垫不仅会造成背部神经压迫，还会影响血液循环，这些局部的压迫会让人很快感到不舒服，所以在睡觉的时候翻身次数会增加，也没办法让肌肉彻底放松、充分休息。

所以，太软或者太硬的床垫都不好，当床垫缺少足够的支撑或者引起各种不舒服时，睡觉的时候就会不由自主地形成一些不良的姿势，久而久之肌肉会疲劳，脊柱会失稳，这些变化最终很大概率会引起慢性腰痛。那么，挑选床垫需要考虑哪些方面呢?

腰部支撑度和床垫材质

选择床垫大有讲究，绝不是上去躺一下觉得舒服就是好的。一张好的床垫，要在人体侧卧位睡眠的时候，让脊柱保持水平，仰卧位睡眠的时候，平均承托起全身的重量，其中最关键的就是肌肉相对较弱但非常需要支撑的腰部。不同材质的床垫会让身体有不同深度的下陷，不同床垫形变下的反作用力就是给腰部所带来的支撑。

最常见最普遍的是弹簧床垫，弹性很好，透气性强，硬度也比较高，但需要注意保养。如果在上面用力过度，床垫外层比较软的部分就会塌陷，人在睡觉时背部直接接触到床垫内部的弹簧，就会变得很不舒服，所以经不起折腾的弹簧床需要额外呵护。

几年前比较常见的棕榈床垫软硬比较适中，它由棕榈纤维编织而成，所以柔韧性特别好，还会有天然棕榈香味，安神助眠。但是这个材料也是柔韧有余而强度不够，如果用力过猛，它也容易塌陷变形，而且因为是天然材料，还会出现虫蛀或发霉的情况。

最近几年比较常见的“记忆”材料，其实是乳胶材料。乳胶床垫因为分子量比较小，它可以顺应人体的曲线，更大程度地接触人体表面，这样就可以更好地平均分散人体压力，达到全方位的支撑。但是乳胶材料不能起到矫正睡姿的作用，如果用不良睡姿在乳胶材料上形成了“记忆”，那么这个床垫的凹陷和突出会反复强化人们的不良睡姿，会让问题越来越严重。

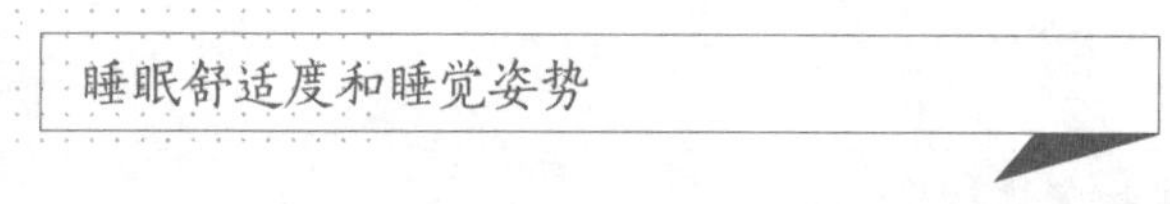

睡眠舒适度和睡觉姿势

相对“结实”的床垫在总体上会给腰部足够的支撑，但是个人感觉和舒适度还是考量的重要标准，所以好的睡姿也不能忽视。

一般侧卧或仰卧会比俯卧更好，在睡觉的时候除了需要床垫，还要用到各种大小的枕头作为辅助。在头部和肩部下面垫一个高度硬度适宜

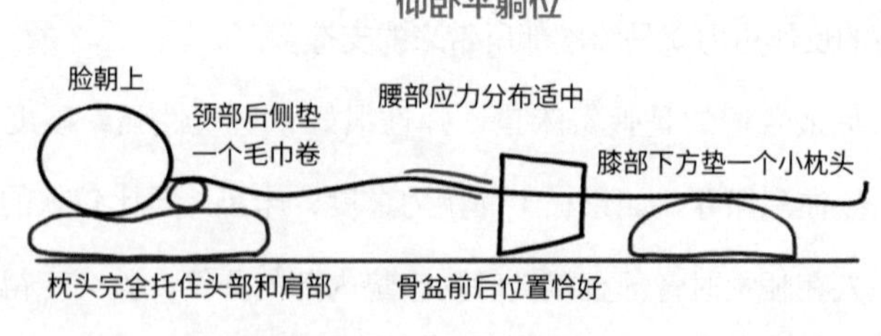

的枕头，可以起到调整颈椎和胸椎的作用。如果效果还是不够，可以在颈部下面塞一个毛巾卷。同样的道理，在膝盖下面垫个枕头，可以在仰卧时更好地帮助床垫支撑腰椎和髋部。

在侧卧的时候，为了保持腰椎平行于床面，需要摆正骨盆的位置，这时候可以在两腿之间夹一个松软扁平的枕头，当骨盆高度一致后，腰椎也会自然而然维持在直线的状态。

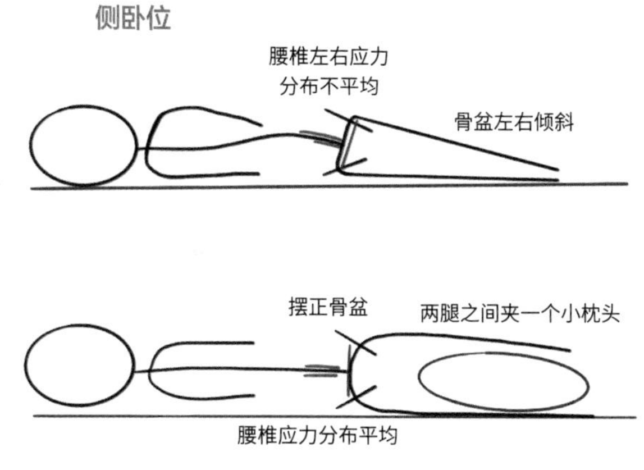

挑一个适合自己的床垫

根据以上介绍的腰部支撑度和睡眠舒适度两个方面，我们可以根据自身不同的情况选择最适合自己的床垫。

首先是体重。

体重轻的人因为比较瘦，他们一般更不能忍受硬板床的磕磕碰碰，也并不会让软床垫陷下去太多，所以对于他们来说，更需要睡软一些的床垫。而体重比较重的人就要考虑睡相对硬一些的床垫，这样人体压力可以更加平均地分布到床垫上。

其次是性别。

一般而言，女性的臀部比腰部更宽，腰部的曲线也更加明显，要能完全承托她们的身体，需要相对软一点有弹性的床垫。而男性的重量主要分布在上半身躯干部位，所以需要质地更加硬实一点的床垫。身边好多朋友刚刚组建新家的时候，都会花非常多的时间一起去逛家居市场，两个人亲自一个个床垫躺下来感受一下，最后选择两个人都觉得合适的双人床床垫，这也是婚姻生活前期最重要的沟通和妥协环节。

最后还需要对已有的脊柱问题进行额外关注。

对于椎间关节炎的病人而言，他们的疼痛主要来自腰部两侧的椎间关节，腰部两侧会有压痛。这类病人因为在站直和后仰的时候椎间关节互相贴紧，椎体之间应力过大才会产生疼痛，所以他们需要把身体蜷起来侧卧，这样椎间关节之间的空隙可以增大，关节之间的压力也会减小。

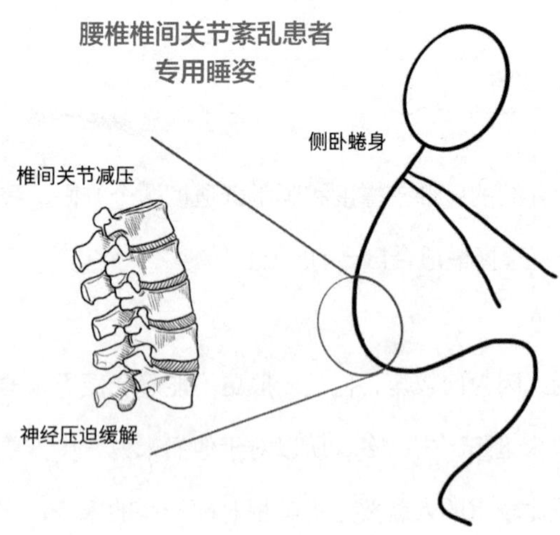

对于腰椎间盘退变甚至突出的病人，他们的疼痛往往来自椎间盘内部压力过大。医生一般会建议他们趴着睡，为了起到支撑，可以在髋部和腹部下面垫一个硬实扁平的小枕头，这个睡姿有助于缓解腰部的应力。

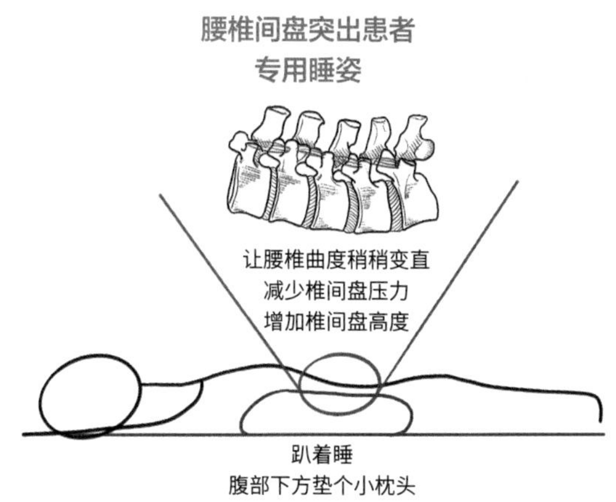

在还没有找到合适的人生床伴之前，至少，我们可以先找到一张合适的床垫。

腰托是把双刃剑

腰托是一个集牵引、保护和矫正于一体的好帮手。

对于腰部扭伤的病人来说，腰托可以起到一定的牵引作用，防止扭伤的腰椎小关节在活动中再次发生滑移。

对于腰肌劳损的病人而言，腰托可以协助腰肌和腰椎一起支撑躯体的重量。

对于驼背、斜肩、骨盆倾斜的人来说，腰托可以在一定程度上矫正体态，通过纠正脊柱曲度防止进一步地腰椎退行性病变的问题。

根据不同功能的侧重，腰托有多种不同的类型，针对腰背部的特定区域。在选择腰托种类时，首先要了解它是作用在哪个部位的，上背部、胸背部、腰背部还是组合型的？选定种类后，需要进一步关注一下材质，是弹力型、透气型还是保暖型？综合以上两点，应该就可以选定一款满足需要的腰托。

腰托虽好，也不能总是戴着。

人的身体，从细胞到器官，都遵从效率至上的经济学原理。当腰部肌群感知到腰托已经“抢了它们的饭碗”时，神经就会慢慢“削减”提供给这部分肌群的“营养预算”，腰部肌群会越来越细小，并且不断萎缩，这个过程会从最外层的肌群逐步向内层肌群发展。等到腰椎旁的小肌群也被波及时，腰托也难以起到理想的支撑牵引效果了，腰部问题就会变得更严重。

因此，剧烈腰痛的病人在发作的前三天需要一直佩戴腰托进行保护，之后就可以适当脱离腰托慢慢适应和加强，以此来避免身体对腰托的依赖。

如何让腰托在有限的时间内发挥更大的作用，接下来就和大家分享一些腰托选择的注意点。

如何选一个合适的腰托

在网上搜一下“腰托”，可以看到五花八门的造型设计，配上各种科技感满满的功能介绍，有时真的觉得“知识限制了我的想象”……

正如上文所说，佩戴腰托的主要目的是缓解腰背部过大的压力，从而给腰背部带来舒适感，所以我强烈建议大家购买腰托的时候，一定要亲自去试戴，自己去感觉一下：它会不会太笨重？有没有影响活动？腰肌放松下来了吗？

在决定购买之前，自己先回答一下这些问题，恰当的腰托是解决问题的，而不恰当的腰托会制造新问题。

另外，价格也是重要的考量因素，对于腰托这种一次性投资，值得花更多的时间来货比三家。贵的不一定是最适合你的，但也不要因为便宜而随意做出选择。目前市面上主要有三种腰托：腰部绑带、支撑型腰围和肩腰固定带，我们都来大概了解一下。

腰部绑带

这种腰托是一种质地偏硬的布带，也是目前最常见的一类腰托。它通过缠绕固定，形成围住腰部的固定带，使腰部后侧的区域稳定下来。为了加强支撑能力，通常这些腰托后侧会加入一些质地更硬的胶合板，构造上也会试图更符合人体的自然轮廓，具体契合与否，还是需要亲自试戴才知道。

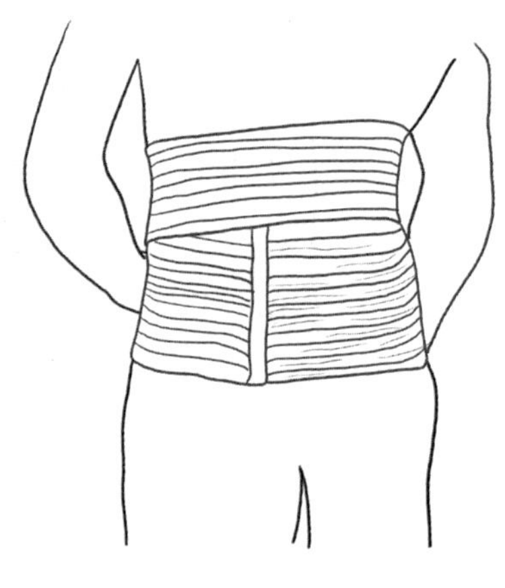

支撑型腰围

这类腰托是在上一种的基础上，给腰部后侧更大的额外支撑，使

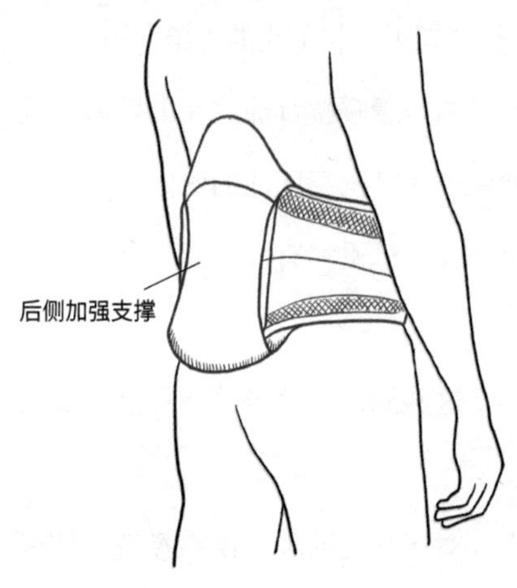

较弱的核心力量在运动中减少扭伤拉伤的风险。一般健身时，如果做过重负荷的腰部硬拉，常常建议佩戴这种腰托。在采用较大负荷的阻力锻炼腰肌的时候，这种腰托可以帮助维持腰部的稳定性，让腰部在安全的范围内挑战大负荷的负重。

肩腰固定带

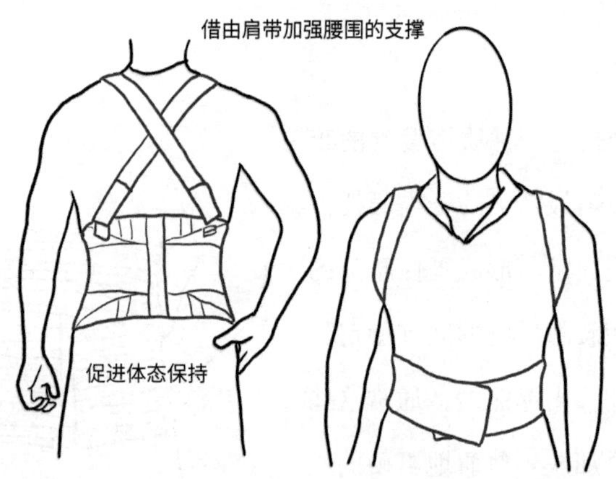

肩腰固定带是贯穿上背部和下背部的腰托，除了腰围部分仍旧用来提供支撑和保护以外，两侧的肩带可以使肩部略微向后展开，胸部因此挺起，使脊柱回到最优的承重曲度。相比于单纯的腰围，这种腰托更加“未雨绸缪”一些，从不良姿势引起腰痛的层面做好了预防，通过矫正

驼背、含胸和肩部前收的体态，减少整个脊柱因此而积累的压力。

肩部松紧带的张力很有讲究，过紧的固定不仅会影响日常的生活工作，还会造成肩部肌群紧张，可能会引起颈椎不稳的问题。一般肩部松紧带可以选用柔软的棉织物质地，松紧度建议通过调节来裁剪定制，从而使舒适度和固定效果达到最佳平衡。

选购腰托小贴士

看完以上介绍的最常见最实用的三种腰托介绍，相信每个人心里都会有所倾向，或者已经做出了选择，甚至已经打开某宝对照起来。还是那句话，不要急着网购，有机会的话，还是亲自试戴一下再购买。最后，和大家分享几条选用腰托的注意点。

第一点，要选按照尺码细分的腰托，即使是弹性的材质，也最好选择最合身的大小，如果过小，会让腰部感觉过紧，而过大也会造成腰部保护不力。如果腰托会按尺码细分，通过试戴选出大小最合适的尺码是最重要的。

第二点，不同于骨折后绑石膏需要制动，佩戴腰托之后，我们仍然需要工作学习生活，所以试戴的时候，尽量多走走站站坐坐，看看日常生活中的各种姿势，在佩戴腰托后会不会受到影响。

第三点，关于腰托的材质。过硬的腰托在活动中过度摩擦会带来一些小擦伤，过于密实的腰托会因为不透气造成一些皮肤问题。所以尽量选择材质柔韧、较为透气的面料。

不清楚方法

对于腰痛，有很多情况是很难找到腰椎及周围明显的病变的。而有一些明显出现病变的腰椎影像，病人却不觉得腰部有什么不舒服。

这个问题可能来自临床诊断方法的局限，也可能因为腰痛在人体运动功能中复杂的发生原理。因此，一套全面的腰部活动功能评估方法和理性客观系统的自我认知方法就可以避免很多误区，少走很多弯路。

在这一部分，我会分别对腰椎的影像和腰部的检查方法进行梳理和总结。根据这些成熟的方法，介绍一些常用治疗和锻炼方法的优劣。

X线上看腰椎

腰椎X线是针对腰部的普通X光片，主要通过它看到五节腰椎椎体、骶骨和尾骨的形状，以及相互之间的排列，还能看到骨盆的一部分。

正常腰椎的X线片

腰椎X线一般会拍两个角度：正位片和侧位片，面对X射线发射板时，你会被拍到一张正面的透视照片，侧对着发射板时，会得到一张侧面的照片。

对于一些更加复杂的腰部功能问题，常规正位片和侧位片很难看出来，一般会让病人做出弯腰或后伸的体位来拍片，得到的是腰椎过屈位和腰椎过伸位。

X线片常被用来检查骨骼的病变，骨折、骨质增生、关节脱位等通过X线片一目了然。对于脊柱而言，通过侧位片可以大致看到脊柱曲度、椎体之间空隙（椎间盘高度）以及椎体表面的情况等。

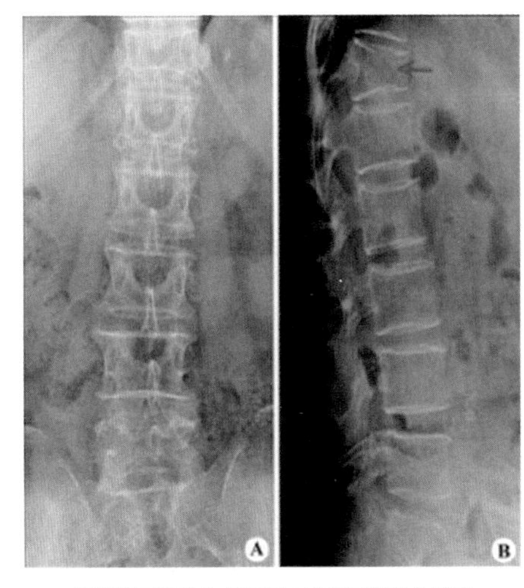

从脊柱正侧位片上可以大致看到脊柱的轮廓以及重要结构的特征

通过腰椎正侧位片，可以清楚地看到腰椎每个节段椎体是否完好。

当腰部扭伤或运动拉伤后疼痛比较严重，两周静养仍未见好转时，建议尽早到医院做个“入门级”的X线检查。对于排除椎体本身的问题，腰椎X线片是最高效最直接的检查方法。

从腰椎高度判断骨折

在急性腰部受伤后，X线片是必做的检查，主要是被用来确认椎体是否出现骨折、椎体是否有滑脱等情况。

此外，在腰椎手术完成后，腰椎X线片可以用来评估外科手术是否成功，椎体之间是否有松动，植入物、钢板和钢钉与其他骨骼结构是否相融，有没有感染，这些都可以通过在手术后定期拍X线片来了解。

从腰椎轮廓发现骨质增生

骨质增生又称“骨刺”，这是一种随着年龄的增长在骨头边缘形成不规则增生的病理改变，形态上和铁块生锈类似。

骨质增生的原料现在普遍认为来自从椎间盘里被挤出来的髓核，所以椎体边缘骨质增生一般发生在椎间盘突出之后。

骨质增生的椎体会使整个脊柱受力分布不再均匀，让椎间盘承重的负担变得更大，最后又会加重椎间盘变性和椎间盘突出的程度。

骨质增生本身并不会压迫神经引起疼痛，民间所谓的“骨刺”其实和刺痛并无太大关系。香港民间的药酒，号称“清骨刺，止痹痛”，其实止痛的效果是有的，消除骨刺的疗效是不可能存在的。

即使通过手术把“骨刺”磨掉，疼痛的症状也还在，而且因为病因未除，“骨刺”很快又会再次形成。基于目前的认识，通过手术磨平骨刺的方法已经基本被淘汰了。

随着年龄增长，椎间关节会因为老化而变大增厚，结构上有可能会压迫到神经，引起神经所牵涉的背部和腿部的酸疼和麻木感。

从椎体间隙推测椎间盘变性

椎间盘退变也被称为“椎间盘高度减小”，“衰老”的椎间盘最明显的特征就是会变得很干。

我们年轻的时候，椎间盘中充盈着足够多的水分，可以依靠液压来缓冲沿着脊柱传下来的压力和冲击。随着年龄的增长，椎间盘的含水量会越来越少，同时也会因为“干涸”而高度减少。

在核磁共振影像中，颜色越偏向白色就表示含水量越高。如果发现某一节椎间盘相对于其他椎间盘变得更黑，那么这一节椎间盘就已经“干”了。随着年龄的增长，最终所有的椎间盘都会发黑，与之相伴发生的是椎间盘的高度也会减少。

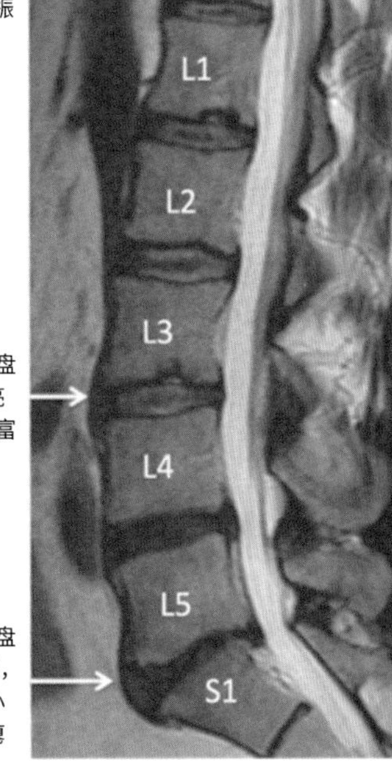

拿到脊柱核磁共振片子后，这是最容易看的信息。如果你正值芳龄，而片子中的椎间盘已经“又黑又短”的话，那就要引起重视了。

椎间盘变性是椎间盘突出和椎间盘脱出的必要条件。

从排列判断腰椎滑脱

和之前的术语不同，“腰椎滑脱”指的是相邻椎体之间相对位置的改变。正常脊柱相邻的椎体都按序排列，随着年龄的增长，维持椎体排列的韧带因为老化而变得松弛，再受到外力的突然冲击，就容易引起椎体滑脱。

当韧带老化的时候，腰椎或多或少也会有些骨质疏松，遇到暴力冲击时，腰椎除了滑脱，还可能会伴随骨折。虽然并发的骨折并不会引起其他症状，但需要及时发现，尽早对症处理。

那么，神经囊受压到底会不会引起症状呢？

其实并不一定。当“线管”被压扁，走行其中的神经也受到压迫时，就会引起局部的炎症反应，这会引发疼痛和放射到腿部的麻木感。如果那部分压扁的“线管”里神经并没有受到影响，即使“椎管狭窄”很严重，也不会发生什么症状。

核磁共振上看腰椎

当X线片难以看清腰椎软组织（椎间盘、韧带、关节等）的结构变化，或者采用物理疗法难以缓解下肢麻木的症状时，大部分医生会让病人再去做个腰椎核磁共振检查。

核磁共振的原理是通过氢原子的共振幅度大小，重新绘制出人体图像，所以核磁共振的灰度梯级表现的是人体各部位的含水量，相比于X线，这个技术可以更加清晰地描绘出软组织的形态和病变。专业的医生会读懂核磁共振影像，并且写成简练的影像报告发给病人。

许多医生撰写的影像报告会“肆无忌惮”地使用专业术语来描述一些正常的结构，但在病人眼中，看着满纸的“增生”“肥厚”“突出”“变直”，他们会觉得自己的脊柱已经“千疮百孔”了。

就目前的临床和研究进展来看，大部分影像学报告上的信息都不一定能和病人的症状一一对应，而且不同的医生对影像片子严重程度的解读也不尽相同。专业的脊柱外科医生一般不会光看影像报告就做出判断，他们会为病人详细地做一次检查，仔细观察影像片子，综合分析和考虑，做出自己的判断，给出自己认为最适合病人的治疗。他们不是“脊柱美容师”，而是“脊柱症状治疗者”。

相对于让脊柱恢复正常形态，缓解症状更加重要。

核磁共振上的腰椎组合

腰椎是由5块椎体（以L表示）组成的，从上到下计数，分别为L1、L2、L3、L4、L5。每两节椎体之间各有一段椎间盘，根据相邻椎体来命名，分别为L1-L2、L2-L3、L3-L4、L4-L5、L5-S1（第五腰椎和骶骨上缘是腰椎最下方的一段椎间盘）。

腰椎核磁共振影像主要有两个角度，通过矢状位可以看到腰椎整个侧面，可以看到不同节段椎体的排列和椎间盘的改变，横断面可以看到具体某一段结构异常对周围组织的影响。

影像和症状哪个更重要?

看完以上对核磁共振报告中你可能会读到的专业术语的分析，相信会在一定程度上“颠覆”你的认知。

影像报告不重要，重要的是你的感受。

脊柱发生退变就和人会变老一样，是无法阻止的自然进程。脊柱医生并不是帮你把脊柱变回原样的“泥水匠”，他们更像是侦探，看着影像所呈现出来的“蛛丝马迹”，参考你的日常行为习惯和伴随的症状，找出可能引起问题的症结所在，并想办法去解决它或防止它进一步加重。

大部分年轻人都是偶然一次体检时，拿到一份影像学报告，看着满纸的“突出”“增生”“压迫”等专业术语，被吓得不轻，来到专业医生那里寻求解决之道。而正好碰到一个坚信“手术可以解决一切问题”的医生，拿着你的片子，像制订装修房子的规划一样，告诉你手术可以去掉那里，加固这里。如果遇到这样的医生，那还是换个医生再看一下，千万不要因为恐慌而在做医疗决定时欠考虑。

相对于改善脊柱结构，缓解脊柱症状更加重要，而腰痛是没有一蹴而就、一劳永逸的治疗方法的。

日常腰部自查说明

影像检查只是参考，最重要的还是症状和体征。在门诊上时，医生会让病人在各种体位下做各种各样的动作，根据具体角度、具体活动下疼痛与否的情况，进一步推测腰椎中哪些结构发生了问题。在这里，我将给大家介绍几个家里也可以自查的实用方法。

扭腰到位了吗?

仰卧挺腹试验

仰卧在床上，双手放在腹部或身体两侧，以头枕部和双脚跟为着力点，将腹部及盆部用力向上挺起。

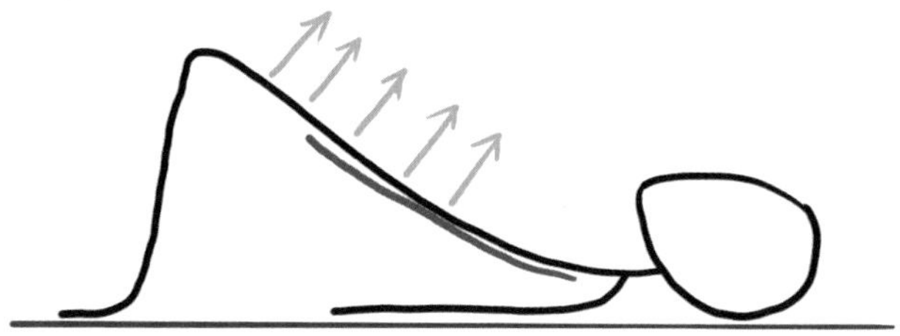

如果感觉到腰痛和放射到腿部的麻木感，就可以诊断为椎间盘突出症。因为这个动作可以增加腰部椎管内的压力，当椎间盘本来就已突出时，这个姿势造成的压力增加，就会进一步引出症状。

背伸试验

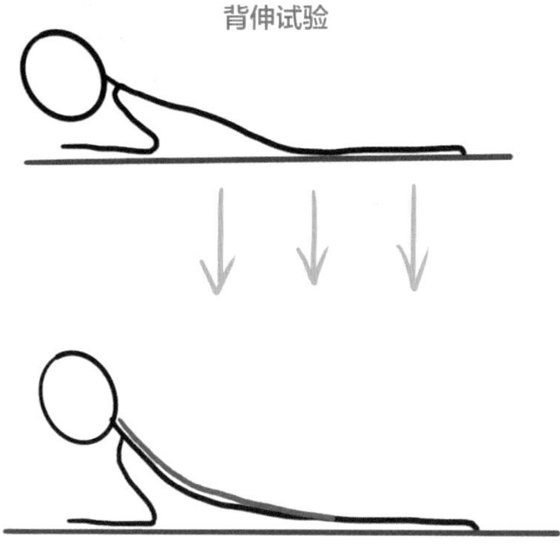

俯卧位，下肢紧贴地面、肩膀放松的状态下后仰伸背。如果后背部感觉到疼痛，说明椎管后侧的腰肌、关节突关节、椎板、黄韧带、棘突、棘上或棘间韧带有病变，或者腰椎管狭窄。

腰的问题反映在了腿?

直腿抬高试验

仰卧在床上，两腿伸直靠拢，检查者一手握患者一侧脚踝，一手扶着膝盖保持腿部伸直，逐渐抬高患者一侧大腿。

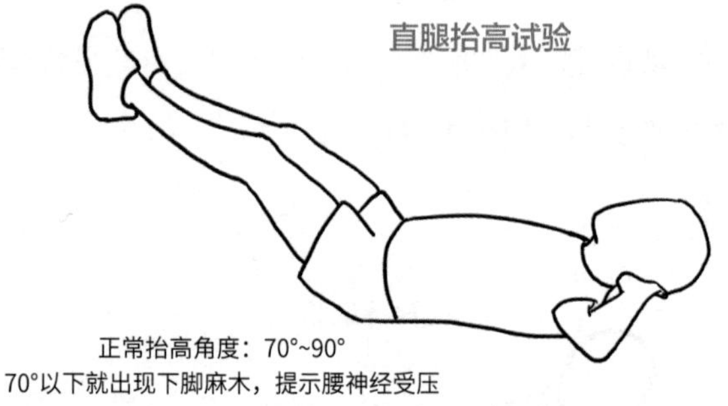

正常情况下，应该可以抬高70°～90°，也不会有疼痛不适的感觉。所以，如果腿部抬高的角度小于70° 就感到腿部有麻木的感觉，就表示腰部有神经受到了压迫。这种情况，多见于坐骨神经痛和腰椎间盘突出症患者。

腰椎活动试验及骨盆检查

侧卧位，检查者从背后，一手扶住腰部后侧，一手扶住下肢。分别对腰部进行屈曲、伸展、侧屈、旋转四个方向的活动，检查腰椎在各个方向活动中的活动范围，以及在活动过程中是否会引起疼痛。

如果在某一个方向的被动活动检查中，发现疼痛加重明显，那么可以大致表明腰痛问题已不再停留于腰肌，腰椎椎体的骨质增生或椎间关节紊乱，都有可能产生这些症状，建议尽快到医院明确诊断并积极治疗。

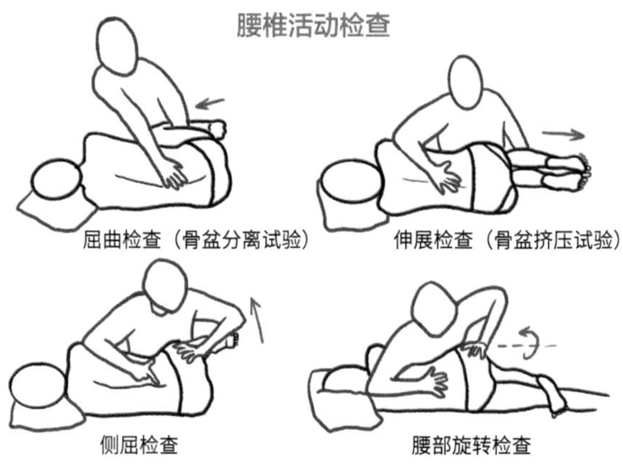

祝您好孕——产后腰痛预防手册

怀孕会让身体核心的力学平衡被打破。随着腹中宝宝越长越大，为了让子宫有足够的空间，孕妇腹肌力量逐渐减弱并向两侧分离；为了让子宫不会往下坠，腰部的伸肌群需要在日常生活中提供额外的力“拽”着子宫（想象一下双肩包背在身体前侧的感觉），久而久之很容易腰肌劳损引起腰痛。

产后怎么纠正姿势

产后因为腹部肌群和腰部屈肌群力量减弱，错误姿势对腰部的影响会更大。

新手妈妈刚刚学如何抱孩子哺乳时，因为经验不足，总是害怕小孩会摔下来而过度耸肩，引起肩颈部肌群过度发力。为了保持坐姿稳定，腰部需要额外发力来平衡颈部的多余发力，长期累积会给腰肌带来额外的负担。哺乳时候建议选一把腰部有支撑的座椅，或者加一个小枕头垫在腰部，更舒适的座椅可以更有效地调整坐姿，并为腰部做好支撑。

另外，提举重物、清洗衣物、更换尿布时频繁的弯腰动作都会给腰肌带来很大影响。建议更换一个高度合适的母婴台，在日常搬举重物时，还是要牢记“多屈膝，少弯腰”的原则，尽量减少腰部的负担。

适合产后的锻炼方法

一些不科学的“坐月子”方法和新手妈妈不当的哺乳姿势都是让腰痛持续反复的重要因素。许多新手妈妈生完孩子后坚持卧床不起，天天大鱼大肉伺候，肌群容易萎缩，过量的摄入容易让身体超重，这些都会让腰痛持续。

为了防止产后腰痛反复，可以循序渐进地做一些恢复锻炼。比如散步、游泳，都是很好的低强度的运动，它们不会给关节韧带带来负担，却可以让肌群获得锻炼。每周两到三次，可以在身体适应后慢慢增加运动量。

怀孕期间因为体内激素水平的改变，盆腔腰骶部的韧带关节会变得松弛，形成骨盆前倾或左右倾斜的体态。相比于怀孕前，此时的腰腹部会变得失去稳定，即使是走路、久坐、卧床、弯腰和提重物这些基本活动也有可能引起腰痛。这些症状不会因为卧床休息放松肌群而得到改善，除非通过加强肌群、收紧韧带来增强腰腹盆底部核心的稳定。

在产后身体适应了一定的运动量后，就可以开始适当加强腹肌、盆底肌和身体柔韧性了。

推荐一个简单的锻炼动作。

1. 平躺在垫上，膝关节弯曲，双脚平放于地面。

2. 腹式呼吸，先深吸一口气。

3. 随着呼气，感受腹肌微微收紧，让尾骨朝向腹部，感觉整个骨盆在往胸口“端起”，但是骨盆始终不离开垫子。

4. 重复8～10次，持续6～8周坚持做这个锻炼。

虽然这个锻炼动作很小，但促进腹肌和腰部屈肌群肌力，对加强核心稳定的作用很大。随着骨盆前倾的体态改善，腰骶部的负担会变轻，腰痛会逐渐缓解。

此外，还可以通过瑜伽等拉伸来改善腰肌劳损的症状，但注意不要过度拉伸引起新的问题。

产后恢复怎样预防腰痛？

除了弱化的肌群需要加强以外，过度劳损的肌群也需要时不时放松一下，最简单的方法就是热敷。温度升高有助于让劳损的肌纤维中蓄积的炎性物质排出，血管扩开让更多营养物质进入肌肉，让肌群恢复弹性柔韧。泡个热水澡、敷个热包，都可以在很短的时间里让紧张的肌肉放松开来。

如果热敷的效果一般，可以去专业的医疗机构让医生评估，找到引起腰痛的具体原因，然后做一些有针对的手法进行松解、拉伸等物理治疗，相信会收到理想的效果。

哺乳期腰痛了能吃止痛药吗?

布洛芬和对乙酰氨基酚是常用的止痛药，这类药物可以起到短期的缓解疗效。尽量不要过量服用，如果止痛效果不够，要和临床医生沟通后制定更合理全面的止痛治疗方案。

如果处在哺乳期，最好少口服多采用外治法，西药成分分子量较小，有可能通过乳汁分泌而对宝宝产生影响。如果迫不得已不得不吃药，哺乳时间尽量放在服药六小时之后，这是一般药物在体内代谢排出的平均时间，即使会有些残留，药量也不会很大。对于短效的以神经系统为靶点的止痛药物，在哺乳期尽量不要服用。

另外，如果腰痛日趋严重而且放射症状明显，比如下肢麻木、小便失禁以及腿部肌肉萎缩、感觉异常等症状，那么上述建议就不能有效解决问题，此时应该去医院明确诊断，对症治疗才是正确的选择。

关于腰痛的治疗保健误区

对于腰痛，有些人倾向于简单粗暴的手术，有些人寄希望于温和的保守疗法。方法没有对错，只有适合不适合。选择合适的治疗方法，除了客观全面地对腰痛进行评估以外，还需要消除偏见，纠正一些认识误区。

腰椎手术的风险和选择

对于腰痛，目前临床上治疗的方法有很多，包括保守治疗、手术治疗和微创治疗。对于比较严重的情况，手术治疗是最后一招，但并不一定是最有效的方法，具体手术与否要根据患者自身的病情来考虑，对于每个手术都会有非常详细明确的手术指征来指导。

腰椎疾患发展到非手术不可的情况，一定是非常严重的程度，其中很多是早已被确诊腰椎管狭窄症或者腰椎间盘突出症的病人，经过一段时间的保守治疗无效，却又担心手术效果不理想，还有可能带来新的后遗症。针对手术风险和术后疼痛，在这里分享一些腰椎手术的观点，希望多一些了解，可以为决策提供一些参考。

任何手术都是存在风险的，因噎废食在医疗上不可取，因此医生和病人应当更多关注的是，有哪些风险？风险会多大？发生率是多少？腰椎手术常见的风险主要存在于麻醉、术式和术后康复三个阶段。

腰椎手术主要选择全身麻醉，手术前病人会借助呼吸机维持呼吸，随着麻醉药和气管吸入的麻药的起效，病人会沉沉“睡着”，一觉睡醒已经回到病房，手术已经完成。现在麻醉药物和剂量的安全性都能很好地控制，手术过程中对病人心肺功能和出血量也都进行实时监控，因此总体的安全性是相当高的。但是风险仍然存在，最主要的麻醉风险就来自病人自身对麻醉药过敏，非常小概率的情况下，会引起心脏骤停的意外。

腰椎疾患主要影响到的是马尾神经或神经根。椎间盘中央型突出主要压迫了马尾神经，偏一侧突出时压迫到的是单侧的神经根。引起腰椎管狭窄的原因较多，主要有腰椎间盘突出、黄韧带肥厚、神经根管狭窄、骨质增生等。手术的目的是解除这些压迫因素。那么，切除压迫神经根组织的手术，在过程中就有损伤神经的危险。

被长期压迫的神经根会偏离原来的位置，手术时不易辨认容易误伤；也有的神经根因为受到的压迫过重，在切除前面的致压物时，会因为牵拉而引起损伤。

患者的病程越长，手术就越困难，手术中神经根损伤的风险就越大。这种术中神经根误伤的风险，其发生率还没有公认的数值，一般认为发生率是千分之几。与神经损伤相关的因素，除了神经受压程度，还有手术医生的经验。在这方面，大部分三级甲等医院因手术量较大，医生经验丰富，安全性还是可以保证的，私人医院或者某某专科医院就存在更高的风险。

骨科医生做手术的主要目的不光是修整脊柱结构，更重要的是缓解因神经受压而出现的疼痛麻木症状，因此手术成功不是治疗结束，而仅仅是治疗的开始，术后恢复和康复至关重要。任何手术即使无菌操作，也不可避免存在感染的风险。空气中流动的细菌、没有按无菌操作使用的手术器械，都有可能造成感染。三甲医院的手术室都有层流设备，可以做到空气中没有细菌，手术器械和使用规程都符合无菌要求，因此发生感染的可能性很低。

骨科手术另一个比较大的术后风险，来自钢钉钢棒的材料。很多病人手术采用内固定方法，椎间盘切除后，目前应用最广泛的就是使用钉棒系统来固定尚不稳定的椎体。随着替代切除椎间盘的植入骨的生长，新骨会包裹住钉棒系统，我们称之为“融合”，融合后手术加固的目的就达到了。如果骨骼生长缓慢，新骨和钉棒系统融合不理想的话，单纯钉棒在长时间承重后，就会发生疲劳断裂，产生新的问题。骨质疏松病人骨愈合能力比较低，因此在选择融合术时需要谨慎。

手术后疼痛也是大部分人担心的问题。手术后麻醉药药效过后，手术创伤会带来较大的疼痛。口服消炎止痛药或者麻醉泵，都可以起到持续镇痛的效果，将手术后的疼痛降到最低。

腰椎手术和颈椎手术类似，总体而言，腰椎手术过程的精密程度不如颈椎，而术后对力学承重功能的要求更高。无论何种手术，对于每个需要手术的病人来说，都需要谨慎地做出接受手术的决定。

如果患者更注重手术风险，那他就会抗拒手术；如果患者更注重病情及其带来的危害，那他就会积极要求手术治疗。很多人并不是因为现在病情严重，要选择接受手术治疗，而是因为惧怕未来病情更严重，而在担忧是否必须要进行手术治疗。求助靠谱的医生，经过住院检查再进行评估手术风险，之后再做出最后的抉择才是明智的。

手术方案的选择是一个学术问题，手术之前医生团队会讨论做出决定，最后考虑到价格、恢复时间等诸多因素，和病人充分沟通后，才能达成手术选择的共识。

骨质增生、骨质疏松和补钙

无论是骨质疏松还是骨质增生，光补钙都不太管用，因为身体并不缺钙。 钙只是骨骼的原料，口服再多钙片，没有放到骨头里，它们还是会在完成“人体一日游”后，从尿液里排出来。

因此骨质疏松的治疗方法，大多是在防止钙的流失，而很少把外来的钙往身体里硬补。健康的生活方式，比如少吸烟、少喝酒、少喝浓咖啡等都可以有效降低钙质流失而引起骨质疏松症的风险。

在日常生活中注意膳食平衡，从食物中就能获取足够的钙。只要我们在日常饮食中多吃一些豆制品、乳制品和各种蔬菜，每天1000毫克的钙是很容易达标的。再配合多晒太阳，让紫外线直接照射在皮肤上，促进维生素D的代谢，有助于肠道钙的吸收。

虽然骨密度检查结果一目了然，补钙看上去又和钙质无缝衔接，但是“骨量下降”远非骨质疏松症的全部，偷工减料的“豆腐渣”工程岂是单靠增加足够的水泥等材料供给就能保证建筑的牢固呢？

除了骨的密度以外，还有骨的强度，两者对于骨质疏松而言，同样重要。而增加骨骼强度，光靠服用钙片和维生素D是远远不够的，适度锻炼和有针对的骨质疏松治疗是最好的方法。

药酒能治腰痛吗？

酒文化和中医文化水乳交融、源远流长。先秦时期始创曲法酿酒，汉代以后发展了制曲方法，宋代出现了药酒，元代更是出现了蒸馏法酿酒，还将该酿酒技术传入了朝鲜半岛。宋代是华夏文化鼎盛时期，随着酒文化和诗歌、戏曲的流行，中医药逐渐向当时的“规范”和“主流”靠拢，二者合而为一就诞生了第一款药酒，这也算得上是一次成功的“跨界合作”。刚开始，药酒的功能很简单，就是为了让中药成分更多更快地进入人体，同时发挥酒精的麻醉作用，让一部分疼痛缓解。时至今日，药酒与时俱进、日趋完善，更侧重日常养生保健。

药酒，即由药和酒勾兑而成。根据选用的药材和酒的不同，药酒还有很多别称，包括人参酒（非常受老年人喜爱的“补酒”）、屠苏酒（使用草药酿造，天寒时候适合饮用的酒）、竹叶青酒（使用竹叶酿造的酒）、百岁酒（使用稻谷、人参和其他许多草药酿造）、蛇酒（由白酒和蛇泡制的酒）。因为化学反应的不同，我们可以发现一般植物类的“溶质”做成的药酒往往采用酿造的方式。中国历来是造酒的古国，从自然发酵的果酒以来，陆续开发了用谷物糖化再酒化和制曲的技术。作为草本植物，大多数中草药同样可以采用相同的技术，通过自然发酵的方式使植物草药中的成分完全溶于酒中。然而，动物类的“溶质”因为动物体内蛋白结构复杂多元，不易在同时期发酵，更没有技术将其统一糖化酒化，故选用比较简单粗暴的“泡”的方法来做成药酒。

每每到了秋冬季节，我们就可以看到各家药店保健行业门口都摆放出了泡有各种奇奇怪怪的爬虫蜥蜴类药材的一缸缸红褐色液体，招牌上写着补肾补气、温阳活血的功效。总会有人拎着酒桶过来打上一壶，仿佛喝着带有药味儿的酒就真的让身体热了起来……

随着生活工作压力加重，人们普遍遭受腰痛的困扰，听广告介绍有药酒能治好腰痛，就按图索骥，如法炮制。中医药博大精深，但是入门的门槛也较低，任意一些文献记载和名医经验都可以成为旁门左道忽悠的佐证。而酒乃活血之物，因“腰为肾之府”，所以补肾活血的药酒为了扩大受众群，自然在缓解腰痛的“治疗功效”上大做文章。

中药的化学成分和药理作用十分复杂，当这些药物成分进入酒里后，所产生的化学成分更是复杂且难以控制。药酒泡制，其实是一个非常具有技术含量的“化学合成”。

所以，药酒的饮用也有许多注意事项：

首先，服用药酒前须认清功效。因为和中药膏方相比，药酒显得“机动性”不足，却“来势汹汹”——酒作为溶剂可在一定程度上加强活血效果，帮助药物成分更快进入人体，但“千人一方”也难以收获理想的效果。而对于滋补型药酒，由于时下网络信息泛滥，各种补益药酒配方如同快餐搭配，再包装上噱头十足的营销手段，补肾、健脾、强筋骨、健腰背等应有尽有，仿佛一壶见效那么神奇。

其次，“是药三分毒”，尤其在用餐时饮用止痹痛祛风湿的药酒更是不对的。因为药酒内的中药成分本身具有药效，止痹痛活血化瘀的中药成分包含一些生物碱，除口感不佳的因素外，还会随着药酒进入身体，对消化道产生刺激，在进餐过程中影响药效的发挥。

最后，“药酒补虚损，宜少服，取缓效。”本就不胜酒力的人就别挑战药酒了。

腰部锻炼推荐

腰部自我旋转训练

慢性腰肌劳损或急性腰肌拉伤往往都集中于一侧，在恢复期总是习惯于避开疼痛的肌群发力，久而久之，腰部的活动度就会越发不对称。

通过腰部自我旋转训练可以有意识地改善腰部发力对称性，锻炼时可以有两个难度级别，根据实际情况选择。如果自我控制还不够强或腰痛还很厉害，可以采用右图带有一些辅助控制的工具；如果腰部疼痛几乎缓解，且腰部肌群有力量，那么可以正对镜子，尝试左图的自我控制旋转训练。

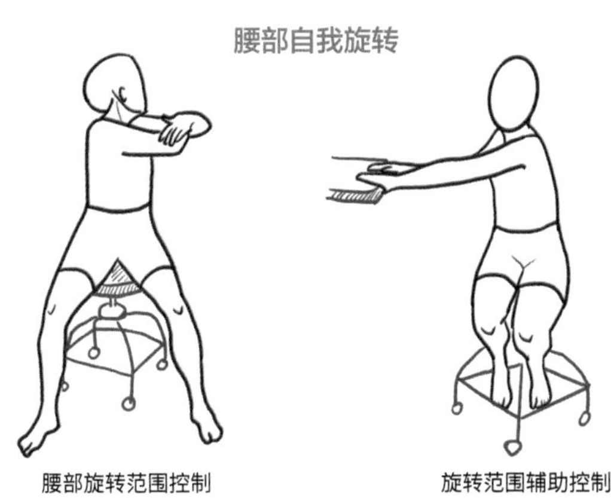

轻微卷腹

运动范围过大容易加重背部疼痛，尤其是已经有剧烈的腰痛时，更应该避免做这些幅度较大的运动。小幅度的仰卧起坐可以在保护腰部的

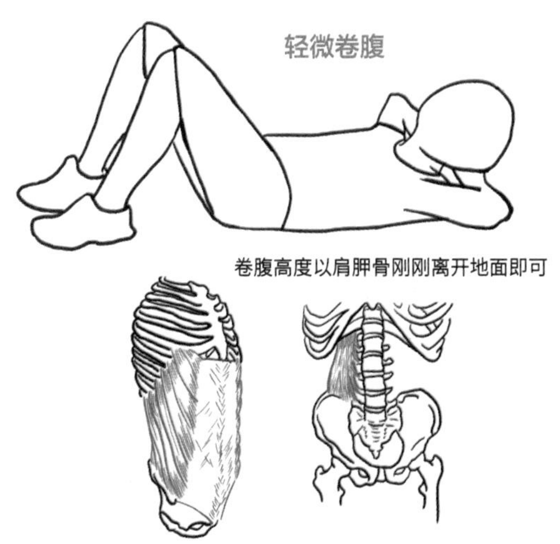

同时加强腹部肌群。具体做法很容易：

1. 微微卷腹，脚面、尾骨和腰部应该始终保持在地面（垫子）上，卷腹锻炼的动作也不会对背部带来过度的压力。

2. 膝盖弯曲，双脚平放在地板上。

3. 双臂交叉于胸前。

4. 收紧腹部肌肉，把肩背部后侧肩胛骨突起的部分从地板上抬起来。

5. 当你抬起上半身时，呼气。保持一秒钟，然后慢慢有控制地放回。

6. 重复8～12次。

腿部伸展

拉伸时，会觉得大腿后侧有一种轻柔的伸展，这部分肌群由于久坐而变得僵硬缩短，久而久之影响走路姿势，往上会对腰部产生一定压力，所以每天都要记得睡前拉伸一下。

在做这个动作时，借助毛巾可以让手臂的长度获得延伸，从而大大降低对柔韧的要求，完成动作时不会给腰部造成太大负担，可以更加充分地专注于腿部后侧肌群的拉伸。

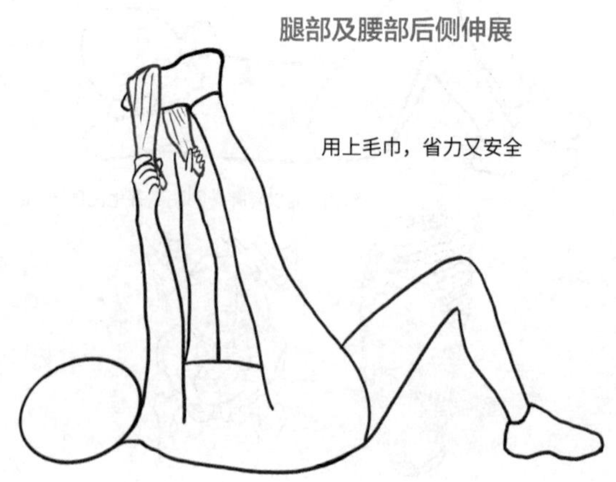

1. 仰躺在垫子上，一侧膝盖弯曲。

2. 双手用毛巾拽住另一侧脚底，伸直膝盖，慢慢地拉回毛巾。比起单纯直腿抬高，加上毛巾的长度可以减少腰部过度前屈，缓解腰椎间孔对腰神经的挤压。

3. 保持至少15～30秒钟，换腿。每条腿交替，均做2～4次。

靠墙下蹲

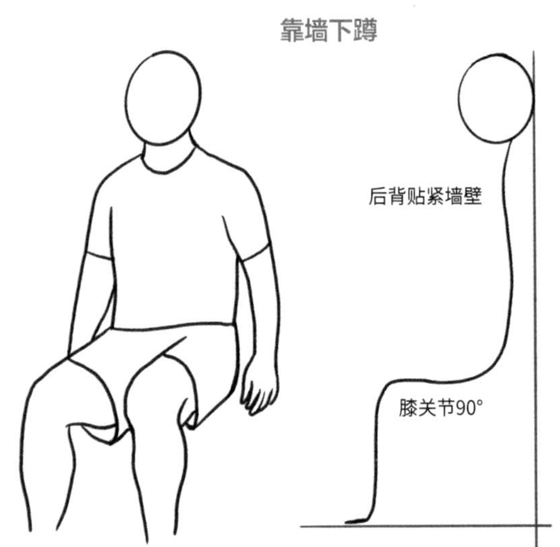

1. 背向墙站，双脚在离墙有30厘米的距离（约大腿的长度）。

2. 慢慢向后靠，直到背靠着墙。然后慢慢往下滑，坐下去，尽量让膝盖弯到90°（尽力就好，不要太勉强，注意保护）。

3. 尽量让腰背部贴到墙上，通过压力获得足够的摩擦保持平衡，坚持10分钟。

4. 大腿发力，顺着墙壁往上滑，逐渐回到直立站姿。

5. 重复8～12次。

腰部自我牵引及拉伸

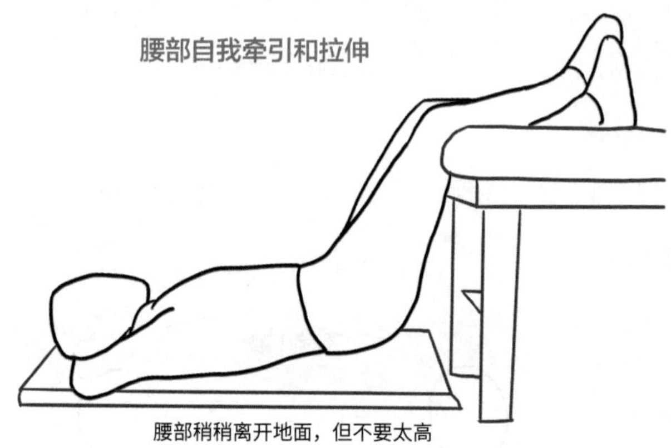

腰部稍稍离开地面，但不要太高

1. 仰卧在垫子上，双手托住后脑勺儿。

2. 小腿置于稍高的平台上，微微抬离臀部，使腰背部呈一直线，尽量保持身体的稳定。

3. 腹部收紧，腰部发力，保持这个姿势30秒钟。

4. 如果觉得肩背部压力很大，可以在手肘下垫一个较厚的垫子，并且降低小腿摆放的高度。

犬式支撑

这是比较基础的核心训练动作，在手臂和大腿的活动同时加强腰部的核心稳定。在进行这个动作的时候，大多数人会出现身体不稳或者腰部肌肉松弛的情况。需要尽量把腿抬高，才能保持腰部位置的高度。

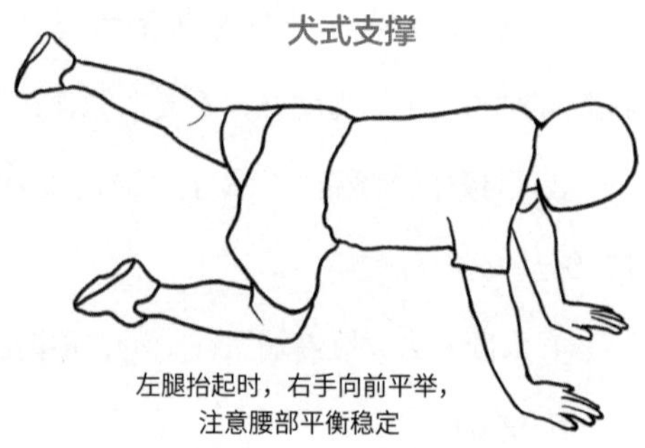

左腿抬起时，右手向前平举，
注意腰部平衡稳定

1. 趴在垫子上，膝盖和手掌支撑住身体。

2. 收紧腹肌，抬起一侧手臂的同时伸展另一侧腿部，保持臀部和背部水平。

3. 坚持5秒钟，然后换另一条腿和另一侧手臂。

4. 每次重复8～12次，循序渐进，延长每次抬举坚持的时间。

第3章

膝关节痛篇

说起膝关节问题，大部分人的第一反应就是关节炎，其实更多的疼痛不适是来自长期活动日积月累的劳损。膝关节作为下肢中部的关节，通过弯曲或伸直，能大范围改变足部到躯干之间的距离。

正是这种较大的活动范围，生活中跑步、跳跃、行走等运动都依赖于膝关节。然而，组成膝盖的大腿骨和小腿骨之间仅靠关节软骨和半月板相接，关节囊、韧带和肌肉加固，膝关节的稳定性却比较弱。脚底通过鞋子接触地面，骨盆两侧的髋部把体重往下传递，夹在足部和髋部之间的膝关节，在功能上可以说是“承上启下”的重要枢纽。

因此，对于膝关节的预防和治疗，最重要的是平衡灵活性和稳定性的关系。本章将围绕膝关节在日常生活运动中的活动特性，带大家重新认识“膝关节病”。

不了解病症

膝盖弯曲时总时不时发出几声弹响，膝盖里总是感到隐隐约约的痛。

冬天露膝盖到底会不会得关节炎？X型腿和O型腿到底严重吗？

膝盖里有多少韧带？撕裂拉伤了怎么办？

膝关节是我们日常使用最多的大关节之一，但我们真的了解它吗？

膝关节的弹响声是哪里来的？

膝盖里有弹响，有时还会痛，是关节里出问题了吗？

平时喜欢运动，需要对膝关节做哪些保养工作呢？

股骨与胫骨之间
关节软骨和半月板
可吸收冲击、减少磨损

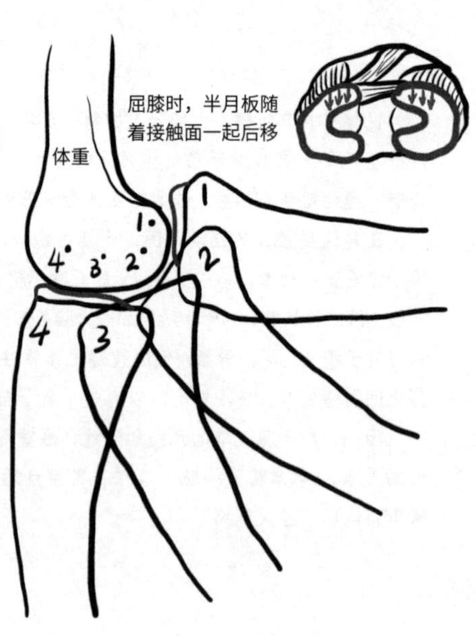

伸膝时，半月板随
着接触面一起前移

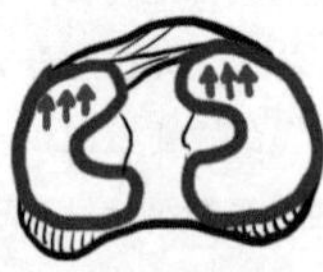

体重　软骨弹性

摩擦力 = 压力 × 摩擦系数

磨损程度 = 摩擦力 × 活动范围

在我们日常的活动中，站稳和灵活走动都对膝关节提出了更高的要求——站立时需要下肢足够牢靠稳定，走动跑跳时又需要下肢可以足够灵活。

以膝关节为例，在上下两根骨头（股骨与胫骨）相互接触的表面上，覆盖着一层光滑有弹性的“关节软骨”和会随着接触面移动调节的“半月板”。它们的作用主要是吸收我们站立走路时体重对于骨面的冲击力。

体重和活动强度会增加关节腔内的压力，关节软骨的材料是否有弹性和耐磨，决定了它们相互之间的摩擦系数。因此，过大的体重、退变的软骨和有限的活动范围，更容易使局部的关节软骨被磨损殆尽。

一般情况下，关节不会轻易使用软骨之间的接触来实现“硬着陆”，而会通过关节腔内的关节液所带来的渗透压进行“软着陆”，从而保护关节软骨避免过度磨损。而关节活动时产生的弹响声，就和关节腔内的关节液有关。

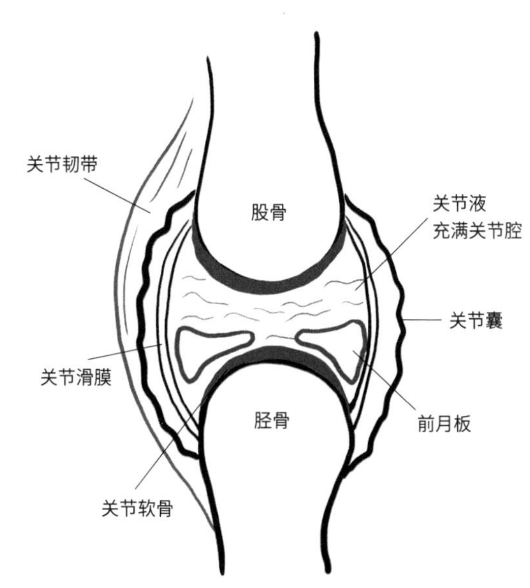

正常情况下，关节本身都会有弹响声的。男生们爱逞强斗狠，常常通过拔拽手指、捏拳发出声响，对小伙伴们进行威慑，此外运动过度还有下蹲时膝关节偶

然发出的声响，都属于正常现象。关节受到牵拉或屈折时，关节腔会被扩大，关节腔里的液压发生波动，使得包裹关节腔的滑膜和周围韧带产生震动，发出的清脆响声就是关节弹响。

目前对于关节弹响声的产生原理仍然存在争议，也有人认为是随着关节囊、关节滑膜和韧带因关节活动增加而逐渐松弛，才发出声响的（因为婴幼儿似乎很少有关节弹响声）。

不管原理如何，我们都不能对关节之间的弹响声无动于衷。

如果只是偶尔的弹响并没有疼痛感，一般是不需要接受治疗的。

如果膝关节几乎每一次活动都会伴随声响，那你就要注意了，这种情况很可能是由关节周围各种病理因素导致的，是关节运动过程中出现的机械性紊乱症状。

膝关节发出这些弹响声，可能是出问题了

根据问题部位的不同，膝关节会有声音及症状等特征不同的弹响声，其中最常见的情况是半月板损伤。

如果为膝盖常常有发出弹响的情况而困扰，不妨先和上图做个对照。若弹响情况和这些情况类似，你就要注意避免做剧烈的膝关节运动了，并且尽快做一个膝关节核磁共振检查，以明确那些部位是不是真的出问题了。

关于如何看懂膝关节的核磁共振检查报告，我将在后文详细讲解。

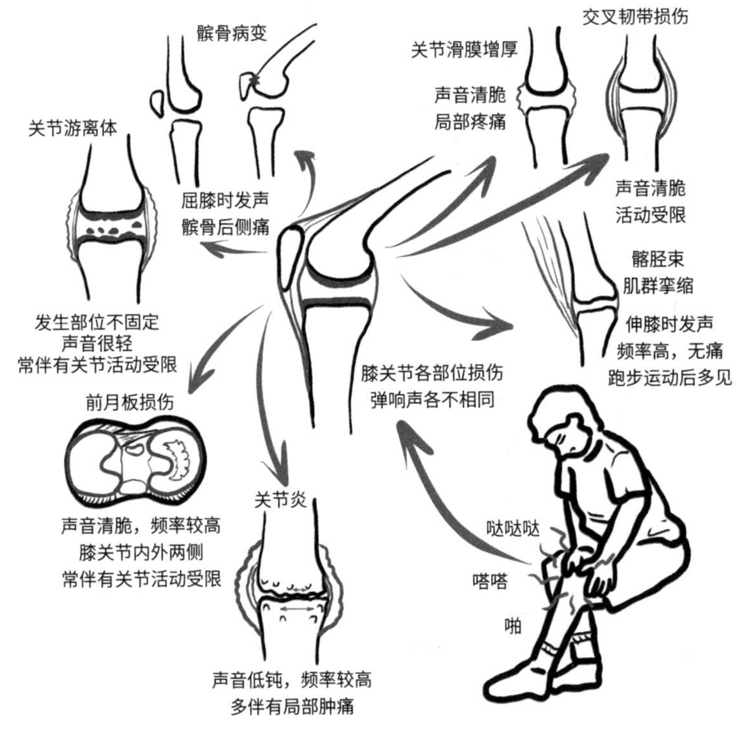

运动前为什么膝盖会有摩擦声？

对于广大运动爱好者而言，膝关节发出的声音不只有弹响声，还会有低钝的摩擦音， 有时还伴随着关节深层的隐痛。

这种摩擦音大多是由于膝关节腔内关节液不足，软骨面互相摩擦所产生的。严重时会引起软骨磨损、游离软骨碎片进入关节腔和软骨下的骨质暴露等问题。这种情况下，膝关节屈伸动作，比如下蹲、踢腿或者上下楼梯等，都会加重膝关节软骨表面受到磨损的风险。

一般在进行运动前的热身活动时，这种摩擦音会出现得比较频繁，

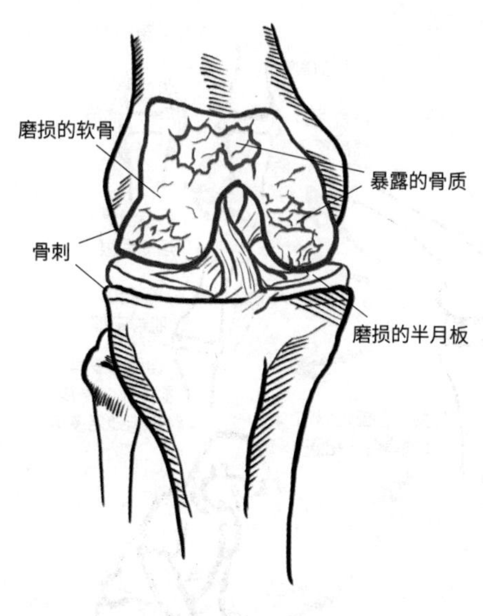

当热身结束后，身体活动开，膝关节的摩擦音就消失了。这是因为随着运动的进行，关节腔里的关节液不断地分泌，从而增加了关节腔内液压，避免了关节软骨的直接接触和磨损。如果运动前热身不足，关节滑液来不及分泌，就会导致在运动刚开始的一段时间，关节软骨互相之间摩擦，造成磨损。

大多跑步爱好者都会反映，跑步刚开始的时候膝关节常会不太舒服，有点滞涩感，跑一段距离后就会渐入佳境，这往往跟关节液分泌不足有关。因此，运动前充分的热身，不光对肌肉和韧带有帮助，对关节腔内的液压也是非常重要的。

运动后为什么膝盖前外侧会痛？

膝关节是人身上最强壮最重要的关节之一。

膝关节的位置，处在下半身重要的承重区域。在这片区域，出现任何差池（骨骼的骨质疏松、韧带的老化拉伤、关节磨损发炎老化等）都会影响整个下半身的承重能力，而关节在两根人体最长的骨头之间，其承上启下的作用不言而喻。

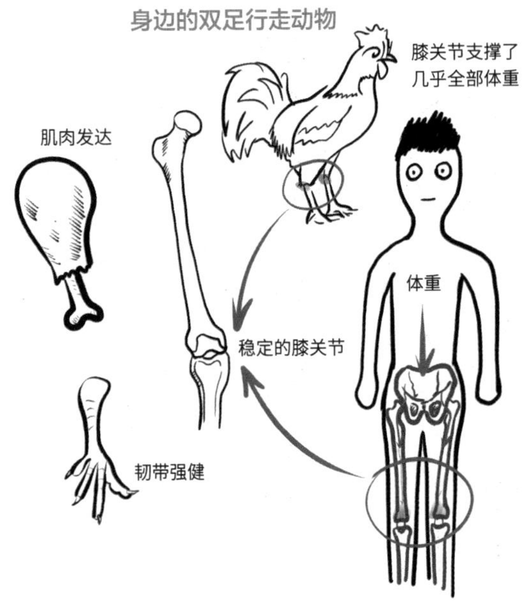

在运动中，承受着来自自身体重和外部的冲击，我们的下肢关节常常暴露在急性损伤的风险当中，由于下肢腿骨强度足够大，所以骨折的发生率相对较低。对于较脆弱的韧带和骨关节，就比较容易发生韧带拉伤、关节扭伤的问题。随着活动量的增加，这些情况在保护措施相对不完备的运动爱好者身上发生的概率更高。

膝盖算不上是身体中伤病最高发的部位，但可以说是最脆弱的。想要知道膝关节为什么会受伤，我们得先明白它的活动原理。

膝关节的骨性部分由大腿的股骨、小腿的胫骨和腓骨以及在前方的髌骨构成。

大腿小腿的骨头就好像机械机关的钢架结构，而髌骨就像滑轮组的滑轮。为了降低机械结构之间的磨损，在骨与骨接触的表面上都覆盖了软骨，而在股骨和胫骨之间额外加了两个更大的软骨盘——内侧半月

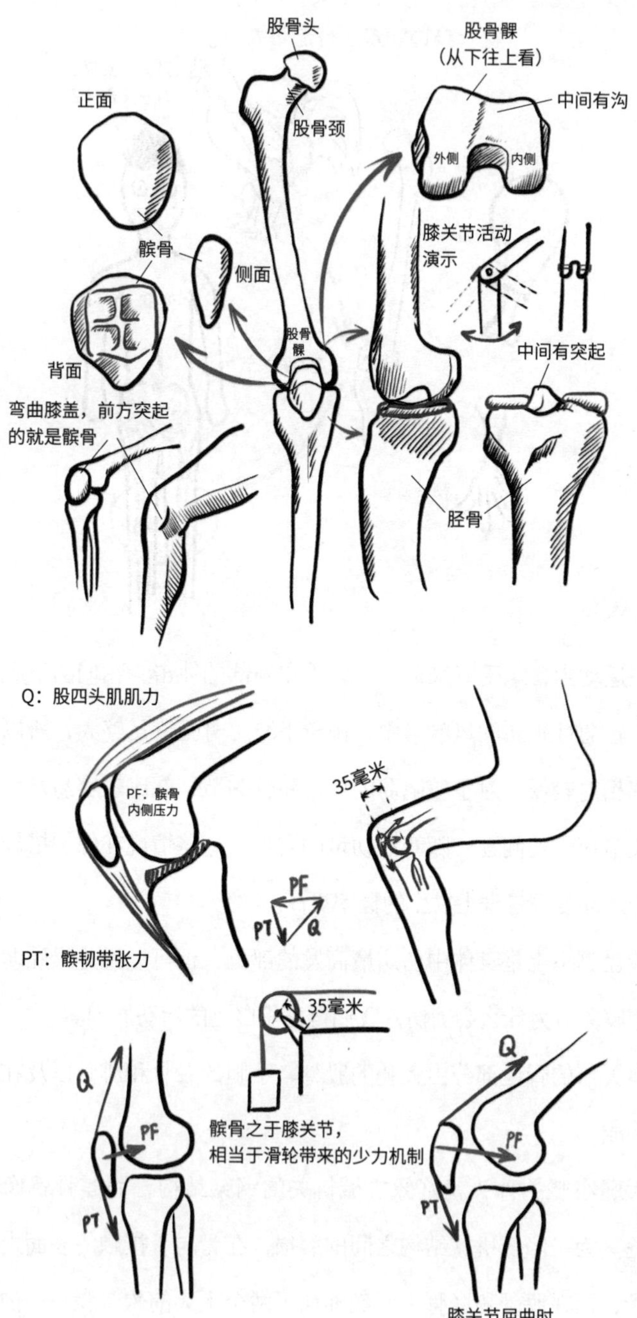
股骨头
股骨髁
（从下往上看）
正面
中间有沟
股骨颈
外侧
内侧
髌骨
侧面
膝关节活动
演示
股骨
髁
背面
中间有突起
弯曲膝盖，前方突起
的就是髌骨
胫骨
Q：股四头肌肌力
35毫米
PF：髌骨
内侧压力
PF
PT
Q
PT：髌韧带张力
35毫米
Q
PF
髌骨之于膝关节，
相当于滑轮带来的少力机制
Q
PF
PT
PT
膝关节屈曲时

板和外侧半月板。这些关节表面的软骨能吸收震动，承受压力。随着年龄的增大、活动的累积，关节的软骨会发生退变，缓冲的作用就会不断下降。

为了让机械机关滑轮组动起来，连接在骨头各个位置的肌肉韧带就开始协同配合，随着收紧和放松，膝关节就能做出屈伸的活动（踢腿和收腿）。

随着膝关节在一定范围里反复多次屈伸，这些韧带受到反复摩擦，就容易引起慢性损伤性炎症。最主要的表现是，伴随着上下楼梯、用力踢腿等膝关节屈伸活动，膝盖前侧的髌韧带把髌骨和胫骨连接在一起，用来限制小腿的过度回收。在长期跑步、跳跃中，因为发力的惯性，位于膝盖前侧的髌韧带和外侧的副韧带需要首先去承受运动带来的冲击。

在韧带承受过度冲击的早期，韧带会先发生肿胀。

长期运动时产生的大量水分，渗透到韧带就会形成肿胀，肿胀的韧带在弹性和强度上都会变得大不如常。因此，长时间运动后，用手轻压膝盖前侧和外侧，常常会感到明显的压痛，也可以摸到膝盖前侧凸起的髌骨周围韧带附着的地方有肿胀、钝厚的感觉。

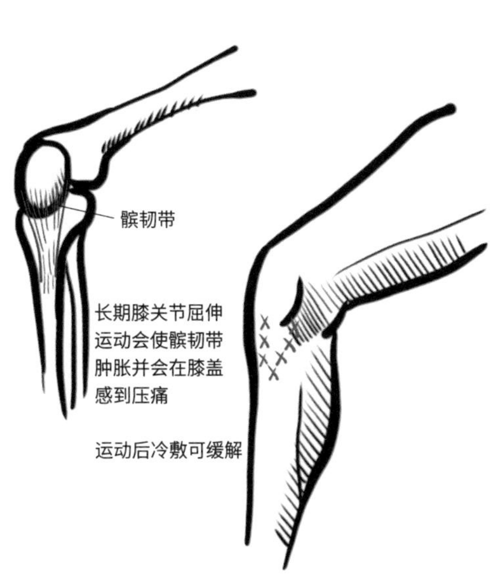

在过度运动后，骨关节的韧带都会出现这种情

况，所以运动后会需要立刻对频繁活动的骨关节进行冷敷，这样可以快速让韧带的水肿消退下去。

如果长期没有在运动中做好足够的保护，运动后也没有冷敷的习惯，在过度运动的“摧残”下，韧带就会进入下一个无法逆转的阶段。这时，韧带纤维会开始撕裂，局部纤维一点一点地变脆，纤维排列紊乱，然后逐渐发生疲劳性断裂，这就是韧带的慢性劳损。韧带因为自身退变以及自我修复功能的缺失，面对大运动量的外力冲击，急性撕裂的风险也会越来越大。

不要觉得年轻就是资本，身体经得起透支，骨关节的耐久程度和活动量有关，但和实际年龄的相关性并不高。

关于运动前后怎么保养关节，怎么自查膝盖有没有问题，我们后面的章节慢慢分解。

膝关节有哪些不一样的疼痛?

运动员膝关节受伤会引起疼痛，久坐不动的白领学生也会感到膝关节疼痛。无论是年久失修还是急性外伤，抑或是废用退化，不同的膝关节病变所表现出来的疼痛都是不同的。只有正确评估疼痛程度、位置和持续时间，才能真正认识到膝关节损伤病变的来源。

急性外伤后的疼痛

运动中突然受到外伤，疼痛通常会在受伤时立即产生。疼痛的强度和神经分布的区域有关，但与韧带的损伤程度并不一定相关。关节囊或者关节滑膜的轻微损伤就比关节内更加重要的交叉韧带或内外副韧带的断裂更加疼，因为交叉韧带完全断裂后，局部区域就没有压力或张力分布，并且损伤后产生的渗出液一定程度上“中和”了关节积液，从而使关节积液引起的疼痛变得很轻。

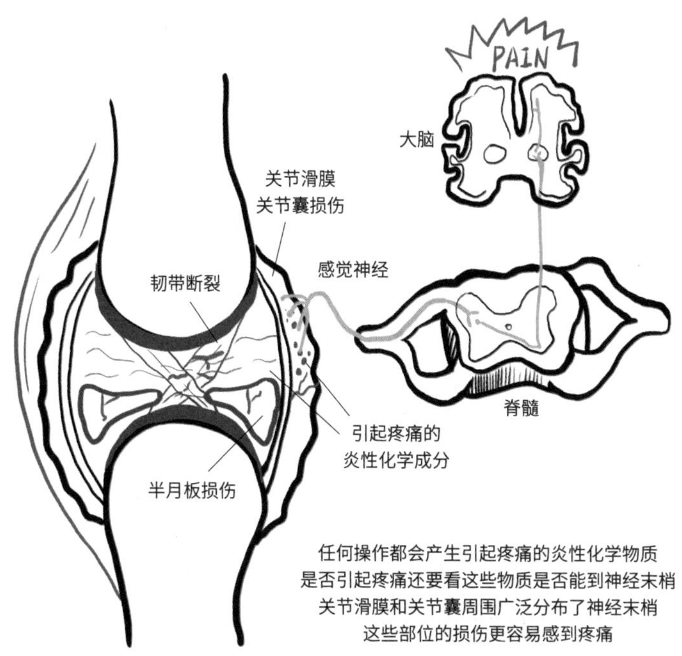

因此，在剧烈运动中因为暴力造成重要韧带撕裂时，通常在当时并不会感到明显的疼痛。即使没有感到疼痛，如果受伤的刹那听到了

“嘣”的声响，也不能大意，需要立刻停止受伤膝关节的活动，尽快去医院拍个膝关节核磁共振来明确是否受伤以及受伤程度。

髌骨后侧的疼痛

髌骨后侧是直接和膝关节接触的，因为“滑轮”结构，髌骨产生的疼痛和膝关节的屈伸关系很大，所以疼痛常常发生于长时间保持坐姿、蹲姿或下楼梯时，这些时候髌骨向后的压力都较大。

比起上楼梯，下楼梯时髌骨后侧的疼痛会更厉害，这是因为同样需要用股四头肌弯曲膝关节，在上楼时股四头肌从靠近骨盆的位置“主动”抬起发力，而下楼时股四头肌随着脚面接触地面从膝关节的位置“被动”收紧发力，因此下楼时髌骨周围会承受更多来自股四头肌的被动张力，由此传递到膝关节的髌骨后侧的压力也会相应变大，疼痛也就

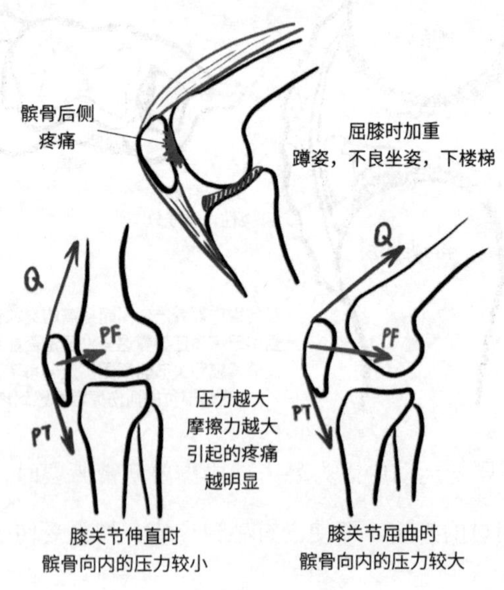

随之产生。

坐姿或蹲姿会持续增加髌骨后压力，从而引起髌骨后侧疼痛。疼痛只是压力分布异常的预警，真正的问题来自膝关节中承受这些压力的骨头。因为“用进废退”的特性，受到压力过大的区域，骨头会异常“加固”，最终形成骨质增生，而压力过小的区域，骨头会逐渐“疏松”，最终失去承重所必需的强度。这些膝关节骨性结构的变化正是关节炎最重要的促进因素。

如果因为不当的姿势造成髌骨后侧的疼痛，在你调整姿势后就可以感觉到有所缓解的话，那你一定要时时注意保持正确的姿势，不可久坐，尽量少蹲，并加强膝关节周围韧带、肌群的支撑作用。

只在早晨出现的疼痛

早晨刚醒，膝关节一弯曲就出现了疼痛感，随着活动量的增加，疼痛又会渐渐消失。这类疼痛常出现在膝关节退行性病变的初期，此时关节滑液自主分泌不足，随着活动量增加，关节腔内滑液不断变得充足，因为摩擦而产生的疼痛就会自动缓解。

秋裤防不住的关节炎

小时候常听爷爷奶奶说起关节炎的困扰，总觉得离自己很遥远，等到自己有一定岁数了，居然也开始常常感到膝关节疼痛酸胀了。于是，天一降温，还不等妈妈催促，就已经自觉套上秋裤、护膝，贴上暖宝宝，心想着保暖要紧，可千万别得关节炎。

其实，这里有个大家都很熟悉且信以为真的健康谣言：关节炎是被“冻”出来的。

事实真相是，随着年龄的增长，身体各关节也会一起衰老，关节活动的力量会减小，肌肉韧带控制力下降使关节越来越不稳定，而异常的压力分布会使关节内部发生骨质增生，进一步加重了关节软骨的磨损，这一系列表现都导致了关节退行性病变。

目前已经明确的和关节炎发病有关的危险因素包括年龄增长、肥胖、雌激素缺乏、骨质疏松或骨质增生、运动外伤、关节周围肌力不稳、反复的活动累积等等。寒冷虽然并不是引起关节炎的直接原因，但着凉后膝关节周围肌肉收缩、关节韧带僵硬、血液循环和关节腔里滑液分泌减少，都会增加关节的负担，从而增加受伤或劳损的可能性。

因此，肥胖、外伤劳损等是加快关节退行性病变的因素，而温度过低、抽烟喝酒是抑制身体自我修复的因素。

那么，关节炎的具体发生发展过程到底是什么呢？

从滑膜炎到膝关节炎

关节之间的软骨和半月板是缓冲冲击的最后一道防线，骨与骨之间的“硬碰硬”难免会造成损伤。为了让关节更加经久耐用又灵活，就需要经常在关节之间清除杂质（磨损的软骨碎片），并上点润滑油（关节滑液）。

这些工作主要由关节的“滑膜”来承担。

关节滑膜严实地包裹住整个关节，并往里面灌入足够的关节液，使得整个关节呈负压状态，这时候滑液的渗透压（液压）就成了非常理想的吸收冲击的材质。根据高中时候学来的公式——体积和压力之间的反比关系（玻意耳公式：压强×体积=常数），当充满滑液的关节腔被压得愈加狭窄时，关节腔里的滑液所反馈出来的液压就会越大。有了这种液态的缓冲系统，膝关节承重和活动时就不会过度地去磨损软骨了。

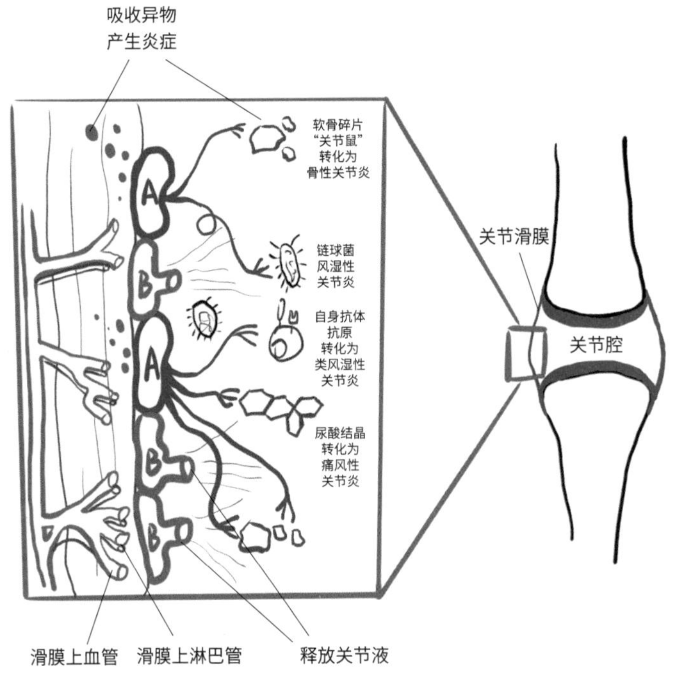

在滑膜上分布着两种细胞，在这里我们先称它们为细胞A和细胞B。

细胞A负责吸收关节腔里的“垃圾”。软骨碎片、链球菌、尿酸结晶、自身抗体抗原结合物，这些异物都会被滑膜细胞视作垃圾进行回收，转化为损害不那么大的各种关节炎。

细胞B负责释放关节液进入关节腔，使关节腔内部有足够对抗外力的液压。同时滑膜上分布着丰富的血管和淋巴管，它们是细胞之间沟通和成长的管道，用来为细胞提供营养，同时把细胞代谢产生的垃圾及时带走。

正常情况下，滑膜上细胞B的数量更多，它们源源不断地向关节腔里输送关节液，以保证整个关节腔的液压充足；而日常活动很少会使关节软骨被摩擦出小碎屑，因此细胞A在关节滑膜上分布很少。

以骨性关节炎为例，骨性关节炎常常是由外力冲击或者磨损等物理因素引起的，比如大强度的跑步和爬山、突然的扭伤。

当关节软骨损伤导致脱落出大量的碎屑时，这些软骨摩擦撞击产生的碎片就会游离在关节滑液里。这些碎片也被称为“关节鼠”，它们形态各异，生性“滑头滑脑”，在关节腔里窜来窜去，如同上蹿下跳的老鼠。关节就像一架精密的机器，内部结构功能复杂，怎能容得下这些“小老鼠”肆意妄行。这时干细胞调度一声令下，更多的细胞A便聚集在了滑膜上，开始“捕捉”关节鼠。在“吃老鼠”的过程中，细胞A会不断向外排出炎性物质，使得周围的滑膜肿胀充血，这些炎性物质接触到滑膜上的神经末梢，就会引起疼痛，这是滑膜炎产生的大致过程——滑膜因为大量细胞A进驻并释放炎症，使释放关节液的细胞B数量大幅下降，从而引起关节腔里关节液不足。

滑膜炎是从关节损伤到引起关节炎之间重要的步骤，所谓“成也滑膜，败也滑膜”。近年来，新的治疗观点认为，与其指望滑膜在不发炎的情况下能产出足够的滑液，不如直接把麻烦的滑膜都剥掉，然后人为地往关节腔里注射关节液替代品。这个策略目前收到的效果还不错，也是治疗关节炎症状的新思路。

然而，最好的治疗还是预防，尽早发现病因，当滑膜发生炎症的时候，立即积极采取治疗，尽量避免关节炎的发生和发展才是更加明智的策略。

膝骨关节炎的共性临床表现主要为疼痛、活动僵硬和关节畸形。

膝关节炎有哪些表现？

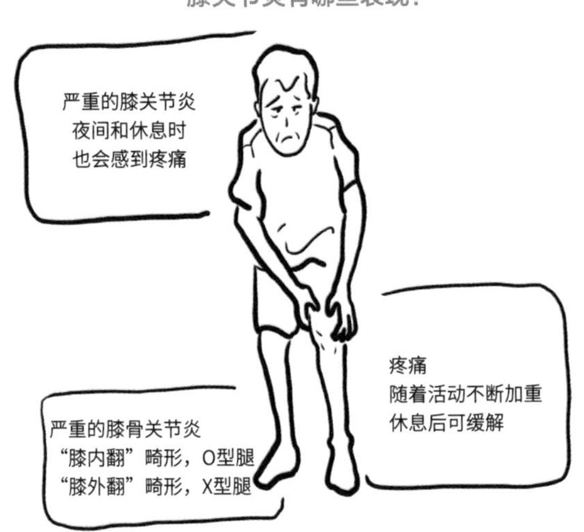

根据造成膝骨关节炎的病因不同，一般最常见的膝骨关节炎有以下四种。

骨性关节炎

大多数骨性关节炎都和关节自身的使用寿命有关，而不只是和实际年龄有关。只是年纪更大的人，走路活动累积在膝关节上的负荷更多一些，一般人到中年之后，膝关节、髋关节这类负重关节都会出现一些骨关节炎的病理改变。而运动员、舞蹈演员这类过度使用的年轻人，更是会让关节提前到达使用寿命，比常人更早出现骨关节炎。

首先，频繁的劳损使关节软骨不断被磨损，关节碎片游离于关节腔的滑液内。此时关节内外都存在一定的不稳状态，活动时伴有弹响也主要集中在这一阶段，但疼痛感并不明显。

接着，滑膜吸收关节软骨碎片，淋巴细胞、巨噬细胞参与免疫反应，产生局部组织肿胀并产生炎症。这个时候因为关节内部滑膜及韧带组织肿胀，活动时的弹响声会变得更大，并且发生得更频繁。

关节软骨被磨下来的软骨碎片在关节腔里到处游荡，一旦脱离软骨表面，它们就成了身体的异物，就会被免疫系统捕捉并消灭，一番捕杀行动之后，战场上留下的就是“炎症反应”了。对软骨碎片的捕杀行动产生了大量会引起疼痛的炎性化学物质，这就进入了骨性关节炎最早期的炎症期。

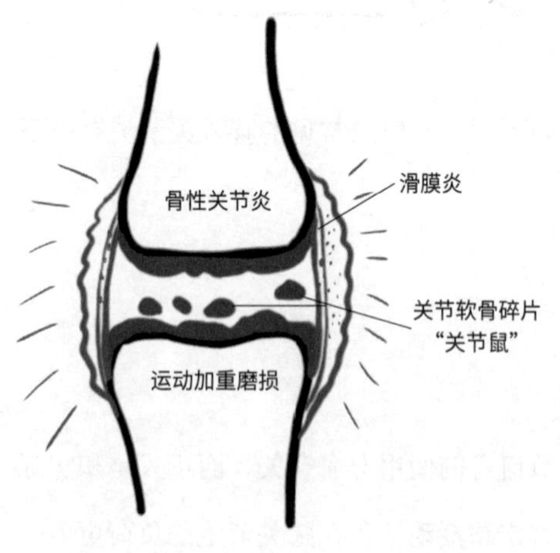

滑膜上的炎症刺激到周围的神经末梢，我们就会感觉到疼痛。随着劳损的加重，疼痛会因为炎症的不断累积而加重。

以上就是膝关节骨性关节炎发生发展的主要过程。

骨性关节炎和运动受力密切相关，目前虽然还没有研究明确证实温度下降是引起关节炎的危险因素，但是对于已经患有关节炎的人来说，寒冷天气会造成血管收缩，炎症不容易从膝关节里被排出，导致蓄积变得更加重。因此关节炎病人需要格外重视关节保暖，以免加重相关症状。

骨性关节炎的诊断比较简单，一些活动功能检查，配合X线片，就能确诊并了解具体严重程度了。

感染性关节炎

感染性关节炎是一种在年轻人中比较常见的关节炎。大家熟知的华佗给关云长刮骨疗伤所治疗的，应该就是这一类型的关节炎（只是关羽当时中箭的部位在肩关节）。

“箭头有药，毒已入骨，右臂青肿，不能运动……”箭头刺破皮肤，撕开筋膜、肌肉和韧带，最后扎穿骨表面。这个过程和有创手术相比，缺少了可控制的“无菌操作”，所以顺着伤口进入体内的，除了乌头，还有细菌。

中老年人的退行性骨关节炎是由软骨退化和骨质增生所致，类风湿性关节炎和痛风性关节炎是由关节滑膜对关节腔内自身抗体抗原结合物或尿酸盐结晶的排异反应引起的炎症所致。而感染性骨关节炎，通常是由细菌或真菌引起的急性、破坏性的骨关节炎，关节手术时感染、皮肤感染、关节腔内注射感染，都有可能引起这种关节炎。

感染性骨关节炎会引起严重疼痛、关节肿胀、关节表面皮肤温度升高、关节活动受限、发烧畏寒等严重症状，这和“右臂青肿，不能运动……”很类似。如果在感染后48小时内不及时处理，抑制细菌的白细胞的蛋白水解酶就会充满整个关节滑膜，这种保护机制会对关节造成不可逆转的损伤。

两种途径的细菌感染会引起感染性骨关节炎：

1. 上呼吸道、下呼吸道感染会通过血管把细菌传播到膝骨关节表面。

2. 邻近部位穿透性损伤、手术等引起的骨髓炎或皮肤感染，会渗透到膝骨关节表面发生感染。

感染后，人体自身的免疫细胞（主要为白细胞）和细菌自身产生的蛋白水解酶会浸润在整个骨关节滑膜上，引起关节滑膜损坏。

外伤感染、皮肤感染以及呼吸道感染大多会把金黄色葡萄球菌传播到膝骨关节炎表面。

A族链球菌常和风湿热有关，膝关节的炎症相对于后续继发的风湿性心脏病而言，反而并不那么严重。

另外一种引起感染性骨关节炎的菌种是淋病奈瑟氏菌，一般在性病人群中多见。

除了肉眼可见的皮肤感染会引起风湿性关节炎，大部分细菌病毒感染总是通过血管进入膝关节，因此医生只需要抽血检查就可以确诊风湿性关节炎。血液报告主要看以下指标。

血液检查中发现白细胞升高、血沉增快和C反应蛋白升高，这些异常指标都反映了在链球菌感染初期，身体的免疫系统在与之斗争的“战况”。

同时我们还要关注：血液里有没有类风湿因子和抗核抗体？如果没

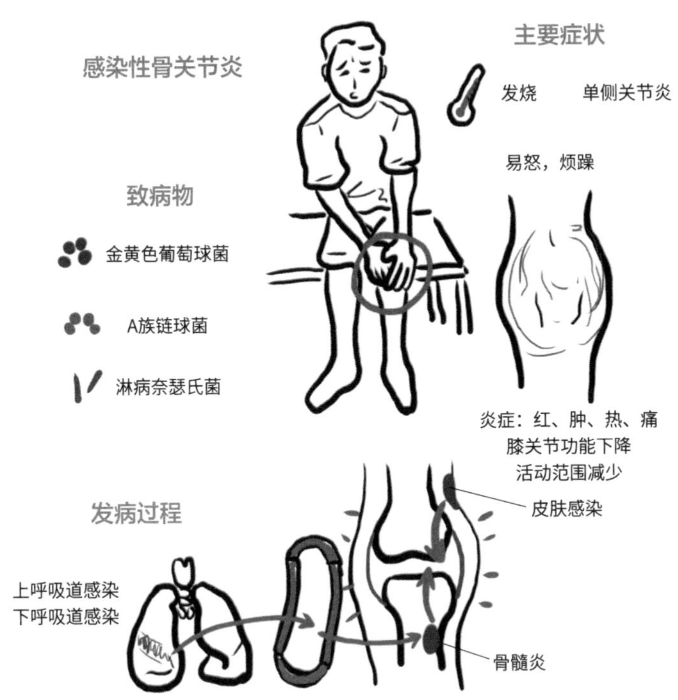

有（阴性），就表示不是类风湿性关节炎，更能明确是患上了风湿性关节炎。这两个指标也是用来和类风湿性关节炎相鉴别的。

80%的风湿性关节炎病人血液里的抗“O”抗体会升高，随着病情缓解，这个指标就会慢慢下降，这也是观察疾病严重程度和恢复情况的重要检查。

如果身边的青少年突然膝关节、肘关节红肿热痛，并伴随着烦躁、发热、肌肉酸痛的症状，很可能是风湿热的症状，一定要尽早送到医院就诊，以免风湿热加重引起心肌炎、心内膜炎、心包炎等更严重的心脏症状。

目前大部分感染性骨关节炎都和链球菌感染有关，这也是风湿热的主要症状之一，主要发生在膝关节、肘关节这些大关节上，没有受伤就出现红肿热痛是它的主要症状表现，随着疾病的缓解，这些关节炎症状也会随之消失，不会造成关节畸形的后遗症。

风湿性关节炎一般在9～17岁的青少年中比较常见，男女患病比例相当。虽然链球菌引起风湿热的发病机制尚未明确，但一般情况下，单侧关节炎会伴发呼吸道感染或皮肤感染，所以避免细菌和病毒感染对于预防该病至关重要。

因为引起风湿性关节炎的病因明确，所以治疗方法很有针对性。用青霉素等抗生素治疗链球菌感染，同时联合抗风湿治疗对症处理，就能获得较好的疗效。

当风湿性关节炎的症状缓解后，可以循序渐进地开始关节活动锻炼。在恢复过程中，要注意关节保暖，避免潮湿阴冷，以防止链球菌再次感染引起关节炎复发。

类风湿性关节炎

类风湿性关节炎常常会和风湿性关节炎相混淆，虽然这两者名字中都有“风湿”，但是具体的病因和症状各有不同。风湿性关节炎主要由外因（链球菌感染）造成，而类风湿性关节炎则主要受内因（自身免疫问题）影响。

随着医疗科学的发展，人们对类风湿的认识变得越来越清晰，从诊断到治疗，方法也越来越多。

类风湿性关节炎主要发生在中老年女性之中，最主要的症状是“晨僵”（早上起来会发现关节不灵活，起床活动后晨僵减轻或消失）。“晨僵”可以发生在任何关节，通常会先从手部（手腕、手指）、足部（脚趾）等小关节开始发展。病变的关节会先感到肿痛，摸起来微微发热，伴随着乏力、疲劳、发烧等症状，时间久了还会发生关节畸形。等到膝关节发生类风湿性关节炎的时候，往往手指已经出现了严重畸形，一般看到手指的变化，再结合膝关节的症状和血液指标，就可以明确得出类风湿性关节炎的诊断。

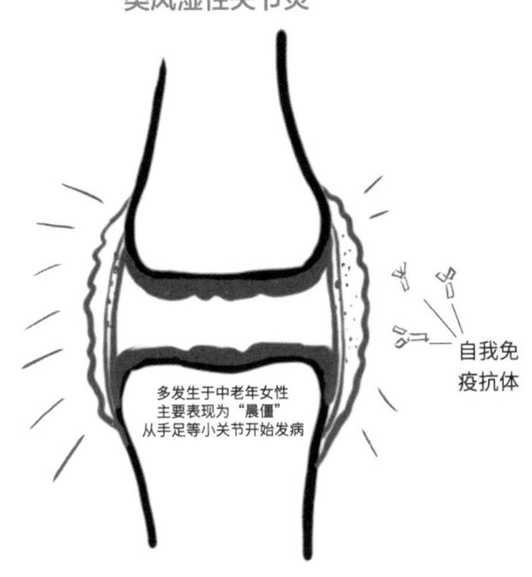

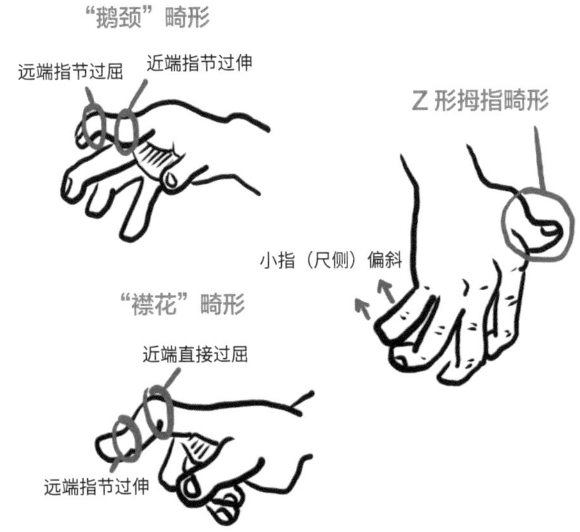

为什么会患上这些自身免疫病，目前仍无定论。现有研究认为，自身免疫病是由遗传因素、环境因素和免疫紊乱等各种因素综合作用的结果。它和力学因素关系不大，一般会在全身多处关节同时发病，而不像骨关节炎那样，先从承重任务较大的下肢大关节开始。

如果家里的妈妈、阿姨们突然发现自己的手指关节有点僵硬发胀，脾气也开始变得焦躁敏感，这个时候一定要建议她们去风湿科挂个号，好好检查一下。

针对具体情况，医生会让她们先去拍一个X线片，观察一下关节表面的变形情况。同时也会让病人做一系列血液检查，如果类风湿因子和CCP抗体都显示阳性，基本上就可以确诊是类风湿性关节炎了。

针对类风湿性关节炎的治疗，除了抗炎止痛药以外，还有抗风湿药和激素。这两类药都会给身体带来副作用：抗风湿药通过抑制人的免疫功能达到效果，激素会替代人体自我调节功能来缓解症状，这两种治疗是医生手中的最终王牌，所以一般医生都会谨慎使用。

一旦关节肿痛改善，病人就可以在康复专科医师的指导下，适当做一些功能锻炼，这些锻炼对于帮助尽早停止药物治疗也是很重要的。

痛风性关节炎

类风湿性关节炎常见于中老年女性群体，而痛风性关节炎则高发于中年大叔身上，它来自痛风。

痛风是因为饮食结构不良导致的体内长期嘌呤代谢障碍、血尿酸增高的病症。当血中的尿酸浓度达到饱和溶解度的时候，多余的尿酸就会变成结晶体，蓄积在关节腔里。当关节腔周围的滑膜把这些尿酸盐结晶吸收后，就会出现炎症反应，这就是痛风性关节炎。反过来，关节炎和血中尿酸浓度紧密相关，高蛋白饮食、天气变化等都是增加血尿酸浓度的原因，积少成多，最后就会发展成痛风性关节炎。

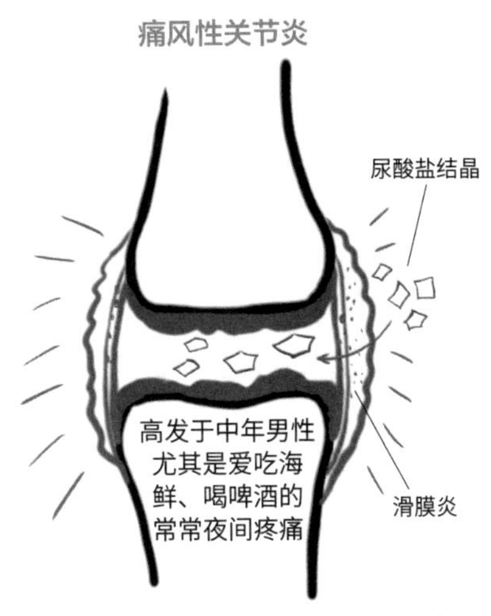

和类风湿性关节炎的“晨僵”不同，痛风性关节炎发病常常发生在夜间。一般先从脚趾关节开始，逐渐往上发展到脚踝关节和膝关节，这和体内尿酸盐结晶析出和沉积由下到上的规律有关。

一般爱吃海鲜、喝啤酒的中年男性，如果突然一侧脚趾关节出现肿痛，并且摸起来似乎有硬硬的肿块，就要去医院查一下是否有痛风了。

通过血液检查，可以知道血尿酸是否偏高，拍膝关节X线片有助于明确硬块是否为痛风石。痛风性关节炎的完全确诊还需要打开关节腔，从中抽出关节液，通过化验观察其中是否存在尿酸盐结晶。对于痛风性关节炎一般无须如此完全确诊，只要确诊痛风，即可进行综合治疗。

治疗痛风，最重要的就是降低血液中的尿酸，同时可以用一些抗炎止痛药来缓解症状。

以上是常见的四类关节炎，我只是简单阐述了它们各自的发病特点和诊疗要点，重要的是给大家一个思路：当身边的人遇到相似的问题时，我们应该如何一步一步去帮助他们找到病因，并最终解决病痛。

膝盖发凉怎么办?

身边的大部分女同学都会提起自己常常膝盖发凉，手脚冰凉。夏秋换季的时候，穿着裙子裸露出的膝盖，也时常被吹得红红的。一年前，同样在寒冷的纽约，实验室里的美国女学生，从来不穿秋裤，也没有特别的保暖措施，但到了冬天大雪纷飞的时节，很少听她们提到自己膝盖发凉、手脚冰凉。

膝盖发凉可能与营养代谢有关

“骨密度较低”和“大多抱怨膝盖发凉”，这是普遍存在于亚洲女性中的两个情况，二者之间是不是存在一些联系呢?

我们说回到膝关节，全身骨量较低会导致骨与骨连接的关节位置也同样脆弱。膝关节是人体下半身重要的承重部位，为了用仅有的骨量来保证稳定，骨关节软骨部分就会被不断磨损，同时骨性部分也不得不产生一些骨质增生来进行加固。过度使用的关节软骨会产生一些软骨碎片，也会有很多代谢产物需要排出，但是因为骨关节的骨质增生阻碍了小血管的生长，滑膜折叠卷曲，滑液难以渗透到整个关节腔，致使代谢产物和软骨碎片很难从关节腔被清理出去，因此就会加速膝关节的退行性病变。

因为覆盖在膝盖表面的脂肪肌肉较少，所以通过触摸感受膝盖表面皮肤的温度，我们就能直接了解到血液供应的情况。血液分布的区域温度和体温接近，如果发凉就可能反映出膝关节处的血管分布较少、血供不好，这和脚心、手心、颈部后侧发凉的道理相似。由此可见，膝关节温度可能是我们全身是否营养不足、骨密度较低的“预警装置”。如果仅仅单纯做好膝部保暖，就相当于保险丝已经熔断跳闸了，却仅仅把保险丝换成了铜线，就假装什么问题都没有继续使用了。

当然天气转凉，膝盖被冻到也会感觉到冰凉。如果血管分布充分，血供足够，身体内部的自我保暖机制会让血液往膝盖涌过去，我们就会看到膝盖红红的现象。然而，光靠血管自身的保暖机制是远远不够的，所以秋裤护膝还是必不可少。

怎么让膝盖不发凉?

除了保暖，面对发凉的膝盖，我们还应该采取什么措施呢?

首先，要摒除“头痛医头，脚痛医脚”的错误认识。膝关节发凉并不一定是膝关节本身的问题，血液供应不良、神经反馈失常、营养不佳都有可能产生膝盖发凉的感觉。

保险起见，可以去医院做个血常规检查，看看血液当中的钙钾镁是否不足，再检查一下甲状腺功能和血液中的铁含量，排除甲亢和贫血的可能。

如果你同时已经有了明确的骨质疏松症诊断，建议专门补充维生素D_3和维生素K_2，并按每天建议摄取量600毫克补充镁。因为我们的食物从来不缺钙的来源，欠缺的只是身体对钙的吸收。因此促进身体钙吸收的维生素D_3、维生素K_2和镁就尤为重要。维生素D_3和维生素K_2是在药房都能买到的非处方药（OTC），一般价格在10元之内的小瓶装就够了，没必要买很贵的同样成分的保健品补剂。

最后，要多喝水多运动多流汗。水是人一切生理活动的载体，足够的水可以增加人体的代谢效率，调节正常的生理功能，还有助于降低潜在的甲状腺疾病风险。

X型腿和O型腿

我们常看到有些人在站立和走路时，膝盖不是并得太拢，就是分得很开。在生活中也常常看到或听到关于“X型腿”或“O型腿”的说法，那么“X型腿”和“O型腿”分别是怎么回事儿呢？

X型腿是怎么形成的？

站立时，把两侧膝关节靠拢之后，两脚跟不能互相接触。

走路时，两个膝关节内侧总是互相碰擦。

如果你满足其中任何一条，那你就属于X型腿。X型腿又被称为膝外翻畸形（Genu Valgum）。

造成X型腿的原因很多，随着经济发达，人民生活水平的改善，现在佝偻病或者软骨发育不良的病因发生率已经不太高了，目前大部分的X型腿是由后天双脚往外侧偏的坐姿造成的。

无论坐在地板上还是椅子上，许多人会把膝关节并拢，两侧小腿分别向两侧张开，就像字母W一样，这会造成膝关节内侧韧带松弛，而外

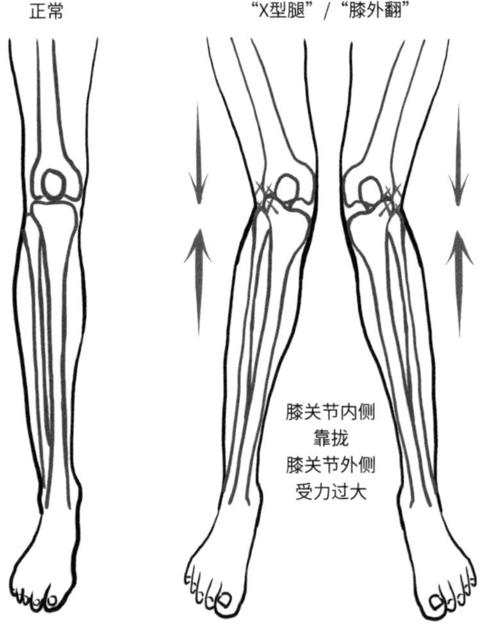
正常
“X型腿”/“膝外翻”
膝关节内侧
靠拢
膝关节外侧
受力过大

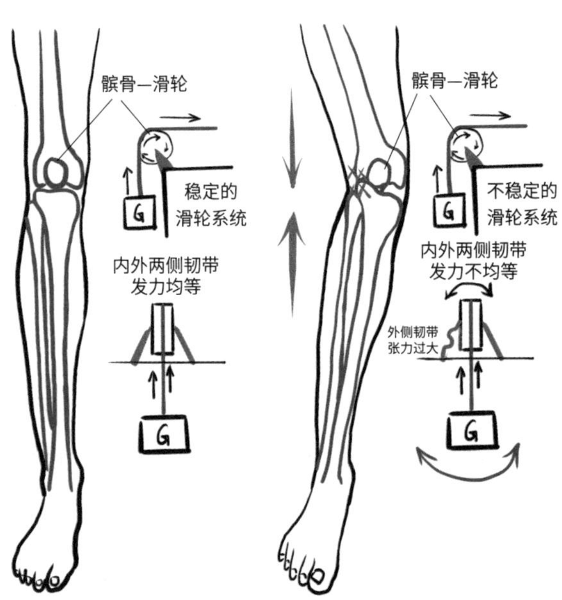
髌骨—滑轮
稳定的
滑轮系统
内外两侧韧带
发力均等
G
髌骨—滑轮
不稳定的
滑轮系统
内外两侧韧带
发力不均等
外侧韧带
张力过大
G

侧韧带过紧，当站立或行走时，膝关节就会因为内外侧韧带控制能力不同而失稳，造成X型的腿部不良体态，最终形成X型的膝外翻畸形。

X型腿在日常生活中会带来许多问题。X型腿最早磨损的是髌骨，因为髌骨是下肢屈伸的杠杆支点，X型腿正好让这个支点处在了不适合发力的角度，在膝关节屈伸时，就很容易对髌骨带来损害。随着膝关节的退变，走远路或长时间运动都会在外翻的膝关节上带来不对称的压力，使关节软骨更容易被磨损，引发关节炎和疼痛。

当站立时两脚之间距离在6～9厘米之间时，如果年龄不大，我建议通过手术来进行矫正，可以联系骨科医师咨询矫正办法。

当两脚距离在3～6厘米时，做手术就不是很必要了。尽早改正不良的坐姿，同时通过积极锻炼来加强大腿肌群的力量和柔韧性，就可以获得理想的矫正效果。

O型腿是怎么形成的？

相比于X型腿，O型腿在生活中更常见。双脚并拢站立时，如果你的膝关节之间夹不住一张纸，就表示存在O型腿的可能。盘腿坐、跷二郎腿等不良坐姿都会引起膝关节不能靠拢的体态，俗称“罗圈腿”，这是一种膝内翻畸形（Genu Varum）。

不良的跷二郎腿坐姿会使大腿内侧肌群力量过大，这样膝关节的股骨和胫骨的内侧缘就容易被“拽”得很近，两条腿一起看就形成了O型。与此同时，还会显得胯部更宽，小腿向外弯曲显得腿短。并且O型腿不容易保持平衡，走起路来会像鸭子一样摇晃。

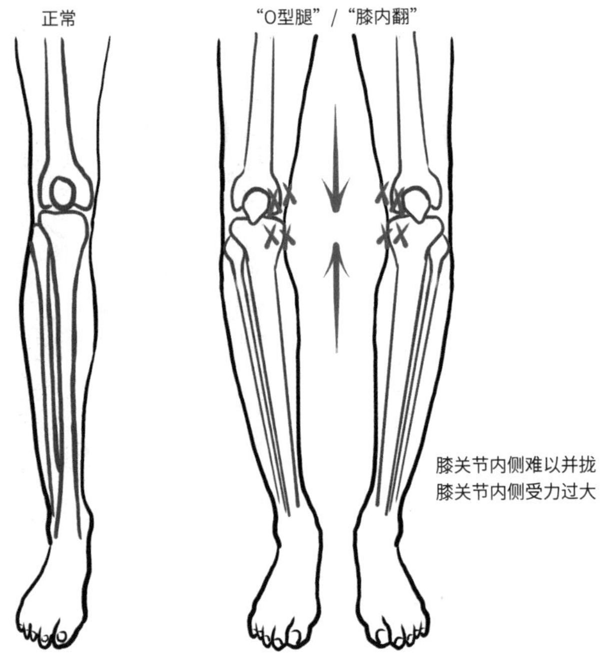

早期的O型腿不会产生明显的疼痛或活动障碍的症状，只影响外观。但是因为下肢负重力线的偏移，日久就会引起韧带和关节囊张力的改变，膝关节表面也会产生骨质增生、软骨磨损，最终发展为骨性关节炎，引起疼痛、僵硬等症状。

X型腿和O型腿可以矫正吗?

想要纠正X型腿和O型腿，离不开下肢力线和力学平衡的物理知识。

从正面看，单脚站立时，人体的重力沿垂直重心线传递，这时候重心往下的垂线经过膝关节的内侧，重力作用会让股骨微微向胫骨内侧髁倾斜。

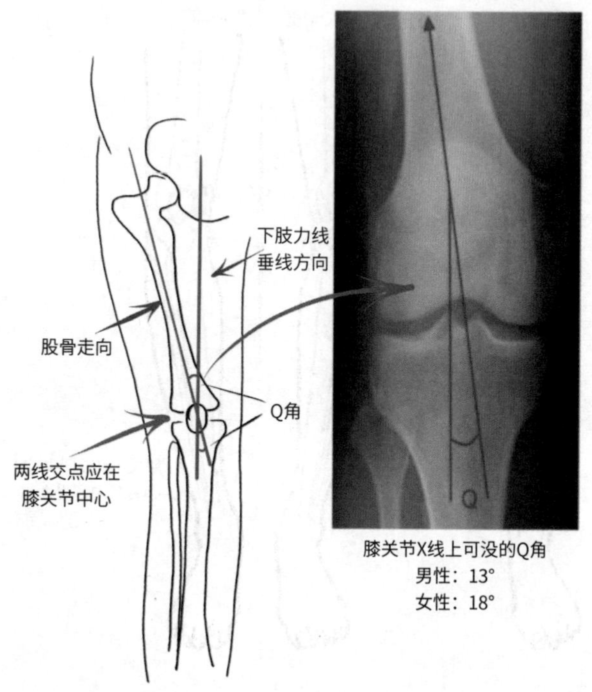

膝关节X线上可没的Q角
男性：13°
女性：18°

由于O型腿、X型腿破坏了膝关节正常的力的分布，使关节一侧所受的应力①增大，而对侧相对减少。过度的压力和摩擦，会导致膝关节一侧软骨面磨损，胫骨平台一侧塌陷，常年累积，就会引起膝关节行走时疼痛，关节活动受到影响，进而引起膝关节炎。

纠正O型腿、X型腿，可以从“肌群平衡”“力学代偿”和“关节稳定”三个方面来调节。

针对肌群平衡，想象一下膝关节的股骨端和髌骨就像被许多股绳

① 应力：物体由于外因（受力、湿度、温度场变化等）而变形时，在物体内各部分之间产生相互作用的内力，单位面积上的内力称为应力。“外力”之于“应力”，即“压力”之于“压强”。

索悬吊着的“大铅球”，只有对准底下的胫骨平台才能在活动中减少不必要的磨损。而内外侧肌群就是这些绳索。大腿外侧通过髂胫束的收紧来保持平衡，横向的肌肉拉力和纵向的重力组成了合力，合力的连线正好经过膝关节中心。一般而言，我们需要通过多拉伸来缓解髂胫束的疲劳，同时对于四头肌内侧肌群，也需要进行一些额外的锻炼来强化它们的力量，让膝关节回到恰当的对线。

对于力学代偿，需要用录像拍下走路跑步的步态，因为很多情况下自己是感受不到步态不正确的，通过观察录像可以注意到一些错误的小细节，然后在日后有意识地去纠正，从而缓解不良步态对膝关节产生的应力。

最后，可以通过下肢平衡锻炼来促进膝关节的本体感觉，从而提高膝关节的稳定性。

维持膝关节稳定的结构除了表层的“动力系统”（大腿肌群），还有位于深层的“静力系统”（髌骨、软骨、交叉韧带等）。

外层的“动力系统”是个弹性良好的“调节器”，随时可以根据力线调节平衡，这样即使在不稳定的状态下，身体也能依靠这些肌群来保持平衡。

深层的“静力系统”是最后一道防线的“熔断器”，当外力突然施加在下肢，为了保证腿骨不会断裂，交叉韧带、髌骨周围的韧带群，就会先行撕裂，甚至断开，从而为骨头的移动腾出足够的空间，让骨头不至于被折断。

交叉韧带撕裂手术后，还能恢复运动吗？

交叉韧带撕裂一直是篮球后卫的天敌，很多NBA名将都被交叉韧带的损伤折磨得状态下滑，不得不提前退役。当年公牛队的绝对核心、年轻的MVP罗斯，就是因为前交叉韧带撕裂而导致公牛队在季后赛首轮出局，个人状态迅速下滑，在公牛队的地位岌岌可危，之后辗转于纽约尼克斯队、克利夫兰骑士队和明尼苏达森林狼队。我们感慨罗斯受伤病折磨的同时，更多的是为这位巨星之后的状态而担心。在我们身边，很多篮球、足球、滑雪爱好者，会因为一些意外的剧烈摔跤，引起严重的交叉韧带撕裂，即使成功地做了手术，后期也很难看到他们像以往一样活跃了。这里，我们得先聊一聊交叉韧带到底是什么。

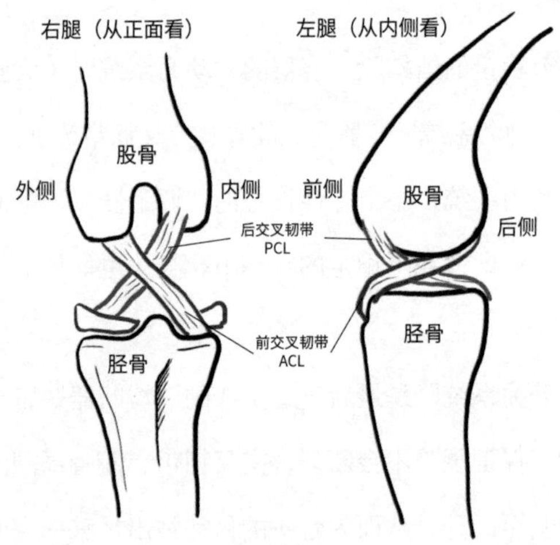

如果说组成膝关节是两根铁片用螺丝拧在一起的屈伸结构，那么交叉韧带就是让股骨和胫骨稳定连接在一起的螺丝。和传统的螺丝不同的是，膝关节的交叉韧带分成前后两根，也就是所谓的前交叉韧带和后

交叉韧带。前交叉韧带从外后侧到内前侧，后交叉韧带从外前侧到内后侧，因此从正面看，两根韧带就组成了“十”字形的交叉，所以也被称为“十字韧带”。膝关节的稳定性就依赖这四条韧带来维持。

前交叉韧带撕裂是怎么回事?

韧带，是把两根骨头连接起来的“皮筋儿”。

前交叉韧带（Anterior Cruciate Ligament，ACL）是膝关节最重要的韧带之一，它的主要功能是让膝关节在运动中保持稳定。

前交叉韧带一端连接着小腿骨的前侧，另一端连着大腿骨的后侧，这条“皮筋儿”收紧时，就可以防止小腿过度向前平移造成膝关节不稳。

这个功能在剧烈运动中是必需的防护机制，而在日常生活中，走路、站立、上楼这些活动依靠大腿肌群就能完成，并不太用得上前交叉韧带。因此，在剧烈运动时，更需要防护前交叉韧带损伤。当膝关节扭转过度或落地姿势不当时，那一瞬间大腿肌群来不及收紧或放开，所有的力会直接传到膝关节的最深处，此时前交叉韧带受到的力是最大的。

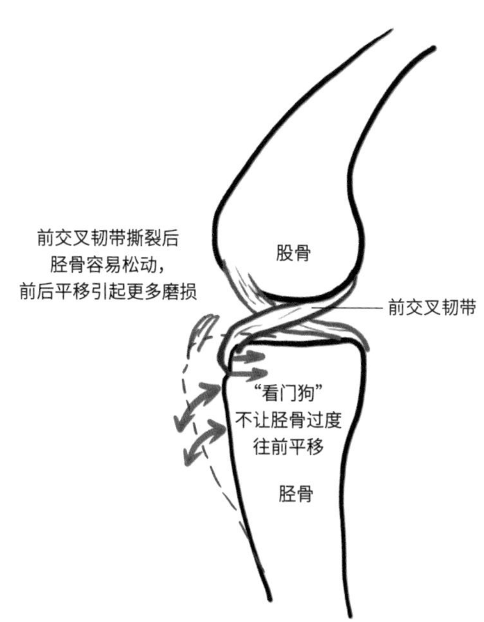

前交叉韧带撕裂了应该怎么办?

无论进行手术还是保守治疗，一旦发现前交叉韧带撕裂了一定要积极治疗。

和其他韧带不同，前交叉韧带一旦断了，是不会自己修复的。

身体大部分韧带（比如脊柱七种韧带）都会在损伤后通过形成“瘢痕组织”来重建稳定，虽然代偿的韧带在形态上会肥厚，但也是自我修复的功劳。而膝关节腔里，承重和活动所引起的关节液流动，阻碍了膝关节最深处撕裂的韧带断端持续对接，所以很难进行有效的自我修复。

年事已高的老人，因为对生活质量和日常活动要求并不高，往往会选择保守治疗。

而运动频繁的年轻人和运动员，往往会尽早进行修复手术，并坚持通过艰苦的康复训练来恢复膝关节功能。

考虑到低强度日常活动对前交叉韧带的使用度并不是很高，虽然前交叉韧带撕裂会引起膝关节失稳，但也可以通过加强膝关节周围的肌群来重新获得稳定。所以，前交叉韧带撕裂后并不是必须要做前交叉韧带重建术，是否手术可以综合考虑未来的生活方式和运动强度来决定。

非手术治疗并不意味着放任不管，保守治疗中有很多治疗方法可以促进恢复。

韧带撕裂数周后，膝关节会消肿，疼痛也会减轻，这时候就要开始进行物理治疗和康复训练了。目的就是教会身体如何在没有前交叉韧带的情况下进行日常活动，通过不断加强膝关节周围肌群的肌力就可以达到康复目的。

对于运动比较频繁的年轻人和运动员而言，不做前交叉韧带重建术的确是存在风险的。有些运动员因为前交叉韧带撕裂没有进行手术，在康复训练之后复出赛场，就会突然发现状态大不如前，这是因为膝关节稳定性减弱了，这个失稳在快速运动中显得尤其明显。除此之外，膝关节失稳后，关节软骨和半月板在活动中更容易被磨损，会造成更为严重的膝关节退变性病变。

手术后多久可以恢复运动?

前交叉韧带重建术的目的就是让伤者恢复正常活动，并且减少膝关节再次损伤的风险。

至于能不能回归到受伤前的竞技水平，这不取决于人，而取决于运动类型和运动方式。有研究发现，前交叉韧带重建术后能成功复出的比例在60%～80%之间：足球60%、橄榄球70%、篮球78%、网球80%、慢跑85%、滑雪91%、骑自行车100%。由此我们可以看到，对膝关节活动要求越高、冲击越大的运动，复出难度也相应更大。

因此，是否可以恢复运动，不是由损伤决定，而是由运动形式决定。

即使是复出赛场，也很难恢复以前的状态了。即使是曾经的MVP罗斯，也很难回到MVP赛季时百分百极具爆发力的突破了，虽然伤前那种不带减速的变向突破对膝盖的冲击也非常大。

在后面的章节里，我会继续围绕这个运动中常见的外伤劳损，针对它的保护、手术和康复做详细介绍。

不懂得保护

膝关节处在足部和髋部之间，在各种大幅度活动中，起到承上启下的作用。多条韧带和肌肉使得膝关节具有较高的灵活性，但活动中的稳定性需要我们额外的保护。

跑步时怎么保护膝盖?

跑步和走路最大的不同在于，身体有一瞬间会离开地面，起伏的奔跑相对于行走，膝关节感到的“平滑度”会大幅下降。“平滑度”较低的时候，会有更明显地踩到地的感觉，这种感觉就来自地面对膝关节的反冲力。跑步的姿势、跑鞋的选择以及体重的大小，都和跑步时膝盖所承受的反冲力有关。

怎么在跑步中更好地控制住这股反冲力，在这一节我们就来聊一聊如何在跑步时保护膝关节。

有哪些伤膝盖的跑步动作?

作为常年坚持跑步的业余选手，我试过各种各样的跑步姿势和发力方法，也曾经在跑步机边上放上摄像头，把自己的跑步动作拍下来，慢动作一帧帧回放来分析跑步姿势的每一个细节。根据相关运动学和生物力学原理，结合自己实践下来的感觉，我深刻认识到：长跑不宜高抬腿和迈大步，很容易伤到膝盖。

跑步尽量不要迈大步。跑步时身体应该略微前倾，这样正好每一步的脚掌可以在身体重心正下方踩到地面，吸收来自地面的冲击。如果步子迈得过大，脚跟会先和地面接触，相对于足弓和脚掌，脚跟缓冲地面冲击的能力较弱，这些冲击还会顺着小腿向上传递到膝关节，很容易引起膝关节后侧肌腱韧带受伤。

另外，跑步尽量不要抬膝过高。当膝盖高高抬起时，小腿也会同时被提到一个比较高的位置，不知不觉就容易迈步过大，跑步动作也会相应变得过大，身体重心起起伏伏，在每次接触地面时，膝盖受到的反冲力更大。

如果你是跑步新手，先不要太在乎配速，首先注意避免这两个最不恰当的姿势。

正确的跑步姿势

正确的跑步姿势应该是怎样的呢？

在跑步时，身体略微前倾，膝盖应该始终处在比较低的位置，作单摆运动。除了前侧腿要避免抬膝过高、迈步过大以外，也需要注意身体后侧，微微弯曲抬起膝盖，让后侧脚后跟充分向上抬起。

跑步时，当前侧腿的脚跟着地时，膝关节和脚踝其实还处在上半身重心前侧，此时就有许多额外的负担加在膝关节和脚踝上，时间久了就会感到脚踝两侧和膝关节后侧酸痛。而且因为关节和韧带缺少足够的弹

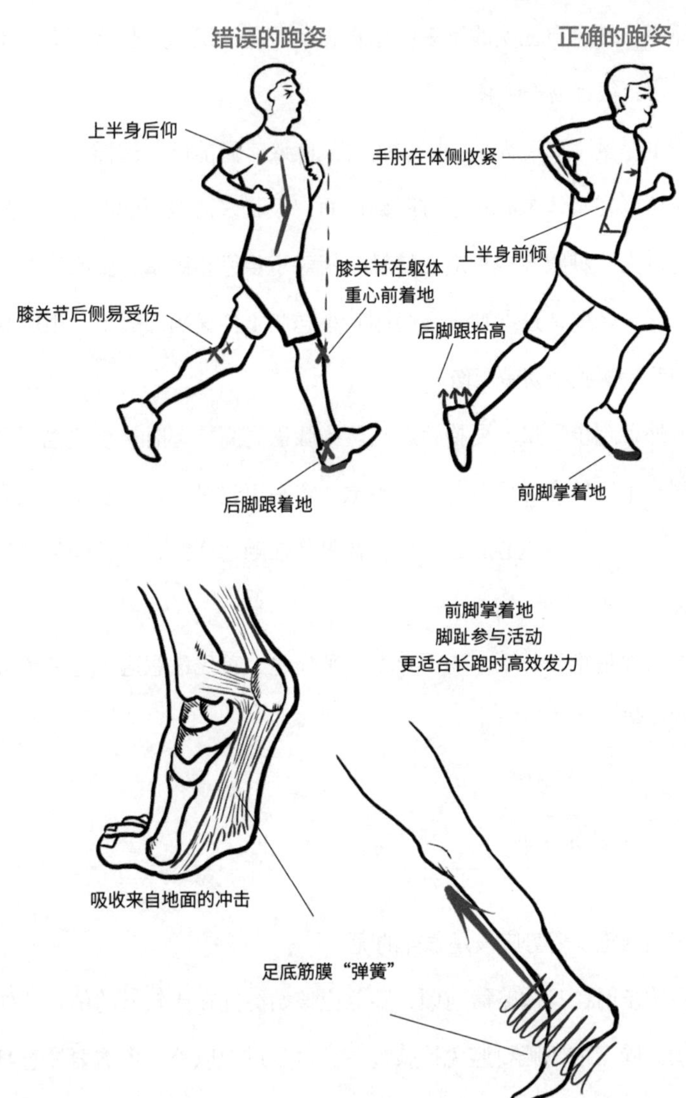

性，对于地面向上的反作用力，脚跟很难做好缓冲，来自地面的冲击就会直接向上传递到膝盖。

为了保护好膝盖，在着地和支撑阶段，也需要让膝盖保持略微弯曲来缓冲。如果在膝关节僵直的状态下着地，地面对膝盖带来的冲击是相当大的，也非常容易引起膝关节后侧损伤。

最后，跑步时尽量保持每次迈步摆平脚面。因为脚面过度的左右翻转倾斜，会导致在着地时脚掌外侧先着地，与此同时，地面的反冲力也会让内侧脚踝微微收紧。当没有摆平的脚面倾斜着地时，膝关节外侧会受到过多的地面反冲力，与此同时，一侧脚踝承受了过多的体重，持续跑步容易疲劳甚至受伤。

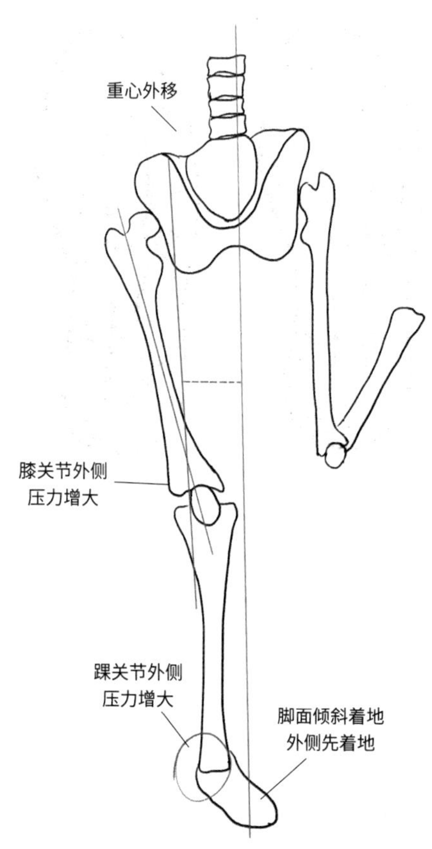

除了在跑步时用高速摄像机记录下每一帧姿势以外，还有一个可以用来发现平时走路跑步习惯性错误姿势的简单方法——只需要仔细观察鞋底的磨损，就能做出大致的推测。

如何通过鞋底磨损推测跑步姿势?

通过观察鞋底磨损程度，就能大致知道自己双脚脚底是怎么和路面接触的。

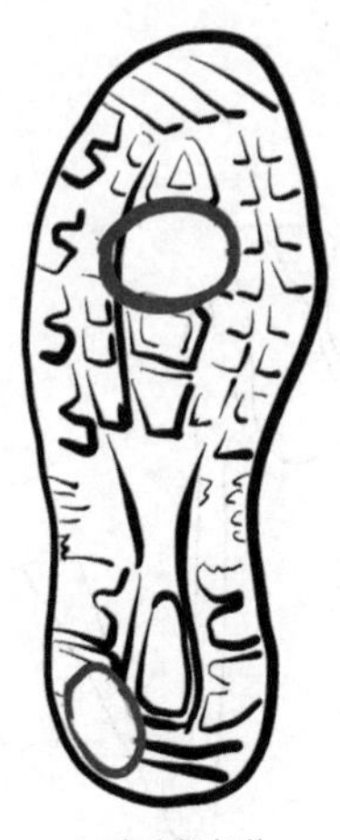

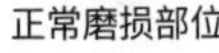

正常磨损部位

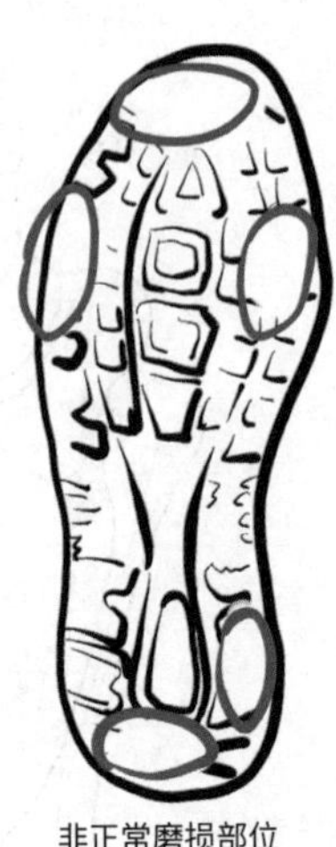

非正常磨损部位

常见的鞋底非正常磨损部位是在鞋底内侧，表明跑步行走时脚跟内侧用力过度，当习惯足跟着地的跑法时，从足跟到前脚掌的力容易从脚底内侧传递，反映出来的是脚部过度向内翻，鞋底内侧磨损偏大。在这样的跑法姿势中，相应胫骨上的扭曲就会牵引膝盖骨偏离中心，这也是脚跟着地的跑法造成膝关节不稳定的主要原因。

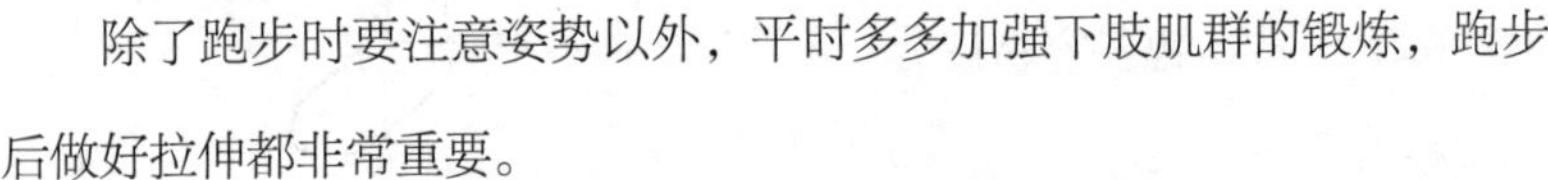

锻炼哪些肌群可以让跑步更稳健？

除了跑步时要注意姿势以外，平时多多加强下肢肌群的锻炼，跑步后做好拉伸都非常重要。

跑步需要加强的，主要是大腿后侧肌群，尤其是臀部肌群，在长时间高强度跑步中特别重要。常见的锻炼方法主要有靠墙下蹲、肩桥练习等动作，具体如下：

靠墙下蹲

背向墙站，双脚离墙有30厘米的距离（约大腿的长度）。

慢慢向后靠，直到背靠着墙。然后慢慢地滑下去，坐下去，尽量让膝盖弯到90°（尽力就好，不要太勉强，注意保护）。

尽量让腰背部贴到墙上，通过压力获得足够的摩擦保持平衡，坚持1

分钟。

然后大腿发力，顺着墙壁往上滑，逐渐站回。

重复8～12次。

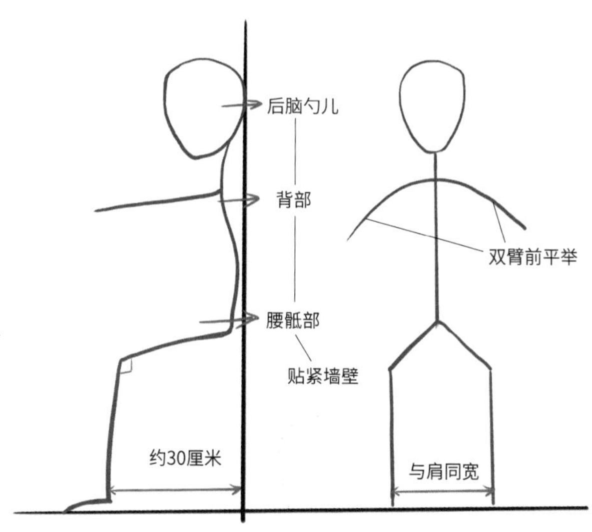

肩桥

在地面躺平，弯曲膝盖，脚踝靠近臀部，两脚距离和肩同宽。

慢慢抬起骨盆，让大腿到上半身呈一直线，这个时候收紧腹部和臀部肌群。

然后缓慢地、有控制地放下身体回到开始的位置。

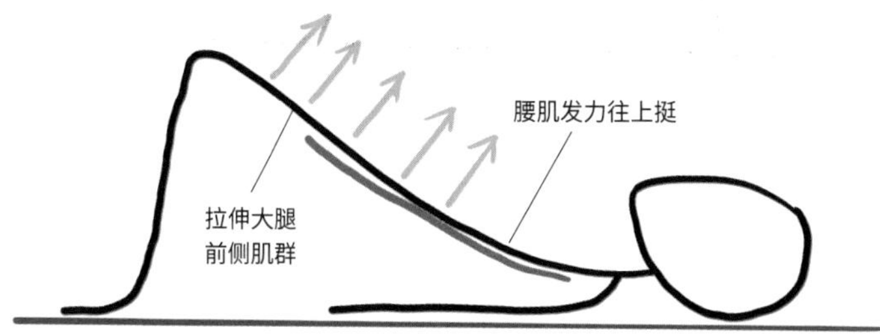

循环8～10次。

当这块肌群得到加强时，跑步时它们就会更好地控制住膝盖，减少多余的晃动来降低小腿的扭矩。

此外，每次跑步结束后，也可以采用这个动作进行至少20分钟的充分拉伸。拉伸可以放松伸展肌群，减少疲劳代谢产物的蓄积。

屈髋拉伸

一条腿向前迈出，两侧脚尖都朝前，保持后背和后侧腿部伸直。

慢慢弯曲前侧大腿，同时让后侧腿部的臀肌发力往前推，直到感觉骨盆得到拉伸。保持20秒，换到另一侧。

重复5次。

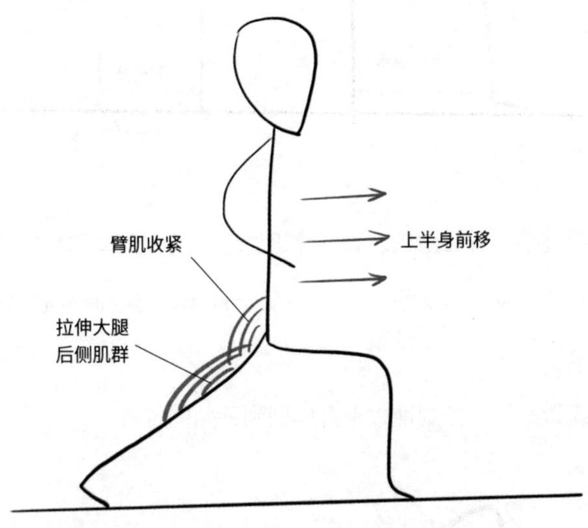

站姿大腿拉伸

身体站直，抓住一侧脚面向后拉伸。

保持两侧膝盖靠拢，保持20秒，换到另一边。

重复5次。（另外一只手可以扶住支撑物来保持平衡）

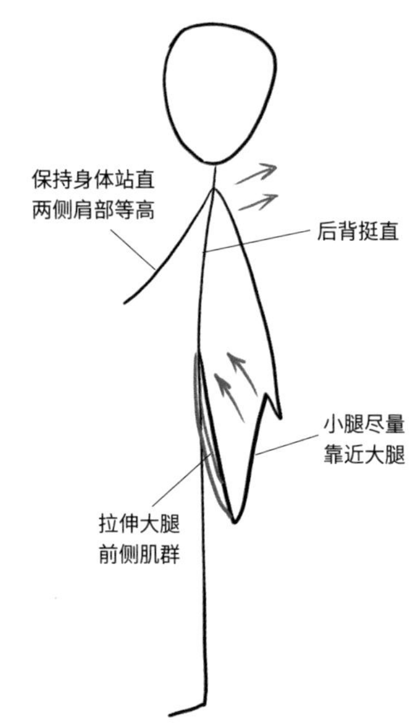

总而言之，跑步时应该始终把保护膝盖放在第一位，这样可以多跑几年，慢慢通过有氧运动让心肺功能得到提升。保护膝盖的原理很简单，通过改善步长（每迈一步的距离）、降低抬膝高度和调整脚面着地位置，就可以有效降低小腿扭矩和地面的反冲力，在跑步中保护好膝盖。

如果每次跑完都会觉得膝关节隐隐不适，但找不到具体的问题所在，可以在跑步机边上放一台摄像机，把自己跑步的动作拍下来，慢慢研究细节。

怎么选一双适合跑步的鞋子？

一旦下定决心开始每天坚持跑步后，第一件事就是选择合适的跑步装备。比起运动衣裤，无论是价格还是功能，跑步时穿的跑鞋无疑需要花更多时间来货比三家。让一双跑鞋拥有极致的缓震性、超轻的重量，穿上它可以更好地适应跑步习惯，在不伤害关节的情况下跑出好成绩，这是众多跑鞋制造商都在追求的目标。

那么选购跑鞋，除了品牌以外，还有哪些问题需要仔细考虑？这一节我们细细分解。

结构还是材料？跑鞋底的减震性能

为了满足脚后跟落地时吸收震动，并将力过渡到前掌，再给予前掌向上的力，从而让跑者在跑步时得以发挥更好且不伤膝关节这样的要求，各种各样的鞋底材料一直在更新迭代。

在寻找和研发质量更轻、弹性更大的减震鞋底材料的同时，也出现了很多物理减震科技。打个比方，弹簧的结构是减震，但弹簧的材料是弹性并不好的钢铁；泡沫塑料是很好的减震材料，但立方体的原装形态并不是最佳减震结构。

减震结构最有名的就是气垫（气柱）鞋底，通过气囊、气垫、气柱或拱形结构，利用物理结构和其中的气体压强来实现“缓震+回弹”效果。

相比于高科技缓震材料，在视觉上这类鞋子更具有科技感，噱头十足。但作为跑步鞋，气垫的结构自重比较大，同时要让气体产生足够大的压强，就需要一定的空间，因此并不适合用来轻盈地奔跑。此外，气垫鞋比较容易受到环境影响，漏气、降温都会使鞋底气垫结构失去

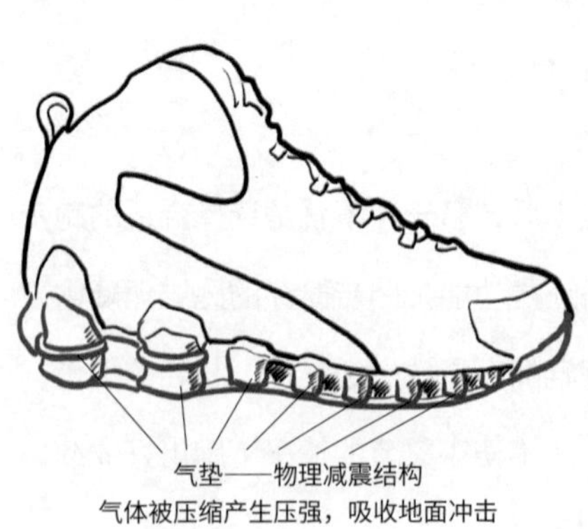

性能，空留笨重累赘的物理结构。

因此，不要穿气垫跑鞋跑步。

如今，单纯依靠物理结构起到缓震的跑鞋已经很少了，越来越多的新型材料被研发并用于跑鞋底，足够轻盈、耐磨又有弹性的材料是作为跑鞋底最完美的材质。

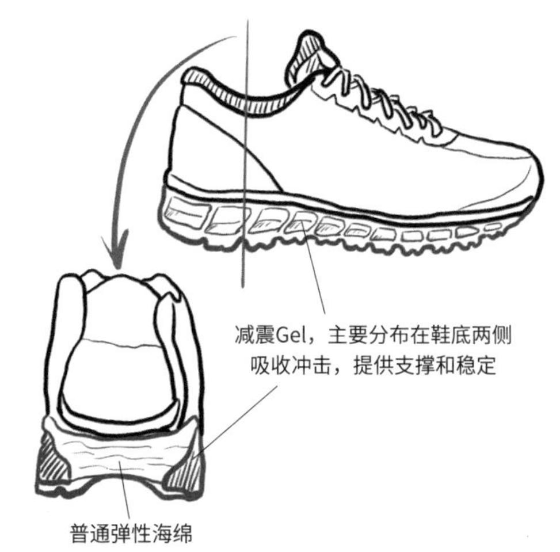

近年大热的E-TPU材料，像泡沫塑料一样“爆”成一粒粒弹性颗粒，拼组成鞋底，就能实现缓震与弹性兼具的性能。这种E-TPU技术多家运动品牌都已掌握，有名的Boost就是采用的这种材质的鞋底。

另一种用得比较多的新型材料是Gel减震胶，这个材料相比于后期加工的E-TPU，更强调吸收地面反冲的同时提供足够的支撑，一般不需要做整个鞋垫，只需要强化鞋底两侧区域即可。

前脚掌还是后脚跟？鞋底坡差的发力奥秘

先做一个小测试，在水泥地或者室内地板上，脱去鞋子，光着脚分别用脚掌着地和足跟着地，用不同的配速各跑一段距离。

脚掌着地跑和足跟着地跑，体会到差别了吗？

除去鞋子的外在因素，重新审视赤足状态下身体的功能，这也是人类从远古时代进化到现在的最优选择。祖先捕猎求生的年代，可没有各种各样的跑鞋，哪个种群能存活下来，把基因传到当代，是自然优胜劣汰的选择。事实证明，脚掌着地狩猎的祖先活到了现在成为我们，而足跟着地的祖先可能因为不能长时间奔跑来进行徒步狩猎或者躲避狩猎，最终消失在了进化的洪流之中。

随着运动科技的发展，各种各样舒适的跑鞋越来越多，但过度的保护也会让人产生依赖，逐渐忘记了原来走路和跑步的习惯。

让我们说回跑鞋，足跟的厚度变小，可以反过来看成一种纠正跑步姿势的策略。因此就有了“鞋底坡差”这个参数，“鞋底坡差”指的是跑鞋的鞋跟厚度与鞋前掌厚度的差值。

越来越多的运动科学发现，“后掌着地（所以后跟需要很厚实的缓震）→过渡到前掌→前掌发力”这样的运动理念很可能是有问题的，甚至可能是很多运动员受伤的罪魁祸首。也许运动鞋最需要做的，只是在提供缓震和保护的同时，尽可能让人以自然的姿态去活动，人体本身才是最好的缓震和回弹结构。

根据现代人脚跟着地的步态习惯，鞋跟处就需要具有更好的缓震性能，一般鞋跟处都比较厚。而更厚的鞋跟和更舒适的脚跟着地缓震，也使我们不知不觉更习惯于后脚跟着地的步行方式。

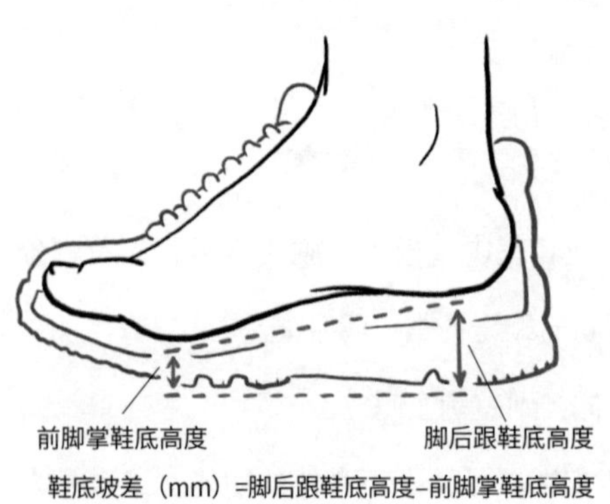

鞋底坡差（mm）=脚后跟鞋底高度-前脚掌鞋底高度

市面上有各种坡差的鞋子，当穿鞋时前脚掌和后脚跟感受到不同的地面反冲力组合时，不同坡差的跑鞋体验度大不相同：

坡差在0～4毫米时，缓震能力差，更适合前脚掌着地发力的短跑竞速跑鞋。

坡差在4～8毫米时，缓震能力较差，可以用来学习并适应前脚掌着地的跑法。

坡差在8～12毫米时，鞋跟开始加厚，比较适合初级跑者穿着跑5～10千米的中长距离。

坡差在12毫米以上时，就不适合跑步了，大多数篮球鞋都是这样的鞋跟。

根据以上坡差分类我们可以发现，坡差所反映的是脚跟减震舒适性和脚掌发力充分性之间的平衡。

考虑到鞋垫对脚跟处地面反冲力的吸收并不完全，因此正确的前脚掌发力方式是一个更主动更安全的矫正方式，这点也已经被研究证实了。当跑鞋坡差在6毫米以下时，运动员感受到的膝关节不适感将会相对较小。

比较合理的是Nike的Free系列，每个型号后面的3.0、4.0、5.0这些数字代表了脚掌和脚跟的坡差，数字越小越接近赤足的感受。

理论上来看，如果坡差为零，一点都不给脚跟的缓冲“留后路”，这种“背水一战”的方式是不是可以逼着我们用最安全的前脚掌跑法跑全程呢？

事实上，市面上那些五趾鞋就是采用这个原理进行设计的，但穿着这类跑鞋跑完一段距离后，很容易感到小腿酸痛，因为人类在正常生活和运动中早已习惯依赖鞋子对脚跟进行缓冲了。从生理学和运动学角度来看，仅靠脚掌发力来步行或跑步所需要的小腿肌群已经发生退化了。

因此，除了一双合适的跑鞋以外，对跑步姿势的主动调整，也同样重要。

穿高跟鞋会引起膝关节疼吗?

天气转暖，夏天终于来了，马路上的裙子和高跟鞋逐渐形成了一道养眼的风景线。

虽然高跟鞋会使腿形变得更纤细，但穿高跟鞋站立行走会对足部产生异常的压力，这种压力长期积累会带来更大的不稳。不过，穿高跟鞋的女生肯定是知道其中的不适感的，所以在这里我们暂且不讨论该不该穿高跟鞋的问题。回顾一下前文的跑步注意事项和跑鞋选择要点，我们

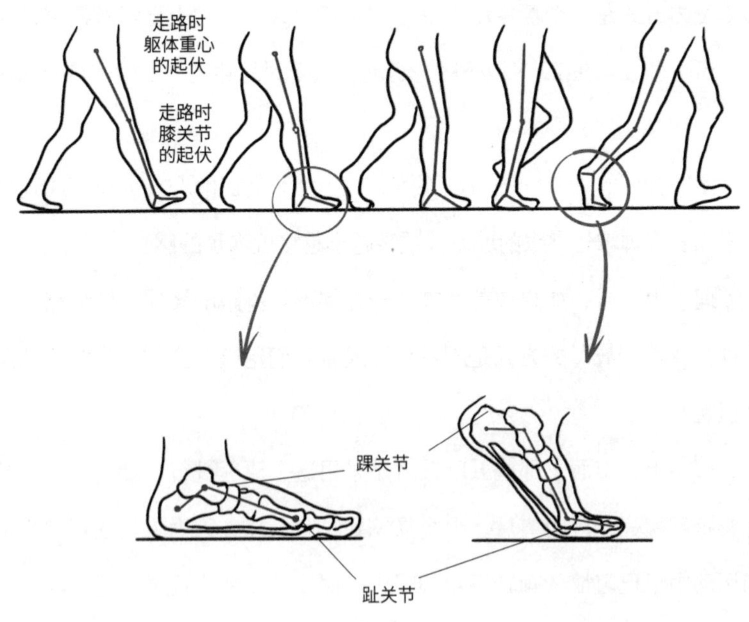

再来看看穿高跟鞋时脚部的压力分布和行走时膝关节的稳定性。

根据走路的经验，我们可以想象走路时，腿的状态不是踩在地上，就是在空中做单摆运动，步态分析中把踩在地上的时期称为“站立相（Stand Stance）”，在空中摆动着的时期称为“摆动相（Swing Stance）”。

上页图所示的是右腿站立相的完整过程，“脚踝接触地面→膝关节弯曲→大脚趾踩地弯曲→髋关节伸直→直到大拇指离地”，这样就是一个完整的站立相过程。从工程角度看，大脚趾让腿增加了一个在行走全过程中都有效的关节。这样可以在一定程度让动作更加灵活，在保证稳定性的情况下身体可以做出更大幅度的弯曲、侧倾和扭转。

用脚趾走路的现代人，足部进化出了类似“跤轮”的活动机制，事实上，现代智人相对其他人种更适合用前脚掌和脚趾发力的行走方式。行走中加入脚趾活动最实际的好处是，同样一个幅度的腿部发力，过程中多一个关节参与，就会使每个关节的运动幅度都减小，不需要关节周围的肌肉发力，就可以充分调动韧带在小范围活动中的作用。最终，更有利于让肌肉系统进入高效率、高响应速度、高功率输出的状态，并让整个身体变得更加灵活，这在弱肉强食的动物世界是可以决定生死的优势。

综上，让脚趾参与行走奔跑的活动，通过改变脚掌和脚趾的夹角，就可以轻松把脚跟提起来；同时，因为足弓和足底筋膜的存在，在脚跟抬起来的时候，也能维持足够的稳定性。

相对于穿平底鞋，穿高跟鞋走路就不再是我们早已习惯的脚趾走路方式了。穿着高跟鞋时，长时间保持着类似踮脚走路的姿势，相当于人为地“架空”足底筋膜的发力，被拉长的足底筋膜使足弓高度减少；有些鞋跟很细的高跟鞋会使后跟不够稳定；高跟鞋收紧的鞋尖会使大脚趾因无法接触地面而无法发力，造成受力集中在前脚掌脚趾根部。从这一角度来看，高跟鞋可以说是很“反人类”的设计了。

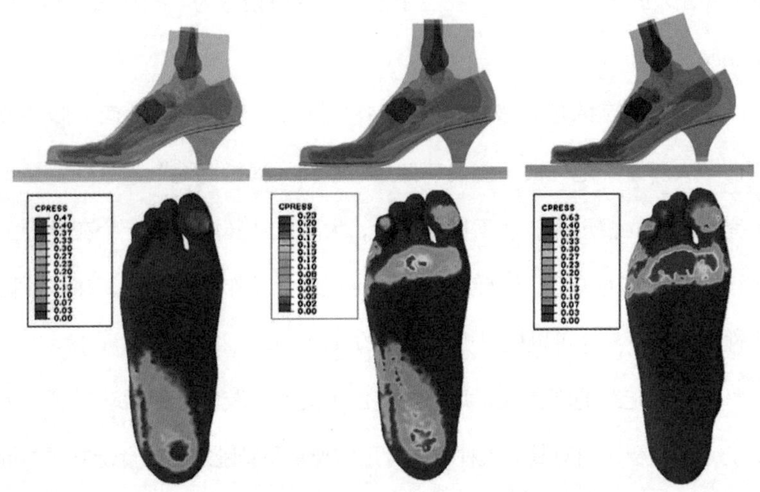

上图是香港理工大学团队针对穿高跟鞋走路时足底的受力所做的虚拟建模分析。第一行从左到右分别是脚跟着地、踩实地面和脚跟离地三个阶段，第二行的足底受力分别对应三种不同位置，受力云图反映了受力的大小（蓝色最小，红色最大）。

根据足底受力云图，可以发现高跟鞋走路有两个特别需要注意的问题：

1. 脚跟着地后，鞋跟在脚跟上产生很小的一个压力，相比于宽脚跟的鞋，高跟鞋较细的鞋跟带来的支撑并不够稳定。

2. 在脚踩离地面的时候，脚趾几乎不受力，取而代之的是前脚掌广泛受力。

穿高跟鞋走路时，因为足底受到地面反冲力分布不平衡，往上传递到脚踝关节和膝关节的力也不平衡，少了足趾关节参与活动，踝关节和膝关节活动范围更大。因此，穿高跟鞋长时间走路，过大且不均匀分布的压力会使脚踝和膝关节产生劳损，加速关节的退变，引发疼痛酸胀的症状。

徒步时怎么保护膝盖?

徒步属于门槛比较低的一种锻炼方式，相比跑步而言，走路时地面传到膝关节的冲击会小很多，但是徒步的起伏路面、过长的行走距离以及过大的体重，还是会给膝盖带来长期积累的劳损。

在这一节，我就着重围绕徒步的路线选择和行走方法，给大家介绍如何在徒步中保护膝关节。

负重徒步为什么膝盖容易疼?

简而言之，负重过大会增加膝关节的应力。

膝关节和髋关节这两个下肢关节，因为承受着身体大部分的体重，所以非常容易受伤。因为关节面积有限，关节软骨受到的力相对比较大。通过公式换算，膝关节不同区域在走路的每一步所承受的压力，大约是实际体重的3～6倍。

比如一个60千克的正常人，他在走路的时候，每个膝关节都会交替受到180～360千克的压力。如果背一个10千克的大背包走路，迈出每一步的时候，膝盖就需要额外再负担30～60千克的压力。

当膝关节受到过大的压力时，局部组织就容易劳损肿胀，长此以往就会引起退行性病变。

因此，无论是否登山徒步，控制体重和轻量负重是保护膝关节首要的策略之一。如果你是长跑和徒步爱好者，减轻体重是立竿见影的好方法，瘦子的膝关节相对“寿命”也会更长些。

为什么说上山容易下山难?

学过高中物理的都知道，下坡的过程是重力势能转换为动能，而着地速度减为零之后，动能又全部被膝关节所吸收。所以可以很容易推得：高度差越大，脚面接触地面时的速度越快，为了让速度归零，膝关节所需要承受的来自地面的反冲力也会更大。

有运动医学的研究团队曾采用运动捕捉技术和计算机模拟方法，估算出走平路和下楼梯两种行走状态下，膝关节的应力大小。结果显示，下楼梯时膝关节受到的应力是走平路时的3～4倍。此外，通常女性的大腿比男性的短一些，下楼梯的高低差更大，因此女性下楼梯时膝关节受到的力就会比男性更大一些。

在下坡或者下楼梯时，当脚面接触到下一级台阶时，尽量让膝关节顺势微微弯曲，这样就可以缓冲来自地面的很多反冲力。

上坡时，和跑步时一样，也可以采用“小步长、低步频”的策略，同样可以减少地面对膝关节的反冲。在行进时要学会控制重心。在平路或坡度不大的小道行走时，应该在掌握好重心的情况下，保持迈步有节奏，有一定的弹性，抬脚和落地轻快，步幅不要太大，步频也不要太快，注意每一小时左右适当休息三分钟。上坡时重心前移，然后攀登的腿向上找准支撑点，用重心带动后面的腿自然跟上。下坡时，尽量不要奔跑，重心向后并保持重心，膝盖微微弯曲，脚向外侧用力，落地要轻，步幅不要太大，前支撑脚稳定后再抬后脚。

对于高度较大的台阶、坡度较陡的斜坡和下坡，尽量采用之字形行走的方式来降低每一步的高低落差，也不要总是用一只脚着地，而要有节奏地左右脚交替行走，这样可以减轻对单侧膝盖的冲击。

关于负重徒步的一些护膝建议

第一，要注意的是路面，地面越硬，膝关节受到的反冲力越大。尽量选择在松软的泥土路行走，避开坚硬的水泥地。

第二，鞋子的选择也有讲究，最好选用鞋底和鞋垫加厚足够的缓冲鞋垫款式，这样当脚面接触地面时，一部分来自地面的反冲力会被缓冲鞋垫吸收，剩下的即使传递到膝盖也不会给膝盖带来太大的损伤。另外，鞋子也要尽量合脚，鞋带系紧，这样在走路时，脚和鞋子就像一个整体，可以更好地吸收来自地面的冲击力。

第三，徒步的时候可以捡一根长度合适的树枝或一根轻便的手杖，通过额外的支撑大大降低徒步过程中对膝关节的磨损。另外，手杖还能增强行走的稳定性，防止跌倒、磕绊，减少膝部受伤的概率。

第四，如果徒步游玩需要爬一座山，建议把终点设置在山顶或者把下坡放在后半段，这样即使非要走下坡路，后半段食物补给的负重也会相对轻一些。

第五，一定要量力而行，劳逸结合。如果你的徒步中要长时间的上坡下坡，应该时不时停下来休息一下，而不要一鼓作气走完全程，持续长时间攀登对膝关节磨损更大。

如何骑行不伤膝?

相比跑步和徒步，骑车时膝关节所受到的外力最温和，少了来自躯干向下的重力以及来自地面向上的反冲力，在既定的活动轨道里做屈伸，几乎不会对膝关节产生什么磨损。

即使理论上骑行发力对膝关节是安全的，仍然有许多注意点值得我们注意。

骑行的姿势和关节的负荷

面对不一样的车型，我们会做出不同的骑车姿势，这时肩部、颈部、髋部、膝部、脚踝都有非常重要的夹角出现。虽然骑车姿势不一样，但是人感到舒适的夹角范围是一样的。如果某些部位的角度超过了“舒适区”，长距离骑行就会感到不适。

这些不适感的产生都可以从自行车各部件的参数上找到原因，只要适当调节好座椅高度、车把宽度、座椅到车把之间的距离等参数，许多关节不适症状就可以被有效避免。

休闲骑行姿势
肩关节夹角 70°
膝关节夹角 45°
髋关节夹角 70°
15km/h 上下班通勤
路人甲
兼顾舒适性与高效性的骑行姿势
肩关节夹角 70°~90°
髋关节夹角 55°~70°
膝关节夹角 140°~155°
肘关节夹角 150°~160°
40km/h 环法车手巡航速度
弗鲁姆
激进的空气动力学骑行姿势
肩关节夹角 79°
肘关节夹角 97°
54.526km/h
一小时骑行距离世界纪录
维金斯

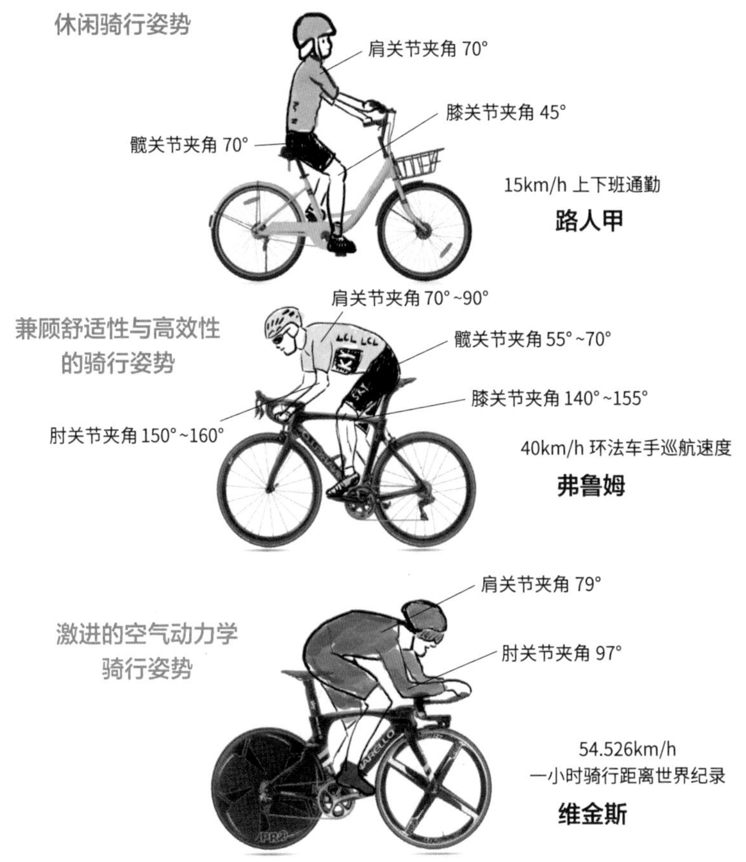

坐垫的高度与踩踏的发力

坐垫过高的时候，一侧脚面需要“踮”起来才能让踏板踩到底。

坐垫过低的时候，踏板踩到底脚面就会往上仰起来。

坐垫过低或者太靠前时，一方面膝关节会过度向前，另一方面，脚底踩在踏板最低点时的压力也会很大。

与之相反，坐垫过低或太靠后时，脚底因为勉强才能够到踏板最低点，此时脚面的压力也是异常分布的。这种问题就像女士穿高跟鞋一样，虽然踮着脚走路并不会引起明显的脚踝问题，但会让与地面接触的脚面发生变形。

膝盖是人体下肢最重要的关节，也是骑车时最容易受伤和感到疼痛的部位，所以在调整自行车时，脚面踩在脚踏板上的每个位置都需要根据膝关节的参数进行精确调节。

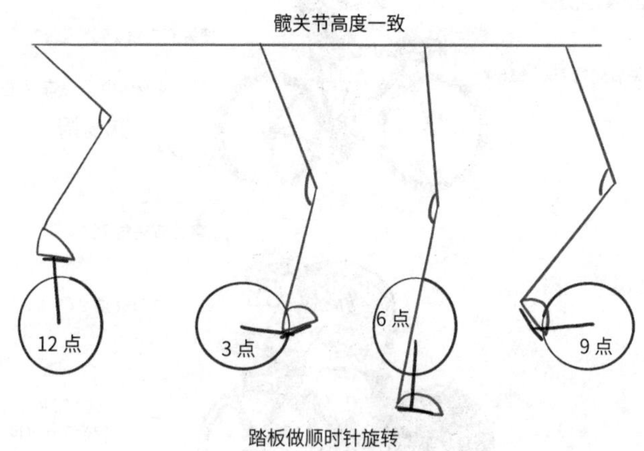

对应踏板（脚部）的不同位置，
膝关节屈伸角度不同
12~6 点：髌骨内压力最大
坐垫高度不佳，大腿在踩踏板时，膝关节可以感受到

最常见的膝关节疼痛来自髌骨后侧与股骨前侧接触的区域（髌股关节），疼痛产生的原因是这里集中了过大的应力。同样会引起疼痛的不良姿势，我们还可以联想到蹲马桶、迈大步上楼梯和健身的深蹲等等。

许多小伙伴在骑了好久的车后，会抱怨说："都怪我腿太长了，蜷着腿骑了一路的共享单车，现在膝盖还有点胀痛。"

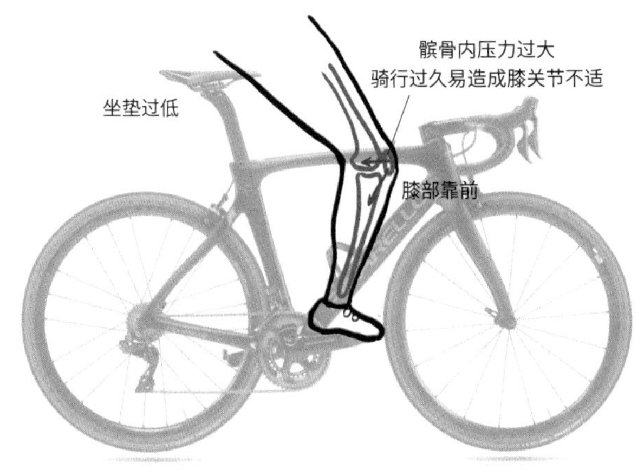

其实问题的核心就是腿的长度大于坐垫到脚踏的距离，原因可能是坐垫高度过低，或者上半身距离车把太远。

当这个距离过近时，膝盖会“顶”得很靠前，一般容易感觉到膝盖前侧胀痛。

当这个距离足够大时，膝盖会因为够不到，无法充分发力而“瑟瑟发抖”，一般容易在膝关节后侧腘窝感到酸胀。

如果骑的时候感觉到这两种情况，一定要把坐垫调到自己感觉舒服为止，这些症状都具有长期效应，会影响膝关节软骨的健康。

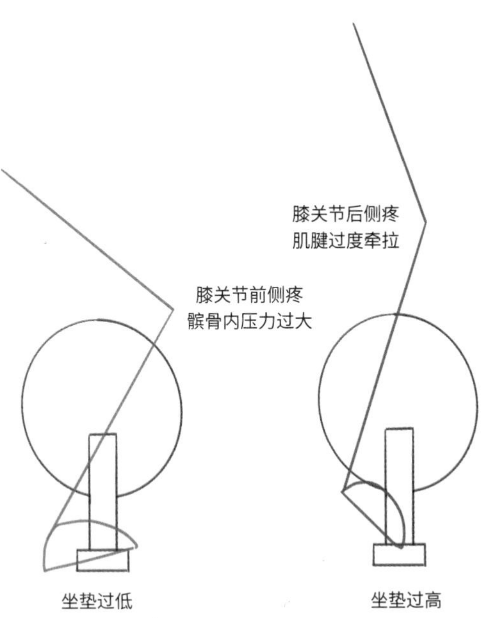

选一对好护膝

跑步久了会感觉膝部有点不适，父母年纪越来越大会时常抱怨膝盖疼痛，是不是该买个护膝保养一下呢？于是你打开了网购的页面，看到五花八门各种造型的一堆护膝，陷入了久久的迷茫与选择纠结，然后，买护膝这件事就这么被搁置了。想必大部分人都有过类似的经历。

这一节我就来给大家分析一下目前市面上常见的几类护膝，聊一聊针对不同的膝盖问题，我们应该挑选什么样的护膝才合适。

选护膝时要注意哪些问题?

用于膝关节肌腱炎和髌韧带水肿引起的酸痛的护膝，一般选用质地柔软耐用的尼龙织物材质。它们刚刚好的张力可以保证髌韧带和四头肌腱处在恰当的位置，因为材质柔软，这类护膝支撑能力较弱，所以不会形成“应力遮蔽（外部支撑使身体内部的支撑结构过于依赖而发生退化）”。佩戴这类支撑力不太强的护膝，肌腱和韧带就会在正确的位置，各司其职地发挥力学功能，而不至于萎缩退化。

其他更加复杂类型的护膝，因为要在特定的位置提供足够的支撑和包裹，它们会混合金属、弹力尼龙织物和塑料，组成一些更为机动的尼龙收缩支撑系统。

另外还有现在很流行的五颜六色的肌效贴，在赛场上，越来越多运动员已经贴上了这种新型的“膏药”，物理治疗师结合解剖学和运动学，根据不同位置和不同需要，定制化地贴出临时“护具”。由于黏度和张力最多只能维持一天，这种治疗并不是长久之计。

不同护膝功能各异

目前市面上常见的主要有四种类型的护膝：膝套（用于陈伤后保护）、膝部预防支持带（用于防治膝关节受伤以及关节磨损）、功能性护膝（用于损伤后的保护）以及术后或康复专用护膝（主要由更强的支架固定）。

选用护膝前，建议首先让医生或者物理治疗师对膝关节功能和受伤的情况进行系统的评估。

当关节炎引起膝关节内侧和前侧疼痛时，为了避开疼痛区域，我

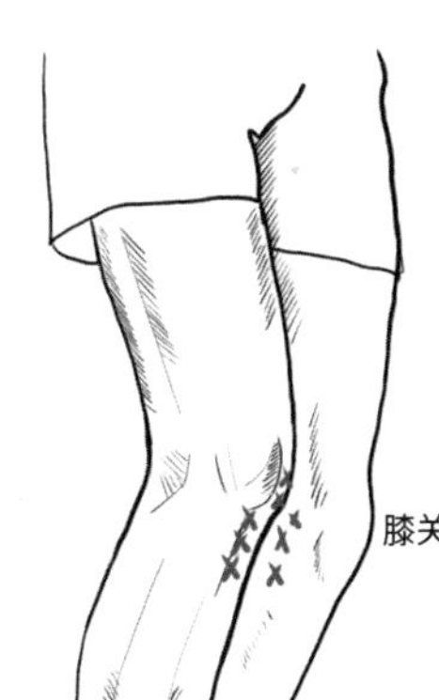

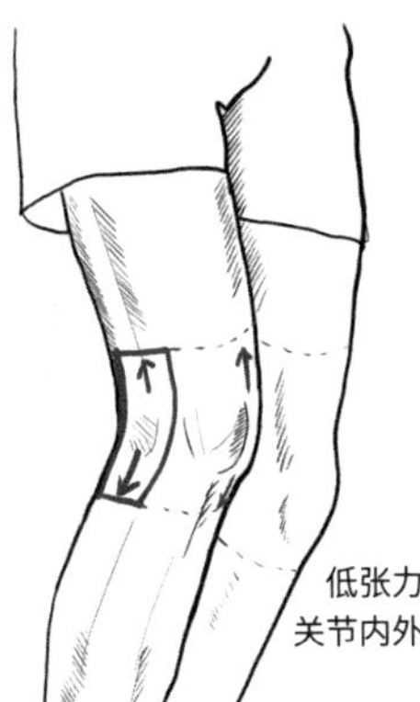

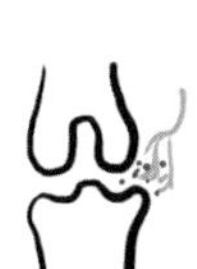

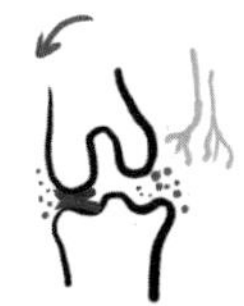

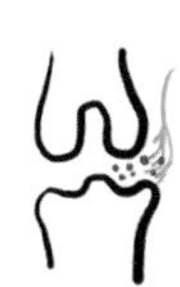

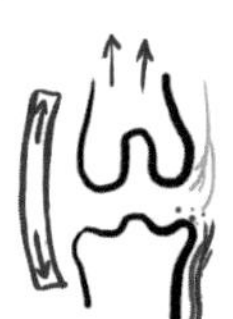

们会形成错误的站立行走姿态，但这会让膝关节内部的韧带和关节软骨挤压在一起，引起更多磨损。这时只需要使用张力较低的护膝就可从源头减少磨损风险，通过略微加强膝关节侧面的张力，使膝关节正面韧带软骨炎症区域充分打开，当引起疼痛的炎症被充分代谢，不再感到疼痛时，就不会再有错误的发力姿势了。

当髌韧带损伤时，髌骨支持带就是最佳的选择。它可以通过张力，把髌骨固定在正确的位置，减少髌骨出轨所带来的股四头肌发力过大，以此减少“打软腿”发生的概率。

而合适的护膝选择离不开对膝关节问题的准确把握，所以在选用护膝之前，不妨先去医院挂个号，做个系统评估。

专注保护的硬护膝

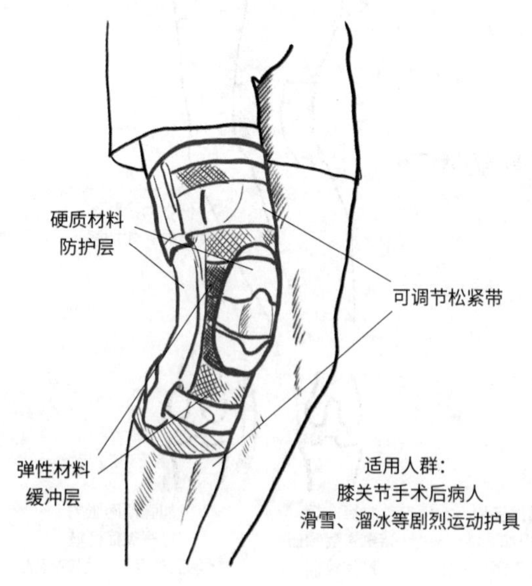

硬护膝的特点在于前方的硬质材料做成的防护层，它可以针对膝关节正面受到的冲击进行防护，然后通过下一层的缓冲层进一步吸收冲击，好的硬护膝膝关节髌骨之间的材料都有一定的弹性。

硬护膝固定方式多为绑带式，使用时可以根据个人的尺寸和运动习惯进行调节。单纯的绑带式如果设计不当，就容易在活动的过程中往膝盖中间跑，也需要进行位置的调整。硬护膝下的弹性层大多是压缩泡沫塑料的材质，能够承受大的压力，因为触感较硬所以舒适度不够，硬护膝缓冲层下如果能有一层弹性缓冲层就会提高舒适度。

这类硬质护膝主要用于膝关节手术后刚刚着地恢复运动的时期，此时术后的膝关节强度还不够，需要硬护膝来做全方位的保护。另外，在进行滑雪溜冰等对膝关节冲击较大的剧烈运动时，也常常采用这种护膝来做保护。

轻便牢固兼顾的软护膝

软护膝的特点是轻便，透气，佩戴方便，多为套筒式，材质很软，防护位置覆盖全面，裹紧后可以防护到位。

薄式的软护膝基本没有太多的防护能力，所以软护膝要选择较厚的护膝才能起到一定的防护作用。

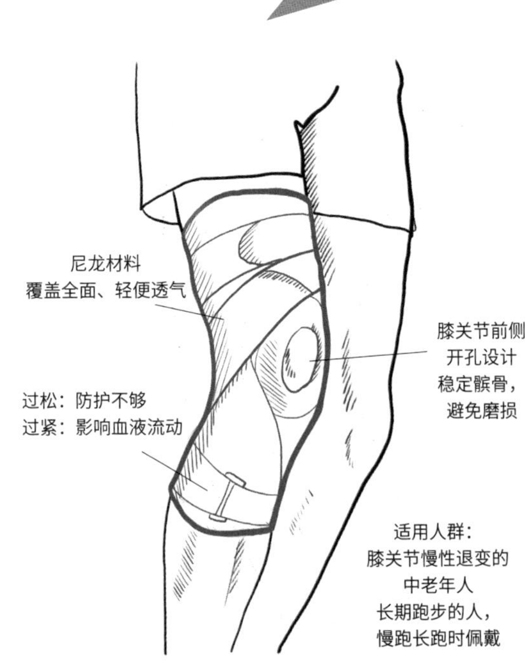

尽量选择尺寸合适的套筒和绑带结合的软护膝。如果尺寸选择不当的话，过紧会影响膝关节局部血液流动，过松会影响防护功能，软护膝的固定位置随着活动需要经常调整。

此类软护膝可以通过一定的压缩来减轻膝部疼痛和肿胀，同时大部分软护膝前侧都会有个开孔设计，这样可以起到稳定髌骨、避免髌骨过度活动导致磨损疼痛的作用，而且因为尼龙材料具有弹性、贴合性较好，适合运动的时候佩戴。同时护膝套轻微的压缩力也有助于血液流动，对于膝关节慢性退行性病变的患者和长期跑步的人来说，是个不错的选择。

简约清爽的髌骨带

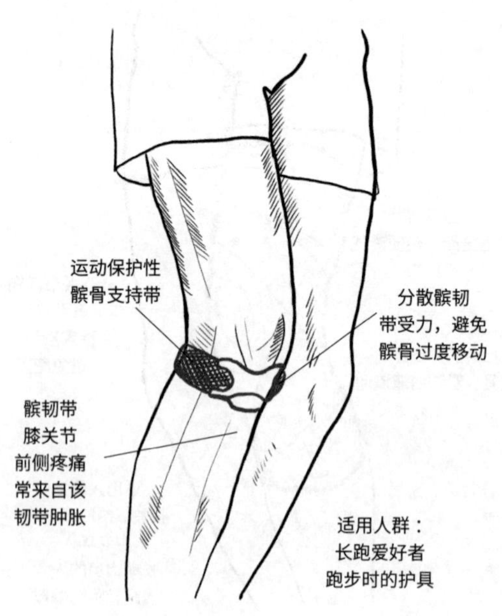

髌骨支持带造型简约，一般绑在膝关节髌骨下方的位置，这个部位在解剖上称为“髌韧带”。在这条韧带上加固一条保护性支持带，有助于在运动时分散一些累积在髌韧带上过度的负荷，防止髌韧带发生进一步损伤引起髌腱炎的问题。

针对长跑后，膝关节前侧髌韧带容易疼痛的情况，目前主要的康复思路就是减少跑步时髌韧带的过度牵拉，跑步时佩戴髌骨支持带就是个很简单的固定髌韧带、分散髌韧带压力、减少过度牵拉的防护方法。对于爱好长跑的朋友，如果你嫌护膝麻烦，我强烈建议你佩戴髌骨支持带来保护膝盖。

如果疼痛主要发生在膝关节外侧，可以把支持带最厚的部分贴紧外侧副韧带，同样可以起到相应的缓冲支持的作用。

是时候给膝关节来一次大保养了

目前全世界关节炎患者有3.55亿人。在亚洲地区，每六个人中就有一人在某个阶段患上关节炎这种世界头号致残性疾病。目前估计中国内地的关节炎病人有一亿以上，而且人数还在不断增加。

在众多关节炎中，大部分都是来自过度磨损产生的退行性病变，其中活动范围较大且稳定性不足的膝关节当然居于首位。这一节就和大家分享一些保养膝关节的方法。

膝关节的门轴原理

膝关节、肘关节和踝关节就像门轴的装置，一侧骨头的关节面紧密地嵌在另一侧骨头的轨道滑槽关节面里，骨性的滑槽结构就决定了这两个关节在一个方向上的单一活动（屈和伸），而在其他方向上关节活动受限。相对于肩关节和髋关节，这两个关节的稳定性略大于灵活性。当遇到过大的暴力外伤时，肩关节容易脱位，而膝关节和肘关节常常就会直接发生骨折，踝关节则常常因为严重扭伤而出现肿胀。

骨与关节是身体的静力稳定系统，而韧带和肌肉是身体的动力稳定系统。通过韧带和肌肉的加强，有助于恢复静力平衡，并在一定程度上延缓骨与关节的退变。

接下来，我就针对膝关节部位重要的韧带和肌肉，介绍一些简单实用的锻炼方法，是时候给你的膝盖来一次大保养了。

强化锻炼从加固韧带开始

接下来要介绍的这个锻炼，可以循序渐进地增加韧带强度并且帮助恢复。

首先，双腿伸直坐在床上，在膝盖不弯曲、腿部伸直的情况下，用

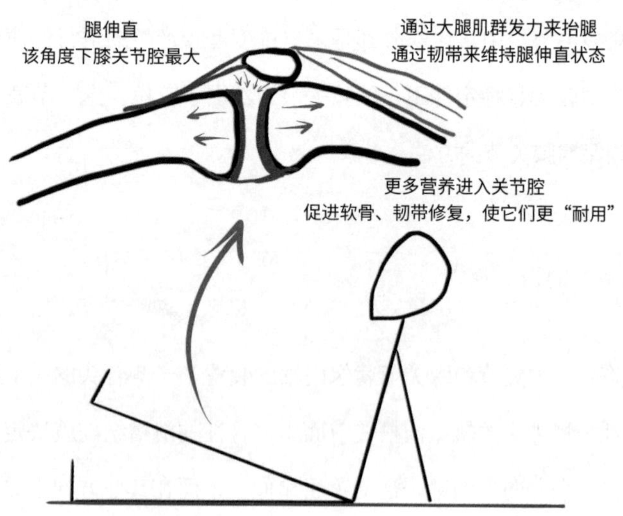

力抬高两腿交替进行，反复一百次。

当腿伸直时股骨和胫骨的距离是最大的，这时软组织之间就会有足够的空间。把腿伸直用力上抬时，实质是大腿肌肉在发力，肌肉作为体液的泵，收缩时就可以把润滑液和营养压进膝盖软组织之间的空隙，给软组织补充营养，长时间如此锻炼可以促进软骨和韧带的自我修复，从而加强膝关节软组织的耐磨性能。

维持膝关节稳定的大腿肌群

肌肉和骨骼相辅相成，当肌肉足够强健、弹性足够大的时候，很大程度上可以帮助骨与关节“减压”，从而缓解因为应力过于集中而产生的疼痛。股内侧肌（Vastus Medialis Oblique，VMO），它不像股四头肌范围广泛，但非常方便定位。

股内侧肌状如泪滴，位于股四头肌前内侧的上方，几乎大部分膝关节不适的人，这块肌肉都会出现不同程度的萎缩。当这块肌肉得到强化后，膝关节的疼痛会得到很有效的缓解，同时也可以预防膝骨关节炎的发生和发展。

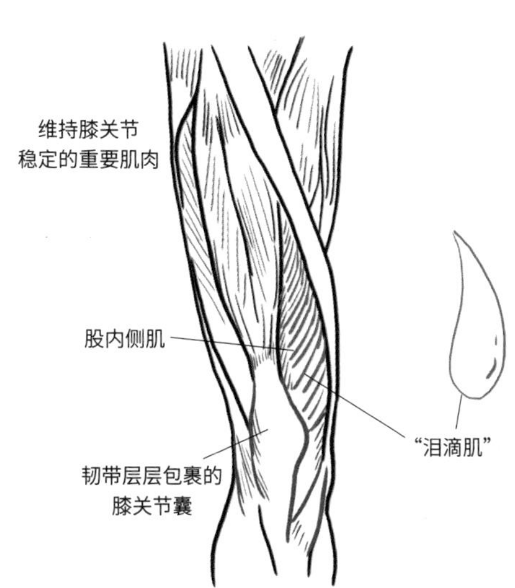

大腿肌群的锻炼方法

锻炼腿部肌群主要有以下几个方法：

1. 坐姿“踮脚”练习

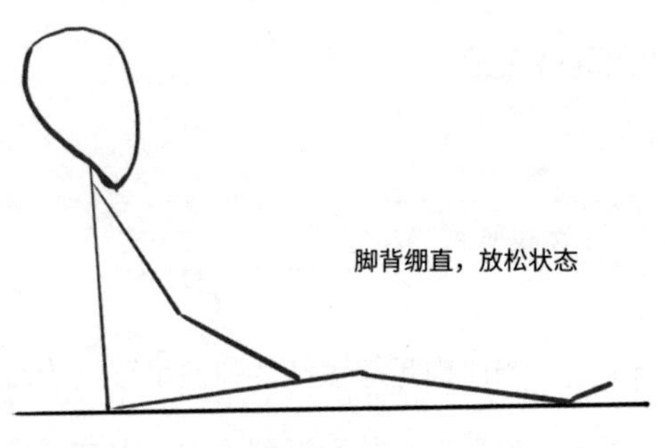

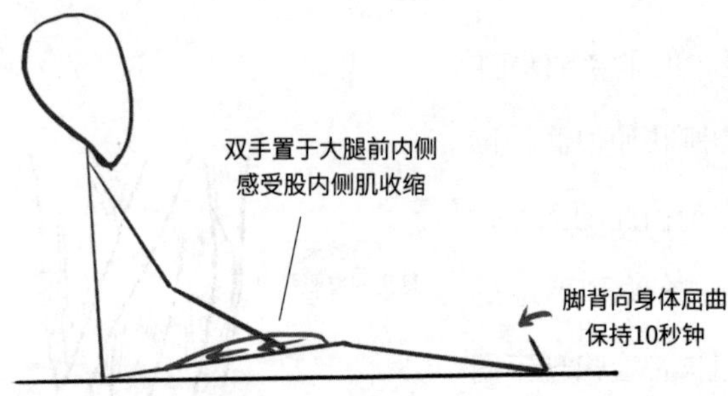

（1）坐在一块平地上，膝盖下方垫一块小毛巾。

（2）慢慢让脚面绷直，手指放在股内侧肌上，感受它的收缩，保持10秒钟。

（3）每次重复10组，股内侧肌力量变强之后，可以再增加绷直脚面的幅度。

2. 坐姿“夹球”练习

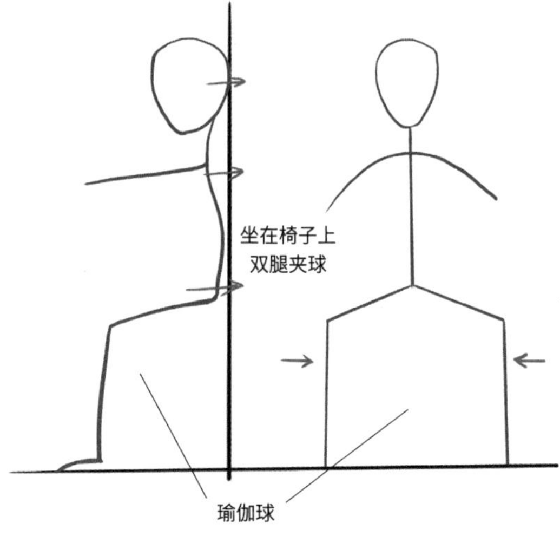

（1）坐在椅子上，将瑜伽球置于两腿之间。

（2）收紧大腿用力去夹紧瑜伽球。

（3）每次夹紧保持10秒，手指放在股内侧肌上，感受它的收缩。

（4）重复10次。

3. 屈膝靠墙蹲

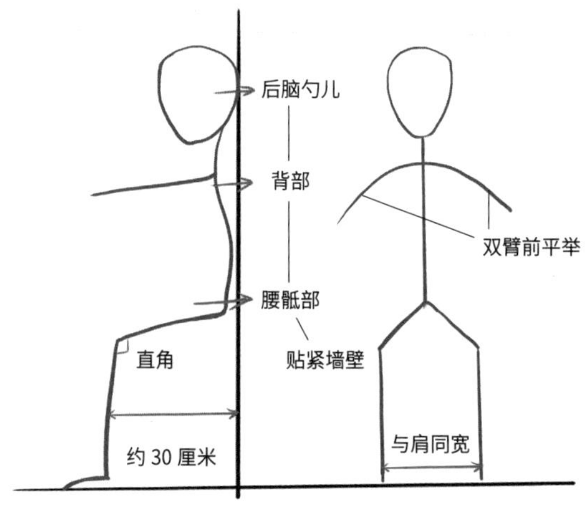

（1）双脚分开，与肩同宽，核心稳定不够的人，两腿开立可略大于肩宽。

（2）慢慢屈膝下蹲，尽量下蹲至膝关节呈120度，如力量足够，可继续向下直到90度。

（3）使用股内侧肌的力量，慢慢让身体站起，双臂前平举。

（4）每组做10次，做3组。

4. 夹球靠墙蹲

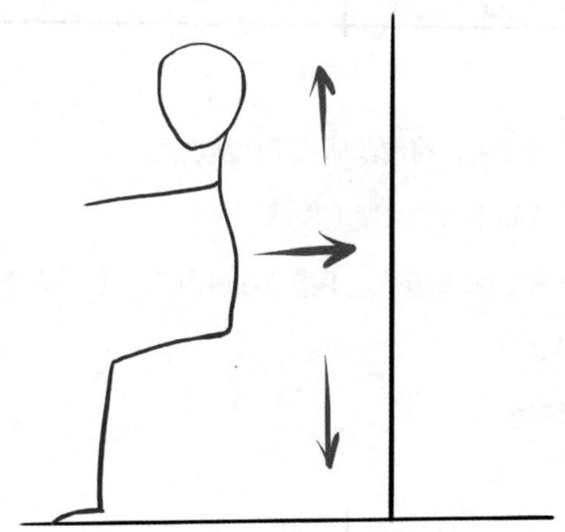

（1）在上一个动作的基础上，在背与墙壁之间加一个瑜伽球，使股内侧肌除了提供向上的力，还需要对抗向前的力。

（2）每组做10次，做3组。

为了让我们的膝盖能够保持功能更长时间，可以每天利用碎片时间坚持做一下这几个动作，在剧烈运动和长跑前也要做好充分的保护和准备！

不清楚方法

膝关节在各种活动中作用巨大，一旦膝关节劳损外伤，会使活动功能下降。虽然很容易知道问题出在膝盖，但要进一步明确是软骨磨损、骨质增生，还是肌肉无力、韧带拉伤，我们就需要一些有效的自我排查方法。

在这一部分，我就来说说关于膝关节诊疗的各种“方法”。

X线上看膝关节

对于膝关节而言，最主要的两个影像检查就是X线和核磁共振检查。因此，认识X线片和核磁共振，才是真正和膝关节“正面交锋”的时候，这里也是医生和骨头面对面正面交锋的“战场”。

正常膝关节正面的X线片

通过X线检查，可以直接看到膝关节骨性部分的变化。从正面观察膝关节，构成膝关节的两根“长骨”一目了然。

这两根大骨头叫作股骨和胫骨，分别贯通大腿和小腿，而膝关节就在这两根骨头之间。

下页图是一条右腿的图片。在这个角度上，可以看到上面股骨远端（远离心脏的一段）不对称的内外两侧，这是膝关节最重要最明显的特征——内侧稍微长一些，外侧短而粗大，而与股骨相连的胫骨，有一个

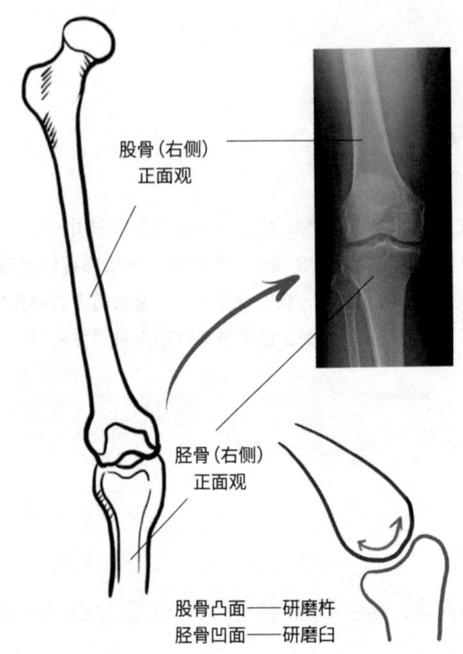

平整的平台，当站直时，股骨内外侧完全接触在胫骨平台表面，股骨就会略微向外倾斜，角度一般在10° 左右。

有些不好的站立习惯（比如“稍息”时），过于依赖一侧腿来支撑身体，并且重心更多的偏向外侧，这时膝关节外侧就容易受到更大的压力。站立时膝关节外侧承受的压力比内侧更大，受压区域范围也更广。当这部分骨头一直处在很大的外力环境下时，遵循“用进废退”的原则，为了保持足够的强度来抵抗压力，股骨的外侧就会长出“骨刺（骨质增生）”来进行加固，于是膝关节退行性病变便发生了。

如果说微微鼓起的股骨髁是个研磨杵的话，为了让它充分地活动又不滑脱出来，底下的胫骨平台就是一个类似盆地地形的研磨臼。胫骨平台不仅能为膝关节提供足够的活动空间，它还在盆地中央凸起一个“小丘陵”，正好卡住股骨内外侧之间的U形凹陷，就像门轴的机关一样。

因为这样的机关设置和活动机制，膝关节只能做屈伸，就是日常伸直腿和弯曲腿的动作。

而在其他方向上，膝关节放弃了这些方向的灵活性，从而获得了得以站立的稳定性。

髌骨——膝关节杠杆的支点

泰拳中有一个很犀利的绝招——弯曲膝盖朝着对手冲过去，这着儿杀伤力之所以大，是因为膝关节正前方的髌骨是人体最硬的骨头之一。

除了够硬以外，髌骨还是膝关节不可或缺的“滑轮”。众所周知的田忌赛马里的孙膑，因为受到嫉妒排挤惨遭“髌刑”，就是把这块膝关节处的髌骨挖掉，从此他只能以轮椅代步。由此可见，一旦失去髌骨，

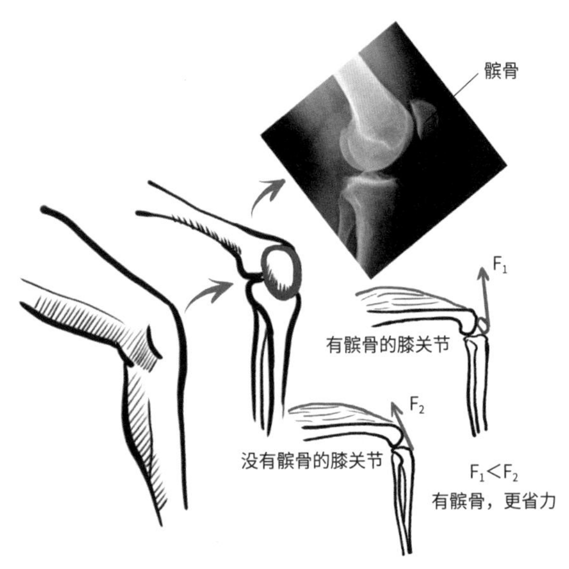

即使股骨和胫骨健全，也是无法站立和行走的。

在膝关节侧面的X线片上，可以看到两根长骨的前方有一个圆形的骨头，这就是髌骨。

髌骨是圆球偏三角的形状，正好从前方镶嵌进股骨、胫骨组成的膝关节空隙里。游离的髌骨被韧带和肌腱固定在膝关节前方，作为支点，它可以在高强度运动或重体力劳动中帮助肌腱分担一部分冲击，避免肌腱磨损，这是膝关节一个重要的精密设计。

如果要通过膝关节把小腿“举起来”（伸腿），就需要大腿的股四头肌收缩发力。股四头肌绕过髌骨的前方连接到下方的胫骨平台，这时候髌骨就相当于一个滑轮，股四头肌收缩时，髌骨通过杠杆作用把胫骨拉起来，这样就做出伸腿的动作了。

如果把整个杠杆平衡的支点定在股骨远端中心的话，那么髌骨在几何结构上就增加了股四头肌收缩力的力臂。髌骨的存在可以增加股四头肌的力臂，从而让股四头肌做伸腿动作所需要的力更小。肌肉力越小，相应地传递到膝关节的应力也就会越小，这样关节的磨损就会被降到最小。

因此，对于一个承重和灵活负担很重的下肢关节来说，增加这样一块髌骨，能同时起到省力耐用的功能，和“滑轮半径越大越省力”的原理一样，有髌骨的膝关节的确是一个很巧妙的力学设计 。

膝关节间隙和边缘与关节炎诊断

熟悉了正常膝关节X线片的样子后，我们再来对比一些退变的膝关节的特点。

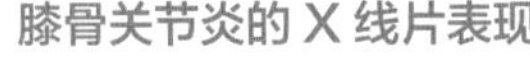

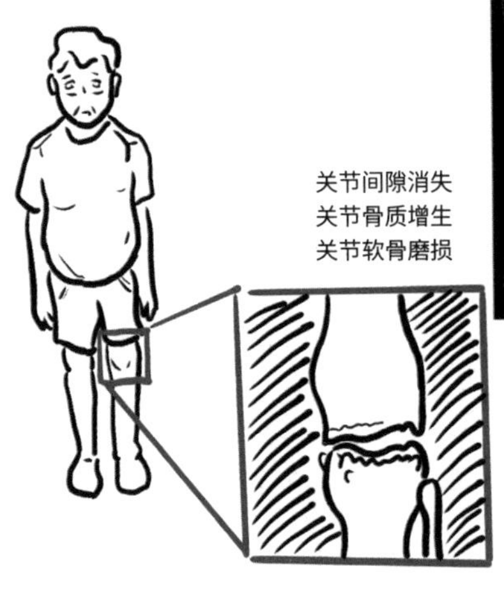

首先观察X线片上，膝关节两段骨头之间的间隙。退变膝关节的关节间隙会变得狭窄甚至消失。关节间隙其实就是软骨，软骨组织在X线中并不显影。

当关节软骨存在时，可以看到膝关节胫骨与股骨之间存在间隙。当关节软骨彻底磨损消失时，在X线片上关节间隙也就随之消失了。

看完关节间隙之后，需要再格外注意一下膝关节骨头的边缘。如果说关节软骨是沙发垫的话，那么软骨下的骨头表面就是沙发底座。

如果你沙发的底座松动，坐起来不太稳当，你可能会多放一些沙发垫来垫高，让自己坐得踏实舒服一些，实际上问题并没有得到解决。骨关节退变就像年久失修的老沙发，问题不只在于关节软骨这个“沙发垫”，还包括软骨下的骨头“沙发底座”。

软骨下的骨面在原来的体积上只要增生1%，就会对关节表面的软骨带来10倍的压力，这比体重过重对关节软骨的影响更厉害。

当软骨下方的骨骼表面骨质增生时，就会顶着上下两侧的软骨表面互相靠近，使软骨更容易互相磨损。关节软骨越磨越少之后，膝关节缓冲压力的能力下降，又会使软骨下的骨面为了加固继续增生。如此反复，形成恶性循环。

膝关节退化最常见的原因是关节不稳定而引起的受力异常，所以运动员、体重过重的人、体力劳动者和缺乏锻炼的人骨关节炎发生的风险都会随着年龄增长而加大。目前常用的治疗方案不是缓解疼痛，就是通过手术用人工关节来替换病变的关节。但是，沙发底座松动了，频繁换沙发垫，并不能算是修好沙发。

针对这一最新的医学共识，医生在诊断膝关节疾患时，越来越重视软骨下的骨骼表面，不仅在X线上会认真观察骨质增生情况，而且在治疗膝骨关节时，也开始重视对骨质增生的治疗，相关的治疗药物目前已经在临床试验阶段了。

严重的骨关节炎通过X线就很容易发现，而骨关节炎程度较轻的患者，在X线片上通常难以发现问题， 想要看清半月板、滑膜、关节囊、韧带这些软组织以及局部肿胀和积液，还需要借助核磁共振的检查。

核磁共振上看半月板

半月板是膝关节特有的结构，因月牙形状而来的名称也格外有诗意。为了看清楚膝关节半月板的结构是否被破坏，只有核磁共振才能清晰地显影成像。

膝关节特有的半月板

半月板由纤维软骨构成，在核磁共振上显示为两块尖端相对的黑色三角形，代表内侧和外侧的两块半月板。因为核磁共振的成像原理是以含水量梯度来显示黑白，在T_1相中含水量越高，颜色越白；含水量越低，颜色越黑。因此，半月板、关节软骨都以固体为主，看到的颜色为黑色和灰色，而软骨边缘的纤维、韧带以及骨质，因为含有较多水分，大多显示偏白色。当韧带周围白色发亮，则可能存在炎症。膝关节核磁共振正面如右图所示。

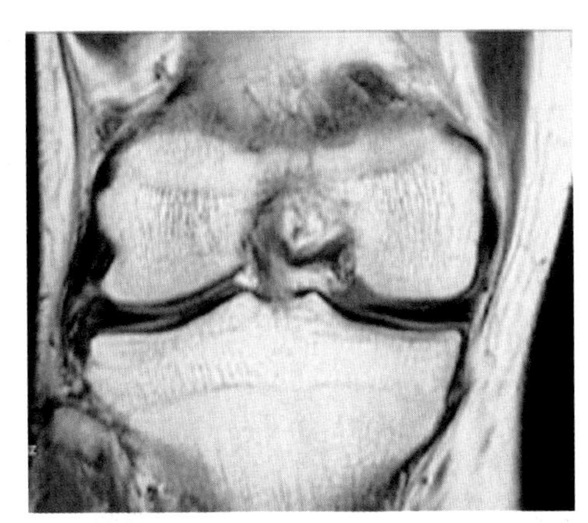

核磁共振里看到的半月极

根据颜色的差别，我们可以辨认出膝关节的不同结构，以及这些结构是否有损伤。

把膝关节正面核磁共振“解析”出来，大概是下页图这样的结构。

半月板是两块软骨的“垫片”，是为了让软骨在活动的时候更耐磨。内外两侧各一块，从前方贯穿后方，内侧半月板呈C形，外侧半月板呈O形，朝向上方股骨远端两侧凸起，恰好托住。

核磁共振上观察半月板最好的角度是侧面的切面，在膝关节中心部位，半月板是两个尖端相对的三角形黑影，就像蝴蝶结一样，这是同一块半月板的前后两部分。

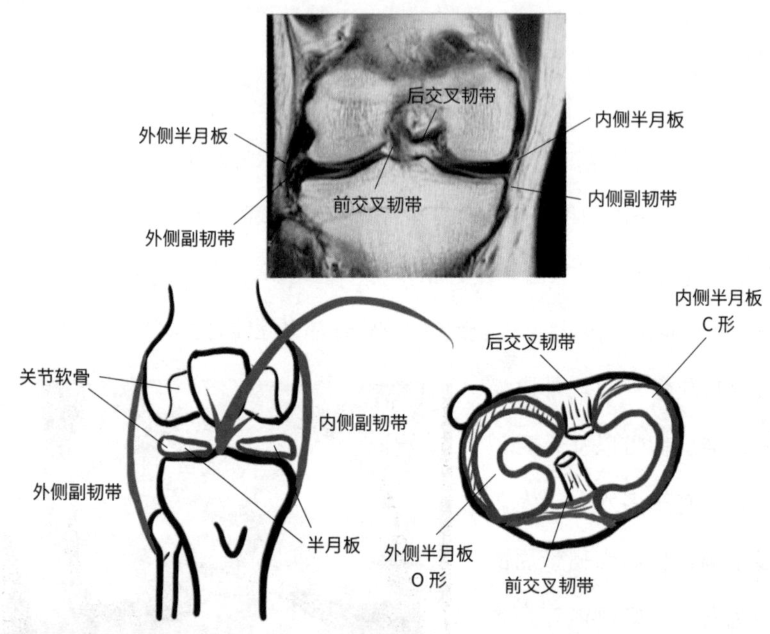

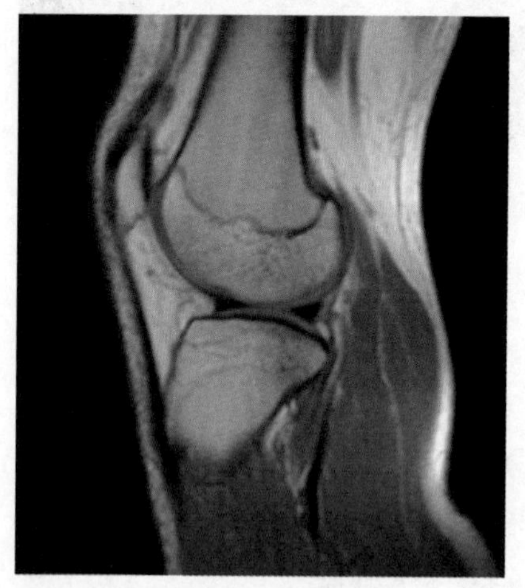

侧面（矢状面）看到的膝骨关节，骨骼、软骨一目了然，其中两个黑色三角形就是半月板在侧面的截面

根据半月形的结构，半月板分成前角、体部和后角三部分。半月板里的纤维排列规律，环形排列的纤维可以维持半月板的形状，横向排列的纤维使半月板具有足够的韧性和强度。

在膝关节活动时，如果同时内外两侧半月板都可以活动，那么膝关节会很不稳定；如果内外两侧半月板都不能被固定死，那么膝关节在屈伸时会很不灵活。为了在稳定性和灵活性之间找到

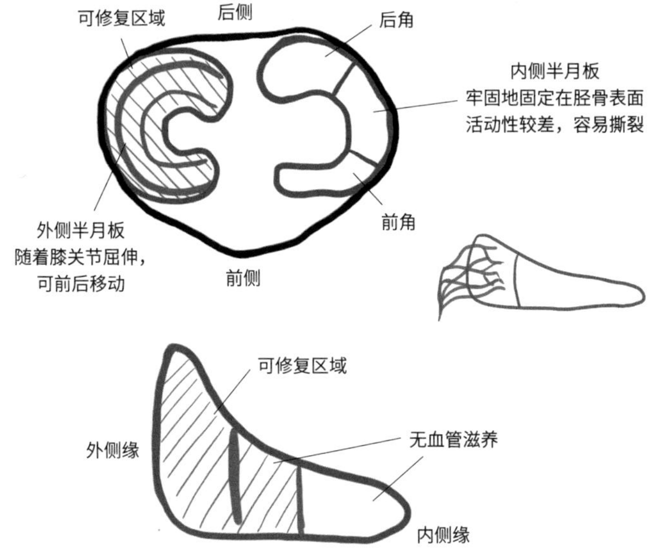

平衡，两块半月板“商量”了下，决定一个负责稳定，一个负责灵活。外侧半月板是O形的，在膝关节做屈伸活动时，膝关节外侧的受力比较大，为了保证受力分布均等，这块半月板会随着股骨的转动而发生略微的平移，以此来顺应关节的活动，同时这侧的半月板也不会因为受到过大的力而撕裂。内侧半月板是C形的，位于更靠近身体重心的两腿之间的膝关节内侧，通过内侧副韧带牢牢地锚在胫骨平台表面，在膝关节屈伸时，固定的内侧半月板可以限制膝关节活动过度造成的磨损。但也正是它的限制作用，在膝关节活动引起的外力过大，使内侧半月板“挡”不住时，易发生半月板撕裂，这种断裂一般发生在较薄的内侧缘区域。

根据膝关节受力大小和分布，同时半月板的营养供应和内外侧缘厚薄也有关系。半月板靠近关节外缘的部分比较厚，内侧缘较薄。

半月板内侧较薄的区域，因为没有血管分布，这部分损伤后不会自已修复，需要通过手术切除损伤的碎片，以免引起继发的磨损。

而在半月板边缘较厚的区域，因为分布着大量血管，是提供膝关节软骨营养的“滋养层”，这些血管是营养向膝关节软骨输送的重要通道。半月板外侧缘发生损伤后，因为有足够的营养供应，一般是可以自己修复的。同样，也是基于对半月板外侧滋养层的共识，对于半月板损伤，以往大多情况下会选择把它们整个全部摘除，而现在只需要切除并替换损伤的部分，保留半月板外侧的滋养层，有助于其自身修复，就可以让病人在术后更好地恢复功能的同时，避免因为半月板全切而引起膝关节失稳后的进一步退变。

半月板的损伤分级

位于膝关节活动中心的半月板，就像缓冲垫一样，吸收体重和外力传来的冲击和震荡。对于经常跳跃跑步的人而言，过度屈伸会带来很大的力，半月板的缓冲保护作用尤为明显。

不同运动带来的受力千变万化，每个人的膝关节结构不尽相同，所以半月板出现损伤的位置和形状也各种各样。

在膝关节核磁共振上，退变撕裂的半月板，会在黑色的低信号区域中显示出白色的高信号影，这就是半月板损伤的裂痕。根据白色高信号影的形状和位置，医生会对半月板损伤进行分级，不同损伤分级代表了不同的严重后果。目前分为五个等级，其中0级属于正常，Ⅳ属于严重的损伤。

Ⅰ级：在半月板黑三角中可以看到高信号白色的横线，这是半月板长期活动引起劳损的轻微裂隙。

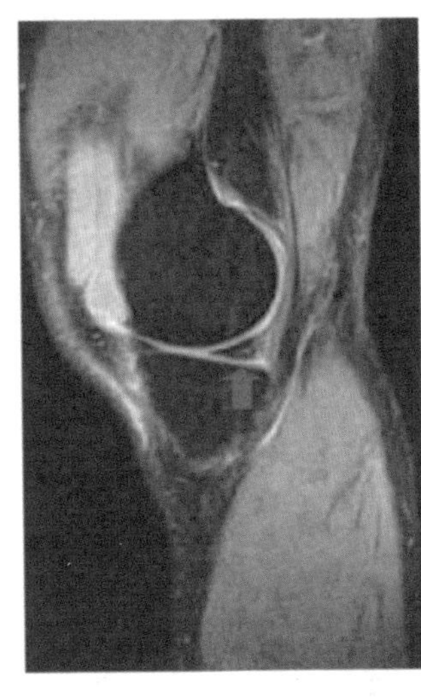

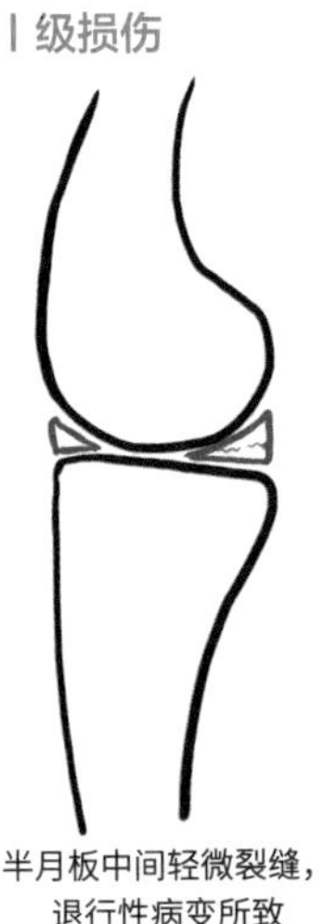

半月板中间轻微裂缝，
退行性病变所致

Ⅱ级：在Ⅰ级的基础上，半月板黑三角里高信号白色的横线更大一些，裂隙比Ⅰ级大一些，但仍然只在半月板黑三角内部。

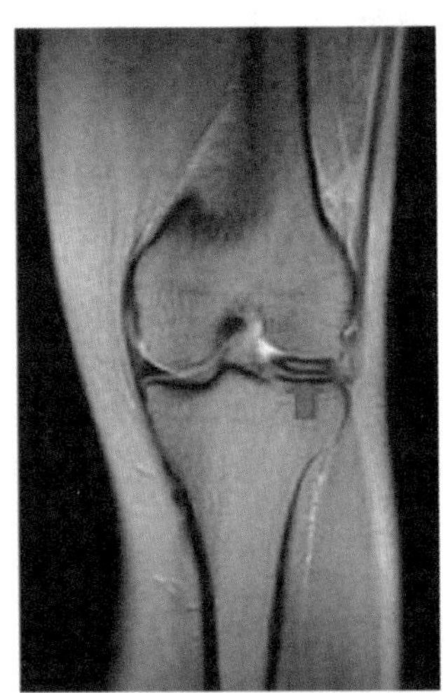

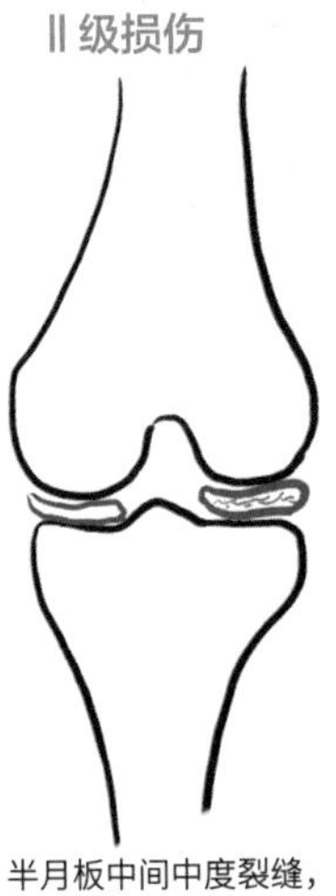

半月板中间中度裂缝，
较长期退变所致

Ⅰ、Ⅱ级的信号改变只是半月板较轻度的退变，过度运动、体重过大、膝关节稳定性不足，长期活动下引起的劳损都会引起这样的轻度损伤。通过关节减压和消炎止痛的保守治疗，就能缓解症状，对于影像中的这段白线和影像学报告中所说的“半月板轻度损伤”，我们并不需要太过担心。

Ⅲ级：半月板黑三角里的白线变得更粗更模糊，而且已经贯穿到半月板黑三角以外的区域，表明该半月板已经发生断裂了。

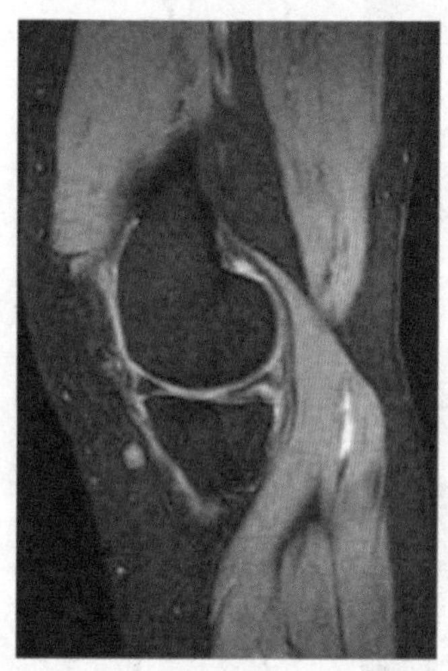

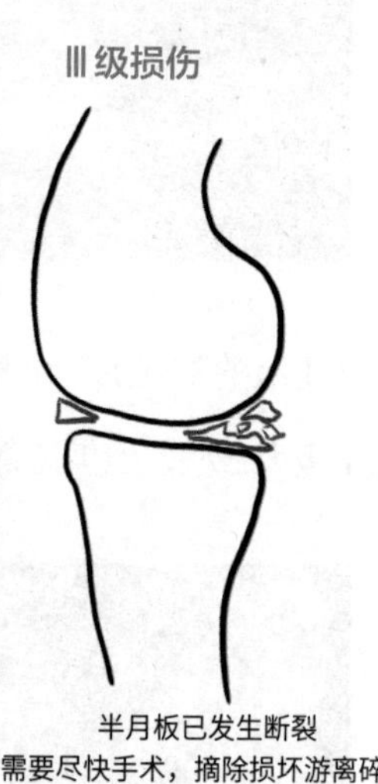

Ⅳ级：半月板的位置几乎看不到“黑三角”，取而代之的是灰白色散在结构，周围骨骼和软骨表面边缘粗糙。根据这些特点，可以认为半月板已经发生了很严重的撕裂损伤，而且损伤程度和范围明显比Ⅲ度损伤更严重。此时需要通过手术把损伤的半月板碎片剥离，以免碎片残留在关节腔内，像一柄柄利刃一样，持续不断地对剩余关节软骨造成继发磨损。

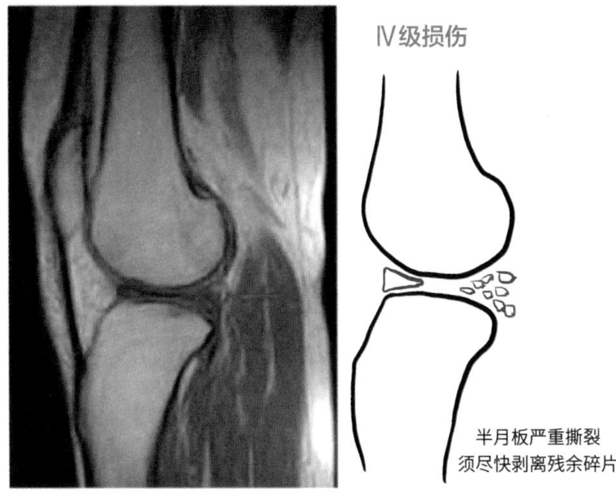

当在核磁共振影像中看到，半月板中有非常明显的白色裂痕，且这些裂痕已经破坏了原有黑三角的形状时，就表示半月板Ⅲ级或Ⅳ级损伤。该程度损伤，对于年轻患者来说，一般是剧烈运动造成急性外伤所致，而对于年龄较大的患者来说，一般是经年累月的长期劳损所致。

当年轻患者发现半月板Ⅲ级损伤时，务必尽快手术治疗，因为损伤后的膝关节在不稳定的状态下不断活动，随着时间推移，最后会让半月板从Ⅲ期损伤逐渐发展到Ⅳ级损伤，同时还“搭上”韧带拉伤和髌骨磨损等问题，严重影响腿部的活动功能，而到那时再做手术，一般手术效果都不太理想。

医生看核磁共振片子的仔细程度、核磁共振片子拍摄的角度以及医生的经验等诸多因素，都会影响对半月板损伤评估的精确性。因此，核磁共振虽然可以直观反映膝关节的结构，但并不是百分百靠谱的黄金标准，在临床上还需要结合骨科医生系统的功能检查，在对膝关节疼痛区域和活动功能进行系统评估后，才能最终确定半月板的损伤情况。

核磁共振上的韧带损伤和髌骨软化

紧贴在膝关节内侧的髌骨和穿插缠绕在膝关节中心的韧带，这些软组织结构很难通过X线分辨出来，借助于高精度的核磁共振可以让它们无所遁形。

从二维的核磁共振逐层扫描联想到三维的实际结构，却需要足够的解剖知识和空间想象能力。这一节就和大家分享如何从核磁共振上观察到韧带和髌骨内侧。

膝关节两组重要的韧带

膝关节之所以能兼备灵活度和稳定性，有赖于大量强有力的韧带从各个角度对其进行加固。在不同角度、不同切面的核磁共振片上，可以看到各条韧带的走向和形态，其中前交叉韧带、后交叉韧带、内侧副韧带和外侧副韧带是膝关节最重要的两组韧带，两两呼应，维持着膝关节的稳定。

前、后交叉韧带位于膝关节中心，在膝关节屈伸活动时，限制股骨和胫骨在前后方向上发生像抽屉一样的多余活动（评估这两条韧带限制前后平移的功能所做的检查，就叫作“抽屉试验”）。

前交叉韧带连接在胫骨内侧前方和股骨外侧后方，在膝关节核磁共振片的侧面可以看到斜向走行的一条细长白条。

后交叉韧带从胫骨外侧前方出发，来到股骨内侧后方。因为走行方向是从外侧向内侧，所以从内侧角度看的核磁共振片，一般只能看到胫

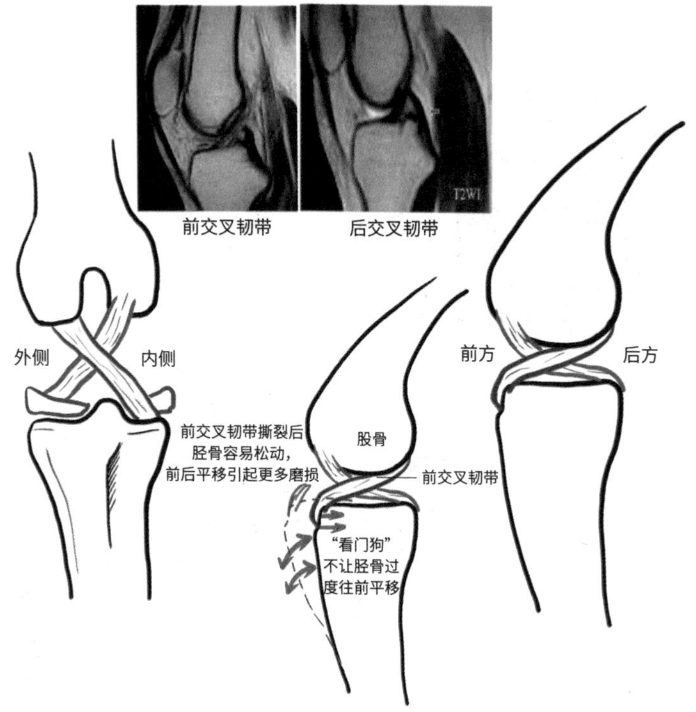

骨后侧的一段白条，而看不到斜向的走行。

内外交叉韧带共同构成十字交叉，所以又被称为“交叉韧带”。

“交叉韧带”贯穿在膝关节内部，把股骨后侧和胫骨前侧以及股骨前侧和胫骨后侧两两交错相连。如果没有这两根韧带维系，胫骨就会向前滑动，增加关节软骨磨损的概率。交叉韧带的强度和弹性，决定了膝关节退变的程度。

内侧、外侧副韧带分布在膝关节内外两侧，因为膝关节主要的活动是屈伸（踢腿和收腿），为了保证稳定性，内旋、外旋（小腿相对大腿沿着腿向内或向外转动）和内收、外展（小腿相对大腿向外侧或内侧摆动）这些活动都被限制了，而这个艰巨的任务主要是由内、外侧副韧带来完成的。

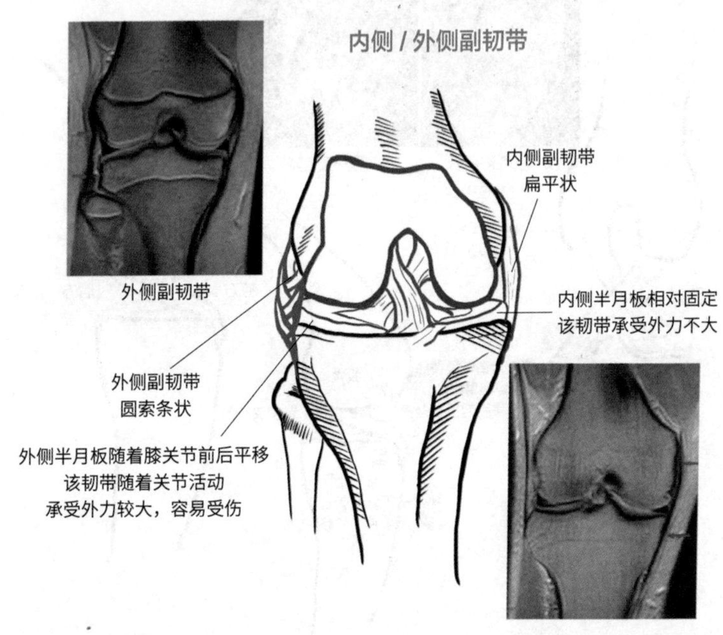

内侧副韧带是连接股骨和胫骨内侧表浅层的韧带，形状比较扁平。因为内侧半月板几乎不活动，作为膝关节屈伸的“锚点”，内侧区域所需要承受的外力不大，因此内侧副韧带只需要扁平状的结构就达到足够的张力。

外侧副韧带和内侧副韧带遥相呼应，它是圆索条状的形态，更粗大的外形可以提供更大的张力来承受膝关节外侧的受力。因为这里的外侧半月板会随着膝关节的屈伸而前后平移，因此外侧副韧带也需要有足够的弹性，来面对活动范围所带来的形变。

膝关节灵活度很高，但并不是无限的灵活，内外副韧带可以在一定程度上控制膝关节屈伸以外的活动范围，交叉韧带防止屈伸过程中的过度移位。因为相比于肌肉，韧带可以靠本身的张力来起到作用，并不用像肌肉那样额外耗费能量收缩和舒张，因此，大部分日常活动如站姿的保持、行走的稳定等都主要靠韧带和骨关节协同维持基本的平衡，既节能又高效。但韧带张力的优势也正是它们的缺点，当面对过大的暴力时，因为它们无法产生足够的形变来承受外力，比较容易引起撕裂的损伤。

不同韧带撕裂的核磁共振表现

交叉韧带撕裂是运动中最严重的一种剧烈外伤，这两条韧带本来只是用来维持关节稳定的，很多剧烈体育活动会使膝关节不断做出拉伸、旋转和变向的动作，当运动幅度超过了膝关节所能承受的最大限度时，交叉韧带就有可能被暴力猛然拉断。

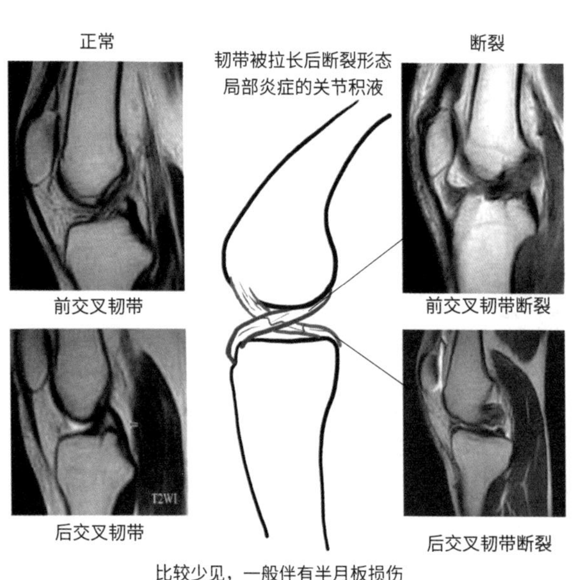

前交叉韧带堪称“看门狗韧带”，它最容易损伤断裂，急停、跳跃着地等动作都会让胫骨过分前移，与之相伴地，就是前交叉韧带被突然拉长，仔细观察边缘，可能会看到撕裂的缺口，同时可能还会看到局部炎症的积液。

后交叉韧带一般不会单独撕裂，除非是比较重的损伤，通常这时很多韧带和半月板都会有程度不等的损伤，膝关节也会出现很明显的松动。

对于内外副韧带损伤的明确诊断，一般选择从正面看的核磁共振影像来分析。

膝关节内侧因为活动范围有限，损伤较少见。而圆索条状的外侧副韧带因为弹性比较大，当它断裂后就会蜷缩成一团，在核磁共振片上可以看到外侧副韧带两端分别扭成一团，而且有大量的炎症积液聚集在损伤附近。

当韧带被拉伤撕裂后，韧带的自我修复工作就会自动启动，修复工作会通过增多韧带纤维的数量来加强韧带强度，使得修复后的韧带往往比原先更粗更厚，造成在有限的关节空间里，随着活动会由于擦碰到周围结构而发出声响，这也是关节弹响主要的病理性来源之一。

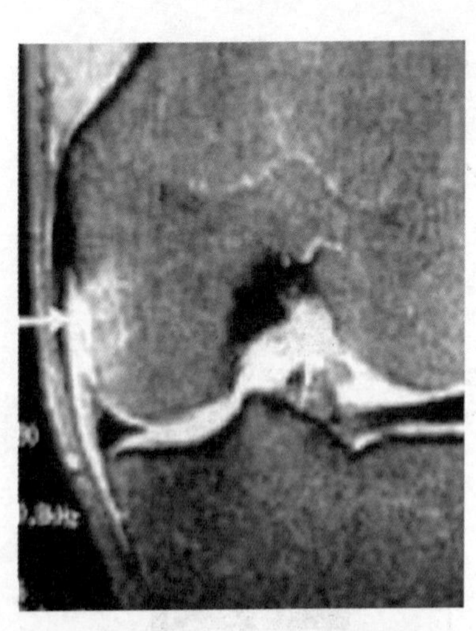

韧带含水量过度，MRI上反映出高亮的白色，就有可能是炎症在这里聚集，可能出现损伤

随着微创技术和生物材料的不断升级，韧带损伤修复的手术未来会越来越趋于完善，加之康复训练的实施，韧带撕裂的运动员也可以

回到赛场，恢复到原有的竞技水平。

髌骨软化症是怎么回事？

髌骨是参与膝关节屈伸运动不可或缺的结构。因为髌骨相对游离，它仅靠两根大腿肌肉的肌腱“夹”在中间，在活动中髌骨很容易向外移出原先的凹陷轨道，使平时可以正常伸腿站直所需要的肌肉力突然不够了，就会出现“打软腿”的现象——想要站起身，突然感觉膝盖使不上力气，不稳定。

和“打软腿”相比，更严重的是和膝关节其他部位发生不必要的接触和摩擦，关节受力也大大增加，长此以往髌骨内侧就会磨损，这个过程被称为髌骨软化。表现为膝关节中心间歇性疼痛，下蹲和屈膝时会加

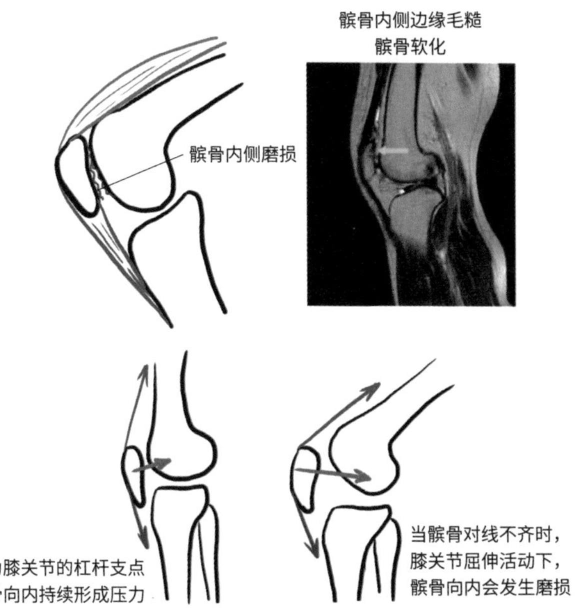

重。单纯靠检查很难区分出髌骨问题还是其他部位的问题，为了确诊，核磁共振是个直观的方法。

在膝关节侧面的核磁共振片中，可以看到髌骨朝向膝关节的内侧，表面软骨边缘有些毛糙，这说明已经发生了一定程度的破坏，这些破坏来自关节软骨之间的磨损，损伤严重的情况下，还可以看到附近少量的关节积液。

髌骨软化可以缓解吗?

髌骨软化不是一个特定的临床诊断，而是一个很重要的病理变化，表明膝关节活动中的不稳定，已经开始在髌骨后侧造成磨损，如果任其发展可能会出现滑膜炎、骨关节炎等严重的疼痛和活动受限的症状。

静养来放松过度紧张的肌群，或者锻炼来加强力量不足的肌群，都能通过调整膝关节平衡的稳定，最终缓解髌骨外移或髌骨软化这一系列问题。

如果最近才刚刚感觉到膝关节有些刺痛，自查发现髌骨和膝关节有一些对线不齐，最重要的是减少膝盖的使用，适当休息，在日常生活中注意做动作时不要引起膝盖的不适和疼痛。同时，可以适当做一些手法治疗和低负重的康复训练。

首先，需要放松股四头肌外侧和髂胫束。因为髌骨外移后的膝关节运动，会过度使用到大腿外侧肌群，这部分肌肉会比较僵硬，局部的血液循环也会变差。此时可以用泡沫轴或者手法来帮助这些肌群放松，促进血液循环。泡沫轴可以有效地放松大腿前外侧股四头肌、外侧阔筋膜张肌和髂胫束、臀大肌、小腿三头肌。每个区域可以累积滚两分钟。

然后，就要做一些安全有效的针对大腿内侧肌群的力量训练。因为髌骨外移很重要的原因，就是股四头肌内侧头肌力薄弱，需要通过锻炼来强化它。

髌骨“出轨”易软化

当髌骨在活动中偏离凹陷轨道（一般向外偏离较常见）时，髌骨会和后侧膝关节表面的关节软骨发生额外的接触和摩擦，长期累积形成炎症，这也是造成髌骨软化的一个重要原因。

如果说整个膝关节是一套滑轮组的话，那么髌骨就是滑轮，它是膝关节伸屈运动不可或缺的结构。为了让滑轮保持在中轴线上，工程师会

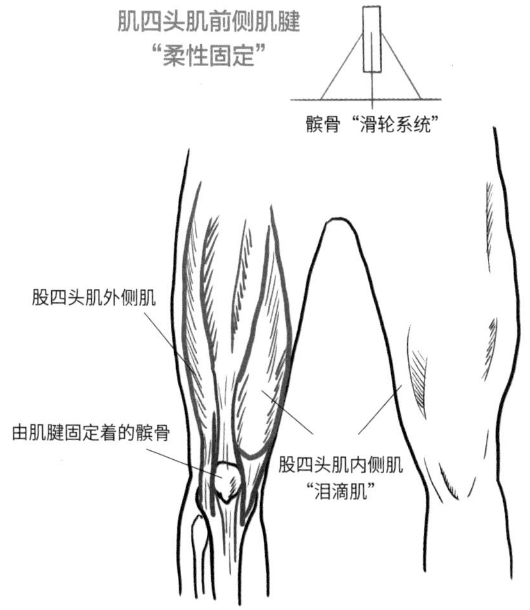

采用铆钉从两侧分别把这个滑轮夹住，但人体膝关节并不能像机器人那样采用这种机械设计，于是大腿前侧股四头肌两条肌腱间的陷窝就是髌骨的“柔性固定系统”，但这也只能做到相对固定。两条肌腱力量不对称或者肌肉力量减弱都会降低对髌骨的固定作用，带来一定的髌骨滑移风险，其中股四头肌前外侧肌腱受力较大，也更容易发生痉挛，因此髌骨外移比较常见。

髌骨外移最直接的危害，就是影响膝关节表面的受力分布。持续的高应力会加大软骨磨损的风险，而持续应力减少又会导致软骨和骨的退变。

因为髌骨外移是膝关节活动中发生的，无法通过静态的影像学检查方法准确判断，但功能性检查和测量能在确定髌骨外移的同时找到可能的原因。因此，虽然影像学检查可以更加直观地看到内部结构，但仍然无法显现出动态的功能问题，只有将影像学检查和系统的功能评估结合，才能得到更完整、立体、准确的诊断。

膝关节的自查方法

正如前文所说，骨科医生并不是骨科矫形师，尽管X线片、核磁共振片等影像报告会告诉我们这里增生、那里退变，但最重要的还是症状和功能。如果影像报告所反映的问题并没有在实际生活中产生影响，一般不用太过担心。骨科医生最重要的任务是为病人缓解疼痛、改善功能，参考影像有助于更好地明确诊断，从而指导治疗。因此，相比于拍片子，骨科查体才是最重要的一个环节。

这一节我将向大家分享一些简单的膝关节检查方法，自查是为了在看病前可以预先对膝关节所出现的问题做出初步判断，也有助于详细准确地向医生叙述膝关节活动中所出现的那些问题。

膝关节活动度自查

坐姿，略微抬起大腿，让小腿悬空，并让两个膝关节分别做屈伸运动，比较两侧的活动范围差异，着重观察疼痛那侧膝关节在哪个范围里疼痛最明显，记下来可以告诉医生。

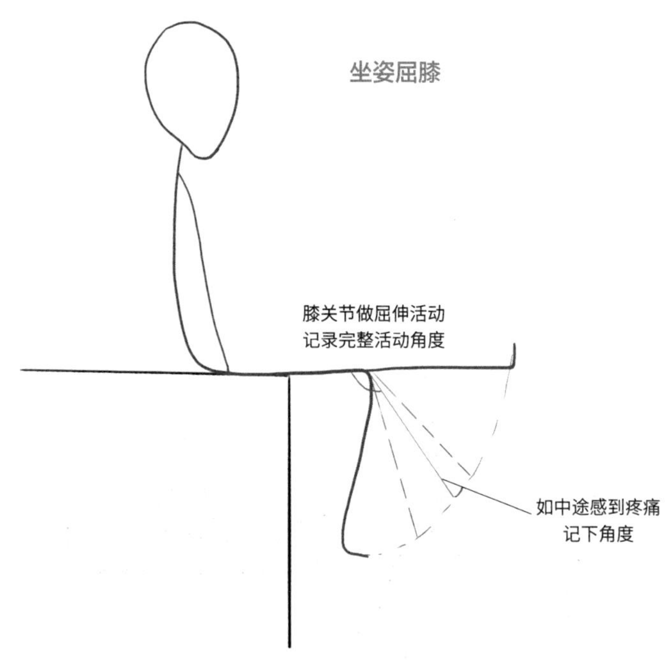

仰躺，膝关节伸直，以髋部为轴，慢慢抬起一侧下肢，膝盖始终保持伸直，尽量往上抬，抬到极限时，记录下最大的抬起角度。这个动作

叫作“直腿抬高”，通过这个方法可以了解大腿后侧肌群力量，较弱的大腿后侧肌群与膝关节后侧疼痛有关。

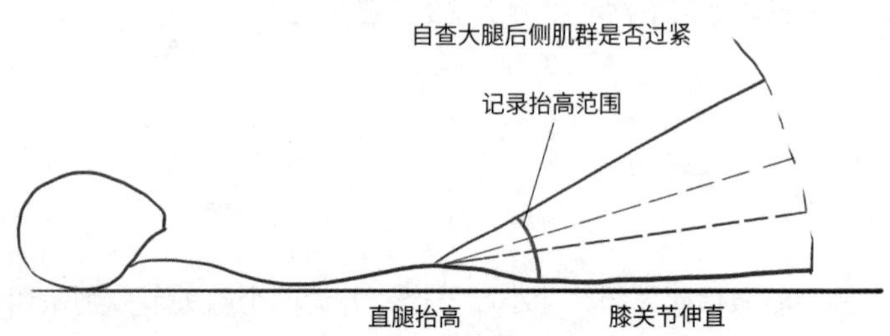

髌骨对线的检查方法

因为髌骨会随着膝关节不同角度的屈伸，做出不同程度的外移。因此，想要判断髌骨是不是在轨道里，检查时需要有统一的测量规范，在

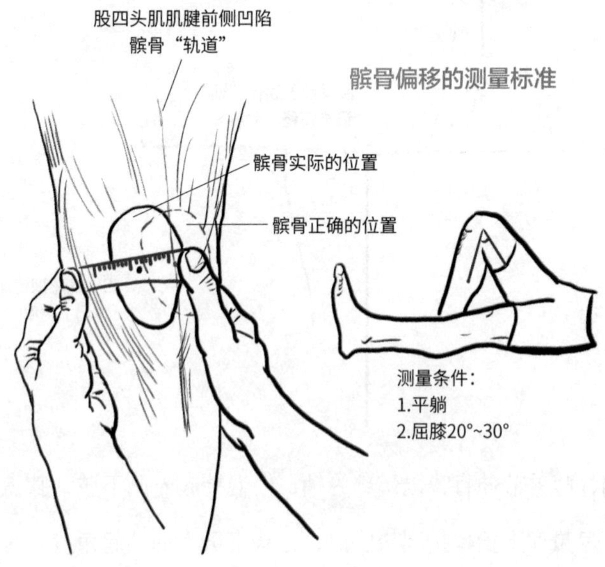

具体膝关节屈伸的角度下，测量髌骨的位置。

当膝关节伸直时，因为股四头肌正在发力，内外两侧肌腱的力量难免不平衡，通常外侧较大。髌骨受到不对称肌力的牵拉，容易被拽向外侧，但此时并不能明确髌骨向外的移位程度。

当把膝关节弯到20° 左右时，膝关节正前方的髌骨会逐渐向前突起，而在髌骨突起的上方也会出现大腿前侧股四头肌两条肌腱之间的凹陷，这就是髌骨的活动“轨道”。

测量髌骨是否对线齐，需要把膝关节弯曲到 20°～30° 之间，对髌骨对线的判断是关节检查中对膝关节失稳（X型腿、O型腿）诊断的关键，也是了解髌骨软化、关节炎等病症具体病因的要点。

膝关节伤后如何判断交叉韧带是否撕裂

运动不当发力造成韧带或肌腱断裂时，常常会发出“砰”的一声，之后膝关节会持续肿胀数周。肿胀来自前交叉韧带的小动脉，当韧带撕裂时，小动脉也随之破裂，韧带撕裂出的血渗入膝关节就会引起疼痛和肿胀。

刚受伤时，伤者可能还会对受伤的一侧进行负重活动。因为韧带撕裂，关节不稳，过度的活动会进一步加重膝关节的损伤。

医生对前交叉韧带撕裂的检查，主要关注的是膝关节是否变得松动。

仰卧姿势下固定大腿，前后移动小腿，如果交叉韧带受伤，限制功能下降，小腿就会像抽屉一样，和大腿有前后滑动的相对活动；左右摆动小腿的检查，主要是观察膝关节两侧副韧带对外展和内收方向的限制

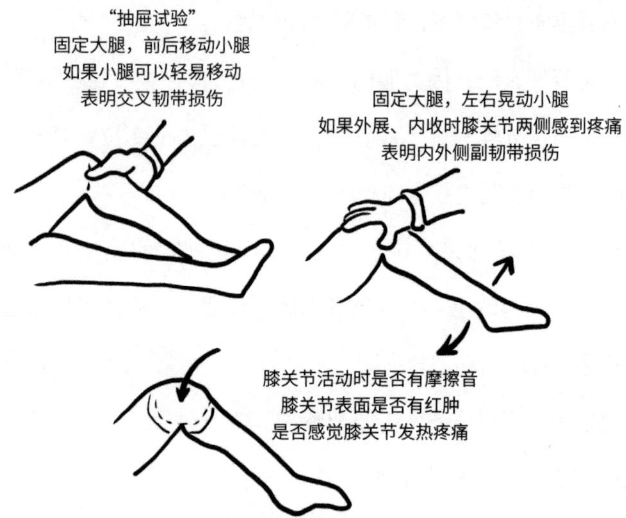

作用是否仍然存在，如果活动下感觉到疼痛，那么对应部位的韧带就有可能出现问题了；另外，还可以直接通过观察，看膝关节表面是否发生红肿，皮肤表面温度是否升高，这些都是软组织损伤后引起的急性炎症反应。

虽然X线没办法看到前交叉韧带，但受伤后医生常常会第一时间让伤者拍一个X线来排除是否有骨折，骨折和韧带撕裂所反映的症状大多相似。

对于韧带这类软组织，核磁共振是更理想的辅助检查，半月板损伤也需要依靠核磁共振来明确诊断。

膝盖不舒服到底要锻炼还是静养？

当膝盖受伤或者不明原因地感到疼痛时，有时候医生会建议你先不要做太大范围的活动，以免加重症状，而有时候医生会鼓励你适当活动，不要有太多顾虑。

这种“双标”在很多医疗决策中都会存在。作为医生，追求的是整体效果的最大化。而对大部分病人而言，更多的是追求眼前痛苦最小化。

对于膝关节不适，到底要锻炼还是静养，不是自己的感觉说了算，而是要多听听医生的专业指导意见。

什么时候要锻炼？

流水不腐，户枢不蠹。

膝关节就像齿轮一样，如果长时间不活动，它就会逐渐退化。只要活动不会使膝盖疼痛加重，一般医生都会鼓励病人保持适度活动。

锻炼对膝关节的好处非常多，通过关节的转动，可以更快地把局部的肿胀和炎症除掉，加强关节周围的韧带与肌群的力量，一定程度减轻体重，从而减少膝关节的负荷，等等。

一般而言，膝骨关节炎的病人每天可以做30分钟左右的低强度有氧运动，每周做两次肌肉力量训练以及每周三次平衡锻炼。这样膝关节的功能会不断得到改善，一时的疼痛也会因为锻炼而尽快得到缓解。

什么时候要静养？

尽管锻炼对膝关节功能的恢复具有非常重要的作用，但如果你在运动时膝关节感到来自关节内的疼痛，建议你还是停下运动，给关节足够的时间静养恢复。

一般刚刚受伤后的几天和关节炎急性期关节红肿热痛的时候，都不建议做锻炼，此时的主要任务是止痛和消除局部的炎症，而锻炼非但不能有助于症状改善，还会使局部炎症加重。

静养到恢复运动的过渡期，可以去游泳池开始恢复训练。无论是游泳还是在泳池里走路，浮力都会减轻膝关节运动时的负担，水流的阻力又能帮助肌肉加强力量，同时泳池训练可以让关节在受到保护的情况下早日恢复运动。

膝盖不适到底热敷还是冷敷？

冷敷和热敷都是生活中常见的物理治疗方法，要正确选择冷敷和热敷，需要先了解它们的治疗原理。总体来讲，冷敷降低组织代谢，适用于急性损伤；热敷促进组织代谢，适用于慢性损伤或炎症。那么，对于生活中遇到的具体情况，热敷和冷敷该如何选择呢？

细水长流的热敷

热敷是一个非常直接的通过温度升高来扩张微血管的方法，类似的还有远红外灯照射、手掌摩擦等方法。这种升高温度来缓解膝关节不适的方法的适用范围是：慢性关节炎、肌腱炎、筋膜炎等。一般而言，关节处有明显肿胀时，尽量不要采用热敷处理。

热敷能促使血管扩张，促进血液循环，增加组织的新陈代谢，加强软组织的“弹性”，改善关节活动度。热敷是慢性运动损伤、慢性炎症的有效治疗手段，并且简单易行。

膝关节退变中后期，急性损伤对关节的影响一般比较有限，而营养供应不足和代谢不走的炎症因子却残留在关节腔里，降解关节软骨中的蛋白骨架。抑制这个病理过程，最直接有效的方法就是让微血管扩张，作为营养输送和垃圾排放的管道，他们可以更好地提高供养和代谢的效率。

膝关节热敷方法

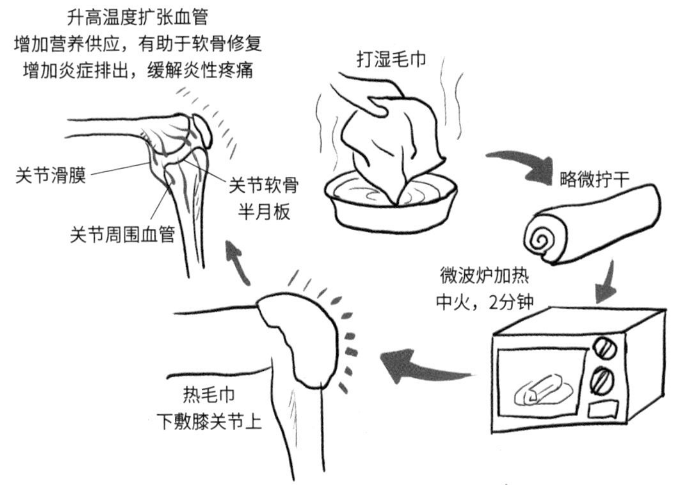

热敷的注意事项：

1. 热敷每次15～20分钟，温度以不超过40℃为宜。

2. 热敷不适用于皮肤破溃或有皮疹的患者。

3. 因为热敷容易烫伤，一般对小孩或高龄老人要慎用。

简单粗暴的冷敷

冷敷是运动员最常用的物理治疗方法，它的适用范围是：急性扭伤、过度运动、撞伤淤青等。

冷敷的作用在于促使血管收缩，降低局部新陈代谢，减少炎性因子的释放，减缓神经传导速度，所以能止血消肿、减轻疼痛，利于受损组织的尽早修复。

剧烈运动或持续运动后，关节周边的韧带因为受力频繁而“疲惫”，常常会出现肿胀，不过这并不是关节炎之类的炎症引起的，而是长期运动时大量水分渗透到韧带的基质造成的。肿胀的韧带在材料属性上会变得不如正常时候那么坚韧，膝盖前侧下方会出现明显的压痛，触摸检查的时候，也会感觉到髌骨下方韧带附着的地方有肿胀、钝厚的变化。

所以运动后会需要立刻对骨关节进行冷敷，快速让韧带水肿消退下

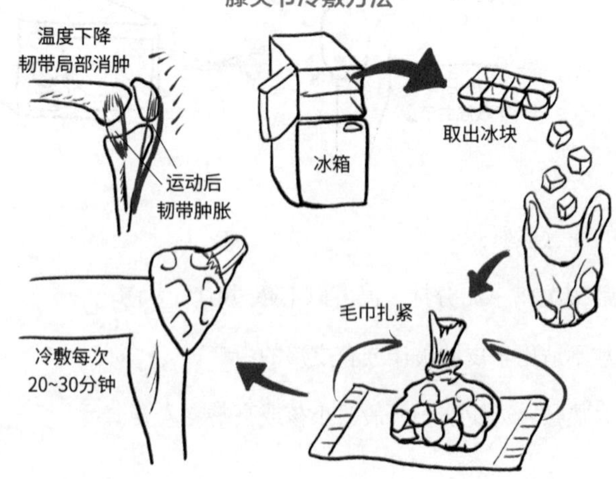

去。同时，冷敷也是关节扭伤重要的治疗手段，可以尽早将韧带损伤和肿胀的程度降到最低。

冷敷的注意事项：

1. 冷敷每次20～30分钟，间断2小时，在受伤或术后2天内进行。

2. 冷敷后，如果皮肤表面出现发青发黑，应该马上停止。

3. 冷敷不适用于皮肤破溃或有皮疹的患者。

硫酸软骨素和氨糖对膝关节有用吗?

硫酸软骨素（CS），大多从鲨鱼软骨中提取而来，混合酸性粘多糖成分，是合成关节软骨的主要材料。目前已有研究证实，服用硫酸软骨素营养补充剂能够减少因膝关节炎而引起的疼痛不适，但并没有足够的数据证明，口服关节软骨“原材料”可以促进某个具体部位的软骨再生。虽然硫酸软骨素是关节软骨的原料，而膝关节软骨的磨损脱落会引起疼痛，但是硫酸软骨素止痛的机制尚不明确。因此，基于已有的认识，含有硫酸软骨素的补剂，可在治疗关节炎的时候，同时使用作为辅助来缓解疼痛，但无法促进关节软骨的修复。

氨基葡萄糖（$C_6H_{13}O_5N$）又称氨糖，它是从虾、蟹等节肢动物的外骨骼中提取而来的，一般被以氨基葡萄糖盐酸盐的形式加入到药物中。作为粘多糖的前体，口服氨基葡萄糖进入身体后，消化道通过分解和吸收代谢，会转化成粘多糖进入血液，这些和硫酸软骨素一样，都是合成关节软骨的重要组成部分。氨基葡萄糖除了用在保健品中，还常被用于骨关节炎的辅助治疗，在积极治疗关节炎的同时，补充氨基葡萄糖或许可以帮助重建软骨并治疗关节炎。目前医学界对氨基葡萄糖治疗关节炎的效果存在争议，因为公认无严重副作用，所以在美国将其作为膳食补充剂使用，而在欧洲则仅将氨糖作为药物使用，严禁作为保健品使用。

综上，即使硫酸软骨素和氨糖都是构成关节软骨的主要成分，但“吃什么补什么”的认识早已被公认为无稽之谈了。要是按照这个逻辑，骨质疏松病人多啃骨头就能增加骨量，而关节炎病人只要多吃一些软骨脆骨就能痊愈，这在生理学上显然是说不通的，因此并不能对它们抱太大期待。

膝关节封闭注射的常用药物

膝关节疼痛不适症状明显，但又没到需要手术的程度，静养的恢复遥遥无期，但因疼痛又不能进行功能锻炼，这也是膝骨关节炎治疗中比较棘手的情况。尽管非手术治疗方法多种多样，包括口服止痛药、针刺、灸法、手法、超声波等等，但这些五花八门的治疗，大多只是针对消炎止痛方面，采用扩张血管、促进代谢、消除炎症等各种原理进行治疗，并且这些治疗很难建立统一的治疗规范，对于病情并不一致的病人个体，效果往往也很难做到一致。

于是，一个简单粗暴的膝关节保守疗法诞生了——封闭注射。治疗原理是将某些药物直接注射到疼痛区域、关节囊、神经末梢等部位，因为关节腔是相对封闭的结构，所以药物成分不会快速随着血管流失，而会积蓄在关节腔内接触到病变局部，在病变局部发挥最大的消炎止痛作用。这一方法比起口服药物效率高很多，而且避免了药物经过肝脏代谢的毒性作用。

封闭注射只是一种给药手段，不同的药物可以起到不同的治疗作用。

当急性期疼痛剧烈时，可以直接封闭注射消炎止痛药，以消除局部炎性水肿，促进炎症吸收，疗效非常迅速。即使这样，也不建议一感到膝关节疼痛就去打封闭消炎针，因为大部分消炎止痛药物都对关节软骨有“腐蚀”作用，非甾体消炎药会让软骨内的蛋白结构发生降解，随着浓度和剂量的累积，关节软骨的强度会显著下降，反而加速了膝关节的退行性病变。为了止痛而频繁封闭注射消炎止痛药，无异于“饮鸩止渴”。

当慢性期关节液不足，膝关节活动中摩擦音较明显时，也可以用封闭注射的方法向关节腔内注射玻璃酸钠或玻尿酸。这些液体的性质和关节滑液类似，通过向关节腔内注射更多关节滑液替代品，可以为膝关节提供更多的液压来适应活动中所需要承受的外力。这些“人工关节液”也不建议多用，虽然它们对关节软骨影响不大，却会损伤关节滑膜，影响自身关节滑液的分泌，长期使用也会造成膝关节功能退化。

膝关节的关节镜手术

以往一提到膝关节手术，大多是换关节的大手术，对于老年人因为关节炎而严重变形的膝关节，换个假关节是个一劳永逸的好办法。但是对于年轻人，除了一小片半月板撕裂、一小段韧带断裂，膝关节其他结构都几乎完好坚固，这时候让他们把整个膝关节都换了，就有些不太值得。

随着微创技术的迭代升级，越来越多的膝关节可以选择修补，而不必选择置换。

半月板切除微创手术

半月板最常见的损伤是撕裂伤，老年患者常常是因为慢性退变逐渐发生撕裂，年轻患者则大多会因为运动而引起急性外伤撕裂。半月板慢性的退变，一般从半月板内侧逐步磨向外侧，而急性的损伤可能会在任何位置磨穿撕裂，一般发生在外侧和中部的情况居多。

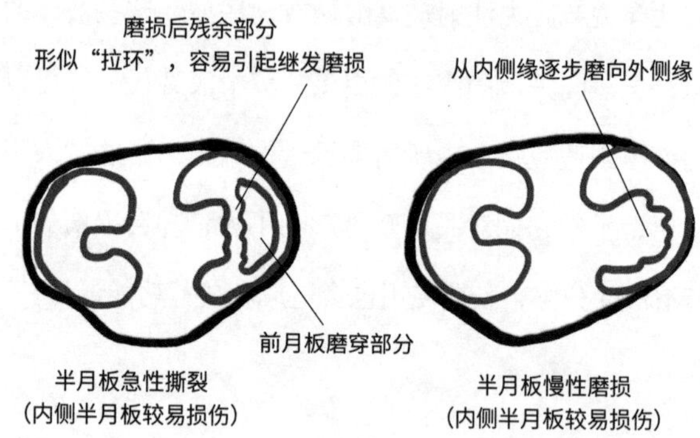

半月板急性撕裂
（内侧半月板较易损伤）

半月板慢性磨损
（内侧半月板较易损伤）

在膝关节受伤后，核磁共振片上明确发现半月板发生撕裂，并且影响到正常活动的情况下，是必须尽快手术的，以免拖久了给膝关节带来更严重的损伤。

为了取得半月板切除的最佳效果，前期诊断是很重要的，不仅要确定损伤的部位和程度，还需要了解损伤后引起疼痛的原因。因为半月板本身是没有神经的，所以单纯的撕裂并不会引起疼痛，只有因为半月板撕裂牵拉到周围关节囊才会引起疼痛。

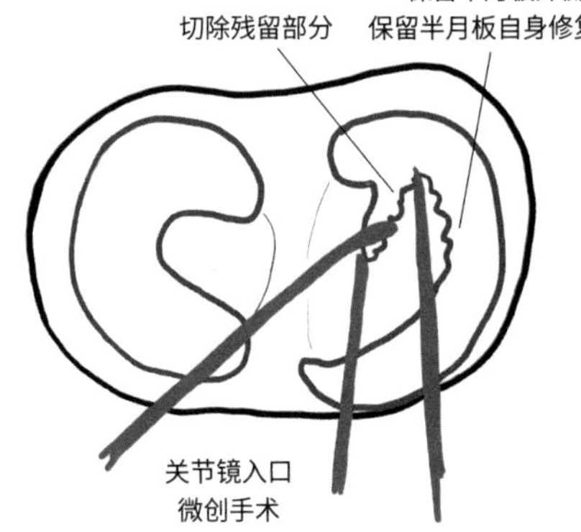

因此，半月板切除手术并不需要把整个半月板都切除，只要把会引起关节囊牵拉的损伤部分切除，并保证剩余的半月板不会进一步撕裂，就达到手术目的了。保留下来的部分半月板，不仅可以起到减震作用，还能继续滋养剩余的软骨和半月板，保留其自我修复能力。

关节游离体摘除

关节软骨持续磨损，就有可能有小软骨游离体从关节上脱落下来，这些游离体就是前文我们曾提到的“关节鼠”。它们就像老鼠一样，在膝关节所有区域里游荡，比较容易停留的部位是关节骨骼之间的凹陷处，就像沙子卡在转动的齿轮组里一样，不仅影响膝关节活动，还会不断磨损关节表面。

如果受伤后X线显示关节中有这样的一些小碎片，一定要尽早取出，以免给关节带来进一步的损伤，加速关节炎的发生。医生一般会结合X线，在关节镜下找到这些关节游离体，并小心地逐个吸出来。如果人体的重要关节是机器的话，定期检查和修复就是很重要的“保养”工作。

关节滑膜切除术

对于关节炎很严重的病人，关节表面正逐渐形成畸形，这时需要考虑把膝关节的滑膜切除，杜绝关节炎的进一步发展。

正如前文所说，滑膜不仅会向关节腔里释放滑液，也是产生炎症的源头。所谓“成也萧何，败也萧何”，滑膜一旦被剥掉，就不会引起关节炎了，但是关节也不会有自我润滑的功能了。因此这手术是个“一了百了”的无奈之举，适用于类风湿关节炎引起的畸形或者关节疼痛明显、关节腔里一直有积液，一般只有在遇到这些万不得已的严重情况时，才会选择把滑膜剥除。

这个手术后2～3天，就可以开始做一些低负重的膝关节屈伸活动，来增加大腿肌群收缩的力量，帮助术后的功能恢复。肌肉力量加强了，即使缺少滑膜释放滑液，膝关节仍然可以保持一定的活动功能。

骨赘清除术

这个手术一般是在切除部分半月板、切除滑膜的同时，医生“顺手”处理，以绝后患，增加术后恢复的状态。

通过关节镜探到关节腔内，在把软骨表面的炎性物质和软骨碎片取出来的同时，把一部分影响活动的骨质增生“刮掉”，增加一些软骨间隙，减少软骨继续被磨损的风险。

前交叉韧带重建术

许多爱好运动的年轻人不慎前交叉韧带撕裂后，一旦诊断明确，就需要尽快做手术修补，这样才有可能恢复到受伤前的活动状态。

但是手术本身的难度也是相当大的，原因除了这段韧带位置处在膝关节正中间以外，还有撕裂后的韧带不能简单地缝合到一起。正如前文所述，前交叉韧带一旦断了就不能自我修复了，医生手术时也不是在“修补”，而是在“重建”，用其他的材料（植入物）作为新的前交叉韧带来替代断裂的韧带。在临床上，自体移植常常有两种（肌腱移植和韧带移植），它们各自的优缺点都很明显。

最常用到的是从自己身体其他部位移植而来的韧带。手术时常常就近取大腿肌腱。这个方法最大的问题是“按下葫芦浮起瓢”——重建前交叉韧带的同时，造成了大腿肌腱新的损伤，还有很小的可能会引起大腿肌群萎缩。

另外一个来源是韧带移植，就近选了膝盖正前方的髌韧带，从这段韧带中间取一小条，同时也需要取下韧带两端连接着的骨骼表面。随着时间的推移，就像骨折愈合一样，新骨会慢慢长到缺损处，而不会影响到髌韧带的功能。这个方法的优势很明显，直接韧带移植可以保证新的前交叉韧带足够强壮耐撕，同时还不用伤及大腿肌肉，保证运动功能，运动员常用这个方法来进行重建。唯一的缺点就是，韧带移植时不得不破坏一些骨头，由此带来的膝盖前区疼痛可能会持续数月甚至数年之久。

不同材料的人工膝关节置换术

当软骨表面磨损殆尽、骨质增生异常严重的时候，患者常常表现为关节活动僵硬，活动受限。

这个时候关节置换就是唯一的选项了，因为如果放弃置换关节，行动日渐不便会让患者每天大部分时间都不得不静养在床，除了生活质量受到很大影响以外，长期卧床对身体机能的损伤也是巨大的。

关节置换术的原理很简单，就是用机械转轴的结构来替代关节与韧带，用强度和相容性足够好的生物材料来代替关节软骨。

随着金属和高分子等生物材料的合成以及3D打印技术的引入，人工关节的研发工作迅速开展。目前几乎全身的活动关节都可以换成人工关节，并能够保证日常的活动需求，其中髋关节和膝关节是人工关节应用最广泛的两处大关节。

人工关节所用的材料包括：钛合金、钴铬钼、陶瓷、硅橡胶、超高分子聚乙烯等材料。金属、高分子材料及陶瓷是最常用的人工关节材料，它们的力学属性和化学性质大不相同。因为人工关节需要植入人体内，所以它的材料应该具有良好的生物相容性、足够的承重和活动性能，还要耐腐蚀耐磨损，而且磨损下来的“人工关节颗粒”也不会引起身体严重的排异反应。任何材料都很难同时满足这些要求，因此临床上常用两种以上的材料来制造人工关节。

金属材料胜在承重能力。合金材料一般都具有良好的抗压、抗拉和耐疲劳的力学性能，这类材料常被做成人工关节受力最大的结构。

陶瓷材料胜在耐磨损，因为陶瓷惰性好，摩擦系数低，所以常常用于关节面的球头部分。

高分子材料胜在容易让身体接受，制造植入体内的人工关节，最重要的就是生物相容性，生物相容好的材料不仅在植入体内后不会因为排异而发炎，而且还会促进新的骨头长进人工关节，使关节的连接更加牢固。

因此，合金的骨架、高分子材料的外壳以及陶瓷的关节面，组合而成的人工关节是目前市面上的“标配”，而差别往往显现在具体的结构上。随着3D打印技术的兴起，结构上个性化定制的人工关节已不再是梦想，关节置换术也将不断趋于成熟。

膝关节手术后的康复

术后的康复甚至比手术本身还要重要。

传统的康复治疗可以让伤者在术后32周（8个月）回到赛场，强化的康复治疗可以把时间缩短到19周（5个月）。在整个康复过程中，康复治疗师会不断对伤者进行康复评定，综合评估肌力、膝关节稳定性以及步态，然后再实时个体化地制订下一步的治疗计划。这些有意义且很重要的术后康复，目前在国内做得还不够成熟。

对于肌力的加强，需要循序渐进，因人而异，负重从轻到重，先从稳定的动作开始锻炼，等肌肉力量达到一定水平的时候再逐渐锻炼平衡功能。建议手术后去康复诊所，完成积极的康复训练。

关于护膝保护，一般建议康复阶段锻炼时尽量不要用护膝，避免康复阶段过于依赖护膝的支撑，从而使肌肉得不到充分加强。而在完成康复训练回归正常生活前期，可以适当地佩戴护膝来做好保护。

后记

生物医学是一个“以人为本”的学科，医学专业的从业人员常常会在临床和科研两个角色之间无缝转换。

科研工作要求客观严谨，孜孜以求，不仅机制要了然，还要学会将最前沿的新发现变成临床应用的新方法，为未来的疾病诊疗带来新策略。

临床工作需要换位共情，博极医源，精勤不倦，不仅医术要精湛，还要善于用通俗易懂的语言让患者明白疾病和治疗的原理，帮助他们早日康复。

我就是这么一路走来的医学博士，在我整个学医和研究生涯里，我的角色不断被扩展：临床医师、针灸推拿师、中医师、物理治疗师、生物医学工程师和临床科学家。看似风马牛不相及的角色，跨界纠缠后，很多奇思妙想的火花就会竞相迸发；面对一些持续纷扰的中西医之争，科班出身的科研经历和从医经历，也会让我胸怀开放且中立客观。

当临床实践遇上临床研究，就会发现循证医学作为指导

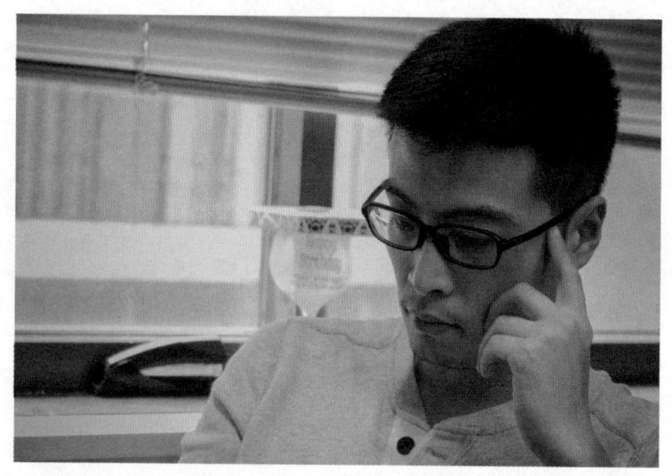

其实并非完美。基于“理想世界”的临床试验得出的“效力”（Efficacy）结论，很难在“真实世界”重复出相似的“效果”（Effectiveness），发现问题不是否定一切，而是为了更好地解决问题。

当科学研究遇上中医，会发现传统医学有自己的长处。放下内心的偏见，打开胸怀，“弱水三千只取一瓢”，中医药的瑰宝需要更多跨学科的转码和挖潜。“整体观”对于系统生物学的启发良多。

当西方物理治疗（Physical Therapy）遇上传统针灸推拿，会发现治疗方法在世界范围内是同源的。面对同一人体，面对相同结构，东西方医学走到一起是必然的。东方的微针、手法、艾灸和针刀，西方的干针、超声波、热疗、注射和松解术……“技”众多，而“道”共通，两者互相参考、推陈出新，才能让较好的方法不断被优化和完善。围绕调整局部结构的系统医学，或许会成为中西医整合的契机，值得期待。

当临床科学家遇到排队看病的患者，会发现即使了解疾病再透彻，最终要面对的，还是一个个鲜活的人。给一个培养皿的细胞纠正一种表型很容易，让一个患者说出“我好多了”却困难重重，这个过程中，医患有效沟通是每位医生都需要精进的方面。

因此，“深者不觉其浅，而浅者不觉其深”，也是我作为一名临床医生和科研人员，一直以来恪守的信条。

一直有朋友向我咨询颈椎病了怎么办？骨质疏松到底要不要喝牛奶？怎么在运动时保护好自己的关节？我也一直被邀请以通俗的方式写一写这些颈肩腰腿痛。关于“怎么做”的书已经有很多了，但讲清楚肌肉、骨骼、关节的本质，尤其是用生物力学来看待运动功能的书，还未出现，虽然这些研究在学界不断有着新突破。

长久以来，对于写科普书，我一直很犹豫，因为我想专注于研究。几年前，在参与完成了关于研究课题的两本专业书籍后，我由衷地感到在许多科学家的共同努力下，我们对骨与关节的研究已经达到比较成熟的阶段，而市面上所流传的谣言和反谣言还停留在较浅的层面。我们正在探索的前沿风景非常美妙，为何要把它们藏起来而不示人呢？

那么问题来了，我要如何向没有学过医的人解释错综复杂的解剖结构以及虚无缥缈的内分泌调节呢？

2016 年的某天清晨，我在纽约布鲁克林区的街道骑车，看到墙上的涂鸦，我突然意识到，要想以一种容易理解的方式阐释晦涩难懂的医学知识，唯一的方法就是看图说话讲故事：从颈椎这座城堡开始，一直到人去楼空，椎间盘干旱。学习解剖学和病理学的时候，我就是用这些故事帮助自己理解的。我一边骑车一边编织着不同解剖结构的“人设”以及它们之间的剧情展开，越想越兴奋，这就成了上一本在知乎上出版的电子书《照顾好脖子——一位骨科医生的手绘趣笔记》。

这本书花了八个月写完后，于 2017 年 9 月在知乎作为“一小时系列”电子书出版。出版后的反响不错，知乎的作者经纪团队请我在颈椎的基础上，扩展到腰椎和膝关节这些常见慢性骨退行性病变，出版一本纸质书，这就是这本书的缘起。就像上一本书的自序所说，我会带着你们去开锁，但不会给你们钥匙。如果你已经读过《照顾好脖子》，并且想要了解更多，那么在这本书里，你会有更多的发现。

我在这里做出的对现有骨科认识的科普，虽然是以主观理解和独特视角向大众呈现的，但其中大部分内容都是无争议的观点。而本书中关于当前手术和非手术治疗的决策，则是我对临床和研究现状的理解，这是我们已然理解与尚未理解的边界地带，远未达成共识。书中会介绍一些前沿知识和具有争议的观点，所以我想在结尾再次表明无利益相关的坦率态度。

总的来讲，这是一段带大家找钥匙的旅程。在这段旅程中，我们会走出“哪把钥匙适合”的有限而偏颇的视角，走向对问题本身更广博的理解。

这是一段带着我们重新认识自己身体的旅程，而且我们都还在路上。